8체질 총서

You are what you EAT
당신은 음식이다

(당신의 현재는 당신이 먹은 행위의 결과이다)

실제 환자들로부터 터득한
주원장의 체질건강법 핵심 총모음집

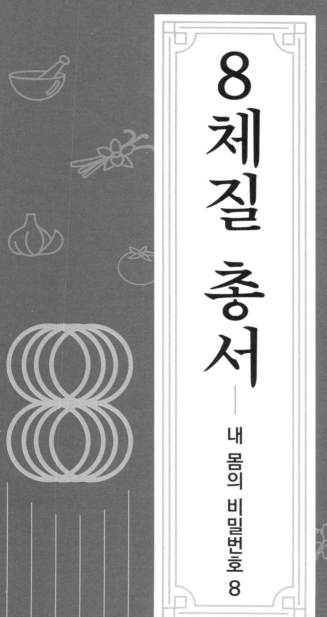

8체질 총서

내 몸의 비밀번호
8

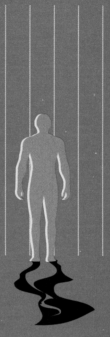

주원장한의원 원장
주석원 지음

세림출판

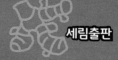

내 몸의 비밀번호

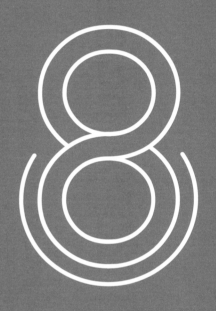

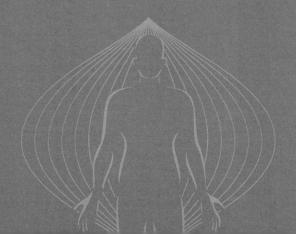

머리말

사람들은 왜 주원장한의원에 노크하는 걸까?

건강을 위해서다.

건강에 관심이 많은 사람들을 위해 나는 총 10권이라는, 한의사로서는 꽤 많은 책들을 펴냈다. 이들 책에 대한 관심도를 토대로 독자들이 내 책을 구입한 이유를 세심히 분석해 본 결과 아래와 같은 결론에 도달했다. 사람들은 다음과 같은 질문에 해답을 찾기 위해 내 책을 집어든 것이다.

"나는 무슨 체질일까?"

"내 체질에 좋은 것은 무엇일까?"

한의원에서 환자들이 내게 하는 질문들을 반추해 봐도 역시 동일함을 알 수 있다.

"나는 무슨 체질일까?"

"내 체질에 좋은 것은 무엇일까?"

나는 이들의 갈증을 해결해 주기로 마음먹었다. "좋다! 언제 어디서건 내 체질에 좋은 것들을 손쉽게 찾아볼 수 있게 하자!"

그래서 이 책이 탄생했다.

이 책은 여러분이 손에 항상 지니고 다닐 수 있는 핸드북이다! 내가 필요한 건강정보를 그 자리에서 바로바로 찾아볼 수 있는 책!

이 책의 집필을 위해 그동안 쌓인 나의 8체질 임상 노하우를 정리했다. 그리고 기존에 쓴 내 책들에서도 중요한 내용은 직접 인용했다. 편집 의도는 "닥치고" 이 한권으로 체질섭생의 모든 지혜를 끝내자는 것이었다. 이 책 한권이면 건강은 보장된다는 일념으로 분투하며 엮었다. 철저하게 실용성을 염두에 두고 붓을 움직였다.

8체질의학을 사랑하는 모든 이들의 해묵은 갈증이 이 책 한방으로 말끔히 해소되길 소망한다.

이제 답은 던져졌다. 실천은 독자들의 몫이다.

나는 여러분을 우물까지는 인도했다. 생명의 물을 마시는 건 바로 당신에게 달려 있다.

그러니
지금!
당장!

실천하라!

2023년 계묘년 계절의 여왕을 영접하며
주원장한의원 원장 주석원 배상

주원장의 저술 목록

- 『8체질의학의 원리』(2007): 8체질의학의 원리를 수학적으로 논증한 전문서
- 『8체질 이야기』(2008): 체질의학의 원리를 쉽게 풀이한 대중서
- 『나의 체질은 무엇인가』(2009): 알기 쉬운 자가 체질진단법 해설서
- 『체질식 건강법』(2010): 체질식의 원리와 요령을 풀이한 책
- 『8체질 다이어트』(2012): 체질에 맞춘 부작용 없는 다이어트
- 『암컷 그리고 수컷』(2013): 남녀의 문제를 오페라 카르멘과 함께 진화생물학 및 진화 심리학, 사회학 그리고 한의학과 의학 등의 관점에서 극적 전개 방식으로 설파한 책
- 『체질이란 무엇인가』(2016): 『8체질 이야기』의 개정판
- 『8체질식』(2016): 『체질식 건강법』의 개정판
- 『체질미담』(2019): 8체질의학을 대담 형식으로 쉽고 생동감 있게 풀이한 대중서
- 『8체질 보고서』(2020): 8체질 임상에 관한 전문적인 리포트

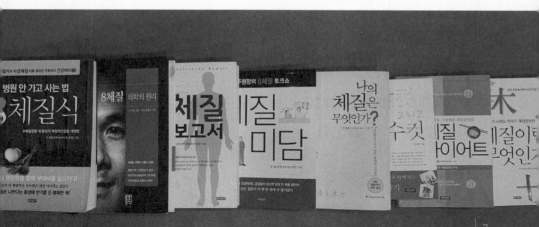

머리말 · 5

첫째 가름 **8체질 오리엔테이션**

1장 8체질의 특징 마스터하기

금양체질 특징 총정리 · 21

금음체질 특징 총정리 · 28

토양체질 특징 총정리 · 35

토음체질 특징 총정리 · 41

목양체질 특징 총정리 · 45

목음체질 특징 총정리 · 51

수양체질 특징 총정리 · 55

수음체질 특징 총정리 · 61

스페셜코너1 **나와 내 아이 체질에 맞는 직업은 무엇일까?**

금체질에 적합한 직업들 · 69

토체질에 적합한 직업들 · 84

목체질에 적합한 직업들 • 90

수체질에 적합한 직업들 • 100

2장 사상체질과 8체질의 관계 완벽 이해

사상체질과 8체질의 대응관계 • 111

3장 8체질 치료법 소개

체질약 치료 • 117

체질공진단이란 무엇인가? • 120

8체질침의 장점 • 126

8체질의학에서 주로 치료하는 질환 • 130

4장 편리한 4체질식

체질식의 대략적인 흐름 • 136

실용적인 체질식 요령 • 138

금체질식 • 140

주원장이 제안하는 최적의 금체질식 요령 • 143

토체질식 • 150

주원장이 제안하는 최적의 토체질식 요령 • 153

목체질식 • 157

주원장이 제안하는 최적의 목체질식 요령 • 160

수체질식 • 168

주원장이 제안하는 최적의 수체질식 요령 • 171

둘째 가름 **8체질 건강법 퍼레이드**

5장 **베스트 체질 건강식품**

주원장이 추천하는 금체질 베스트 건강식품 · 179

주원장이 추천하는 토체질 베스트 건강식품 · 192

주원장이 추천하는 목체질 베스트 건강식품 · 200

주원장이 추천하는 수체질 베스트 건강식품 · 205

6장 **활기찬 체질 건강법**

금체질 활력 건강법 · 215

토체질 활력 건강법 · 221

목체질 활력 건강법 · 227

수체질 활력 건강법 · 231

스페셜 코너 2 주원장의 신개념 8체질 피트니스

금체질 신개념 피트니스 요령 · 238

토체질 신개념 피트니스 요령 · 248

목체질 신개념 피트니스 요령 · 256

수체질 신개념 피트니스 요령 · 266

7장 **주원장이 공개하는 초간편체질식 만들기**

생식과 선식 · 281

주원장 간편체질식이란? · 288

주원장 금체질간편식 · 290

주원장 토체질간편식 · 292

주원장 목체질간편식 · 293

주원장 수체질간편식 · 294

8장 주원장이 개발한 체질 건강기능식품_금체질 종합영양제

영양정보 · 297

스페셜 코너 3 주원장의 일타 8체질 반지요법

8체질 반지요법 · 303

셋째 가름 8체질 슬림 다이어트

다이어트 플랜 짜기 · 309

9장 금체질 슬림 다이어트

금체질에 좋은 다이어트 식품 · 314

금양체질 슬림 다이어트 식단 · 318

금음체질 슬림 다이어트 식단 · 321

10장 토체질 슬림 다이어트

토체질에 좋은 다이어트 식품 · 324

토양체질 슬림 다이어트 식단 · 328

토음체질 슬림 다이어트 식단 · 331

11장 목체질 슬림 다이어트

목체질에 좋은 다이어트 식품 · 334

목양체질 슬림 다이어트 식단 · 339

목음체질 슬림 다이어트 식단 · 342

12장 수체질 슬림 다이어트

수체질에 좋은 다이어트 식품 · 346

수양체질 슬림 다이어트 식단 · 351

수음체질 슬림 다이어트 식단 · 354

13장 유산소운동과 다양한 다이어트 방법

다이어트에 추천하는 최고의 유산소운동 · 358

원푸드 다이어트와 체질 · 367

대중적인 유명 다이어트법 · 369

부록

부록1 최신 8체질식표

금양체질식 · 376

금음체질식 · 378

토양체질식 · 380

토음체질식 · 382

목양체질식 · 384

목음체질식 · 386

수양체질식 · 388

수음체질식 · 390

부록2 핵심 영양소를 빠짐없이 챙겨주는 8체질 영양학

변비 탈출에 식이섬유소가 풍부한 식품 · 395

당뇨 예방에 혈당지수가 낮은 식품 · 397

살 찌우기 좋은 식품 · 398

빈혈에 철분이 풍부한 식품 · 400

면역증진에 아연이 풍부한 식품 · 402

대사조절에 요오드가 풍부한 식품 · 403

각 체질에 좋은 콜레스테롤 함유 식품 · 404

골다공증 예방에 칼슘이 풍부한 식품 · 406

면역 증강에 비타민C가 풍부한 식품 · 408

활력 증진에 티아민(비타민B1)이 풍부한 식품 · 409

활력 증진에 리보플라빈(비타민B2)이 풍부한 식품 · 410

활력 증진에 나이아신(비타민B3)이 풍부한 식품 · 412

활력 증진에 피리독신(비타민B6)이 풍부한 식품 · 413

임신에 엽산이 풍부한 식품 · 415

엽산대사에 비타민B12가 풍부한 식품 · 416

눈 건강에 비타민A가 풍부한 식품 · 417

뼈 건강에 비타민D가 풍부한 식품 · 419

노화 방지에 비타민E가 풍부한 식품 · 420

출혈방지에 비타민K가 풍부한 식품 · 422

참 건강으로 들어가는 문

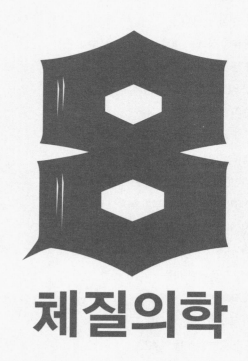

체질의학

일러두기

여기 실린 사진은 주원장이 직접 찍거나 보유한 사진이거나, 월란(月蘭_달빛난초) 선생의 허락을 받아 전재한 사진임을 밝힌다. 월란 선생은 부군인 명림 선생과 홍천으로 귀농하여 "율경농산"을 설립하고 다수의 토종 농산물을 발굴, 재배하는 등 열심히 우리 농산물을 기르며 사는 진짜 농군이시다.

직접 지은 농사로 생산한 제철 농산물, 예를 들어 토종의성배추 같은 진귀한 품종으로 손수 만든 김치나 시래기 그리고 강원도 찰옥수수, 삭힌 고추, 콩(메주콩, 서리태, 오리알태) 등 다양한 우리 농산물도 판매하고 있다. 이들의 농사 현장은 EBS1 〈한국기행 강원도의 가을 5부〉에 잘 묘사되어 있다(월란과 명림의 귀농생활은 이 외에도 KBS2 〈세컨하우스〉 등 다수의 텔레비전 프로그램에 방영된 바 있다).

또한, 월란 선생은 네이버 밴드(Naver Band)에 "월란쿡 자연레시피"라는 인기 요리 코너를 운영하고 있다. 우리 전통 요리의 맥을 이으면서 동시에 요즘 트렌드에 맞는 요리도 적극 수용하여 한국 요리 특유의 정갈하면서도 창의적인, 최상의 요리를 소개하고 있다.

8체질
오리엔테이션

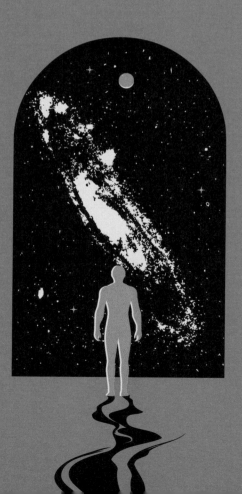

1

8체질의 특징
마스터하기

2023년 업데이트

여기에 소개한 8체질의 특징들은 주원장이 8체질 임상을 해오면서 깨달은 바를 일목요연하게 정리한 것이다. 주원장은 임상에서 새로 알게 된 사실이나 잘못 알려진 사실들을 꾸준히 업데이트 해왔다. 여기 서술한 각 체질의 특징은 올해 다시 업데이트한 것이다.

다스름

체질마다 어떤 특징이 있다.

하지만 생각처럼
특정 체질에만 존재하는
유일한 특징이란 거의 없다.
대체적인 경향성이
있을 뿐이다.
그것도 대부분은 체질식을
잘 지키지 않았을 때 나타나는
병리적인 특징들만.

체질식을 잘 지키면
놀랍게도
우리가 알고 있는 체질적인 특징들이
거의 사라진다.

왜냐하면

건강한 사람에겐
질병이 없기 때문이다.
체질을 상징하는 병리현상이
바람과 함께
사라지기 때문이다.

일러두기

    장부구조란 각 체질에 특유한 장부들의 강약의 배열을 말한다. 이것이 바로 체질의 정의라 할 수 있다. 예를 들어 금양체질은 '폐·대장〉 비·위〉 심·소장〉 신·방광〉 간·담'의 장부배열을 갖는다. '폐·대장〉 비·위〉 심·소장〉 신·방광〉 간·담'이란 중앙장부인 심·소장을 가운데 두고, 폐·대장이 가장 강하고, 비·위가 두 번째로 강하며, 간·담이 가장 약하고, 신·방광이 두 번째로 약한 배열을 말한다.

    이 장부배열에 따라 체질의 생리적·병리적 특징이 형성되고, 그에 따른 치료와 섭생법이 수립된다. 8체질의학의 꽃이라 할 수 있는 체질식 역시 바로 이 장부구조에서 연원한 것이다. 장부구조는 8체질의학의 알파요 오메가라 할 수 있다(각 체질의 장부구조의 성립에 대한 논의는 필자의 책 『8체질의학의 원리』 제2장 체질의 정의를 참조할 것).

    체질식을 지키지 않을 경우 나타날 수 있는 질병들은 해당 체질에 모두 나타나는 것이 아니라 그 체질의 체질식을 지키지 않을 경우 잘 나타날 수 있는 병들을 말한다. 따라서 특정한 질병이 내게 없다고 그 체질이 아니라고 생각하면 안 된다. 예컨대 아토피피부염이나 다른 알레르기 질환이 없다고 내가 금양체질이 아닌 것은 아니라는 뜻이다. 그런데 체질식을 안 지킨다고 해서 모두 이런 병이 나는 것도 아니다. 어떤 사람은 운 좋게도 체질식을 잘 안 하는데 이런 병이 없는 사람도 있다. 다만, 체질식을 안 지킨 사람들 중에 이런 병이 나타날 수 있는 '확률'이 높다는 것이다.

반대로, 체질식을 상당히 잘 지키는 사람들 중에도 이런 병들이 나타날 수 있다. 그런 경우는 아마도 다른 요인, 예컨대 스트레스를 많이 받는다든지, 혹은 기후가 체질에 잘 맞지 않는 곳에 산다든지, 혹은 환경오염이 많은 곳에 산다든지 등등의 다양한 요인이 있을 수 있다.

음식이건, 정신적인 요인이건, 혹은 환경적인 요인이건, 어떤 이유로든 체질에 거스르는 상황이 무르익으면 이런 병들이 나타날 수 있는 '가능성'이 높아지는 것은 확실하다. 따라서 내가 평소에 어떤 음식들을 먹는가, 어떤 식습관이 있는가를 꼼꼼히 생각해 보기 바란다. 예를 들어 아토피나 알레르기 질환 혹은 소화기 질환 등이 많고, 평소에 고기나 밀가루 음식, 유제품, 매운 음식, 가공식품 등을 자주 먹고 외식을 많이 한다면, 이런 경우 금양체질일 확률이 높을 수 있다. 이는 금양체질뿐만 아니라 다른 모든 체질에도 동일하게 적용되는 원리이다. 반드시 기억하기 바란다. 나의 평소 식습관이 무엇인가.

일반적으로 체질섭생을 잘 지키는 사람은 질병에 걸리지 않고 건강한 삶을 유지한다. 하지만 그렇지 않는 삶을 지속하면 병에 시달리는 경우가 잦아진다. 다시 말하면 모든 사람이 이런 병에 고통을 받는 것이 아니라 체질에 맞지 않는 생활을 평소 유지하는 경우 그렇다는 것을 명심해야 한다. 또한, 본인이 이런 병이 없다고 해서 이 체질이 아닌 것은 아니라는 점도 역시 기억해야 한다.

금양체질 특징 총정리

장부구조

폐·대장 〉 비·위 〉 심·소장 〉 신·방광 〉 간·담

체형의 특징

• 다수: 보통 체형 또는 날씬한 체형으로 대체로 평소에 육식이나 분식보다 채소나 생선, 해물, 과일을 주로 섭취하는 사람에게 많다.

• 소수: 과체중 또는 비만 체형으로 대체로 평소에 채소나 생선, 해물을 잘 먹지 않고, 육식이나 분식, 가공식품, 배달식품 등을 자주 섭취하는 사람에게 많다.

• 총평: 마른 체질에서 고도비만까지 다양한 체형을 갖는다. 서구적 식생활로 인해 근래 비만인 사람들이 급속하게 늘었다(가끔 해외토픽에 등장하는 상상을 초월하는 초고도비만인 사람도 있다). 이 체질에 맞는 식생활을 하는 사람

이라면 대체로 보통 체형 또는 날씬한 체형을 가지나, 그렇지 않은 경우 과체중이나 비만 체형으로 진행하는 성향이 높다. 키가 크고 몸매가 잘 빠진 늘씬한 사람들 중에 이 체질이 꽤 많으며, 아무리 먹어도 살이 안 찐다는 사람도 종종 눈에 띈다. 가끔 장군처럼 기골이 장대한 사람도 있다.

음식과 관련된 특징

• 총평: 이 체질은 일반적으로 육류, 밀가루 음식, 유제품이 해로우나, 예상과는 달리 이런 음식을 좋아하는 사람들이 많다. 이 체질에 이로운 음식인 채소나 생선, 해물을 좋아하지 않는 사람들도 많다. 일반적으로 자기 체질에 맞는 것을 선호할 것이라는 통념이 잘 맞지 않는다는 것을 알 수 있다.

　건강상의 문제는 항상, 이로운 음식을 잘 먹지 않고 해로운 음식을 많이 먹을 때 일어날 확률이 높다. 해로운 음식은 소화가 안 되고, 이로운 음식은 소화가 잘 된다면 체질식을 잘 지킬 텐데 실제로는 그렇게 이론처럼 딱딱 들어맞지 않아서 여러 가지 문제가 생기는 것이다.

• 육식: 금체질 중에 체질에 맞지 않음에도 불구하고 평소 고기를 즐겨 먹는 사람들이 적지 않다. 민감한 사람들은 육식을 하면 잘 체해서 거의 먹지 않거나 살코기 부분만 약간 먹는다. 냄새가 역겨워 아예 어릴 때부터 고기는 입도 대지 않았다는 사람도 종종 있다.

　하지만 육식을 해도 별 문제가 없거나, 육식을 채식이나 생선보다 더 좋아하는 사람들이 이 체질에 생각보다 많다(그래서 육식이 본인에게 맞다고 생각한다). 비록 육식이 곧바로 문제를 일으키지 않더라도 장기적으로 건강에 큰 문제(심혈관계 문제나 알레르기 질환, 타 장기의 질병 등)를 일으킬 수 있으므로 가능하면 섭취하지 않는 것이 좋다(육식을 즐기는 금양체질 중에 고지혈증이나 콜레스테롤증, 고혈압, 당뇨병 등을 지닌 사람들이 매우 많다).

• 튀긴 음식이나 기름진 음식에 소화장애를 일으키는 사람들이 많다. 닭튀김이나 기름진 중국 음식이 대표적이다(중국 음식에 특히 소화불량을 잘 겪는다).

• 분식: 밀가루 음식도 먹으면 체하거나 속이 더부룩하거나 생목이 올라온다는 사람이 상대적으로 많은 편이다. 하지만 쌀보다 밀가루 음식(빵이나 면)을 더 좋아하고 먹어도 그다지 문제가 없는 사람들도 적지 않다. 그러나 나이 들수록 분식에 부담을 느끼는 경우가 흔하다.

• 우유: 속이 불편하거나 설사를 하는 사람이 다른 체질에 비해 상대적으로 많다. 하지만 많이 마셔도 아무렇지도 않고 하루에 몇 리터씩 먹는 사람들도 드물지 않다.

• 채소: 이 체질은 채소(푸른 잎채소)가 가장 좋은 체질이다(그런데 상추는 위장에 불편함을 느끼는 사람들이 종종 있다). 순수한 채식주의자들 중에 이 체질이

많다. 하지만 채식주의자들이 즐겨 먹는 뿌리채소나 요구르트, 치즈 그리고 대부분의 두류와 버섯, 일부 과일 등은 이 체질에 맞지 않으므로 주의를 요한다. 채소가 맞는 체질이지만 채소 먹기를 싫어하는 사람들도 있다(이런 경향은 나이가 어릴수록, 그리고 여자보다는 남자에게 특히 심하다).

• 과일: 과일을 좋아하는 사람들이 많다. 하지만 체질에 맞는 일부 과일(키위나 복숭아 등)에 알레르기를 일으키는 사람들도 있다. 그래서 금양체질이라고 진단받으면 그 체질이 맞는지 상당히 혼란스러워한다. 하지만 이런 경우 체질침이나 체질약 등으로 알레르기를 적극 치료하면 이런 과일에 대한 알레르기는 감소한다.

• 생선 및 해물: 평소 생선이나 해물을 즐기는 사람이 많지만, 냄새나 기타 이유로 싫어하는 사람도 자주 있다. 회 역시 이 체질이 매우 선호하는 음식이지만 날것을 싫어하는 사람도 드물지 않다.

간혹 고등어 같은 기름기 많은 생선에 속이 불편함을 느끼는 사람들이 있다. 조개나 생굴에 속이 불편하거나 설사하는 사람들도 있다. 갑각류에 알레르기 반응을 보이는 사람도 있다(역시 체질침이나 체질약으로 치료를 적절히 받으면 이런 반응을 줄일 수 있다). 익힌 생선은 싫어하나 회는 좋아한다는 사람들이 종종 보인다.

• 술: 대체로 술을 싫어하며 조금만 마셔도 아주 힘들어 하거나 한 방울도 못 마시는 사람도 있다. 반면 간이 가장 작은 체질이지만 의외로 술은 잘 마시는 사람도 많으며 심한 경우 알코올중독증이 있는 사람도 드물지 않다. 더 심해지면 간경화나 간암으로 진행할 수 있다.

체질식을 지키지 않을 경우 나타날 수 있는 질병의 특징

• 알레르기: 이 체질에 흔하고 특징적인 질병으로는 여러 알레르기 질환을 들 수 있다.

전형적인 것 중에 아토피피부염(atopic dermatitis)이 있다. 그 외에 두드러기(urticaria), 원인 불명의 가려움증, 접촉성 피부염, 금속알레르기, 피부묘기증(dermographism) 등 알레르기성 피부 질환에 시달리는 사람들이 많다.

음식 알레르기로 인한 두드러기도 흔하고, 심하면 호흡곤란을 일으켜 응급실에 실려 가는 경우까지 있다. 알레르기 초기의 경우 피부가 건조한 경우가 많다. 알레르기성 피부 질환뿐만 아니라, 알레르기비염(allergic rhinitis)이나 천식(asthma) 등 호흡기 알레르기도 많다. 원인은 주로 꽃가루, 동물털, 먼지, 진드기, 찬 공기 등으로 인한 경우가 많지만 체질에 맞지 않은 음식으로 인한 요인도 적지 않다.

• 폐 질환: 심한 감기 후에, 혹은 알 수 없는 이유로 오랜 동안 기침이나 만성 폐 질환(chronic pulmonary disease)을 앓는 사람들이 종종 있다.

가래나 기침, 운동 시 호흡곤란 등이 계속되는 만성폐쇄성폐질환(chronic obstructive pulmonary disease)도 이 체질에 드물지 않게 보인다. 만성폐쇄성폐질환에는 만성기관지염, 폐렴, 폐기종 등이 대표적이다. 과거에 폐결핵(pulmonary tuberculosis)을 앓은 병력이 있는 사람들이 가끔 눈에 띈다.

• 소화기 질환: 식체, 복부팽만, 속쓰림, 역류성 식도염, 변비, 설사 등 소화기 질환에 시달리는 사람이 많다. 대개 체질식을 잘 지키지 않는 사람들에게서 흔히 나타난다.

• 생활습관병: 체질식을 잘 지키지 않으면 당뇨병이 발생하는 경우가 적지 않다. 같은 이유로 혈액이 맑지 않아 혈액순환이 나빠지거나 고혈압, 고지혈증 등이 동반되는 경우가 많다.

• 면역계 질환: 체질섭생을 오랫동안 지키지 않은 삶이 근본 원인이 되는 질환이다. 대표적으로 류머티스관절염으로 고생하는 사람들이 종종 있고, 그 밖의 자가면역 질환이나 희귀병으로 시달리는 사람들도 다른 체질에 비해 많다.

• 간담계 질환: 간의 해독 능력이 낮은 편이어서 간염이나 간경화, 간암과 같

은 간 질환이나, 담낭염, 담석증, 담낭암과 같은 담낭 질환이 다른 체질보다 많은 편이다.

• 비뇨생식기 질환: 신장 및 방광의 기능이 낮아 빈뇨나 방광염, 신장염 등 비뇨기계 질환의 빈도가 높은 편이다. 여성의 경우 자궁이나 난소 질환이 잦고, 난임도 종종 보이며, 남성의 경우 이른 나이에 성 기능저하가 자주 보인다.

• 신경증: 불안증이나 불면증, 우울증, 공황장애 등의 신경정신과적 질환에 시달리는 사람들이 종종 있다. 긴장할 경우 손발이나 머리에 다한증을 보이는 사람들이 자주 눈에 띈다.

• 기타: 항생제나 진통제, 호르몬제 등 화학적 약물(chemical drugs)에 부작용이 많고, 마취제나 조영제 등에 쇼크를 일으키는 사람도 상대적으로 많은 편이다. 약물에 매우 주의해야 하는 체질이다.

금음체질 특징 총정리

장부구조

폐·대장 〉 신·방광 〉 비·위 〉 심·소장 〉 간·담

체형의 특징

• 다수: 보통 체격 또는 마른 체격이 많다.

• 소수: 비만 체형도 있지만 상대적으로 낮은 비율을 차지한다.

• 총평: 보통 체격 또는 마른 체격이 많으며 비만 체형인 사람은 가끔 있다. 가끔 기골이 장대한 사람이 있으며, 키가 크고 늘씬한 몸매를 가진 사람도 종종 있다.

　이 체질 중 일부에서 근육의 탄성이 약한 사람들이 종종 눈에 띈다. 이런 경우 살이 그다지 찌지 않고 근육에 힘이 없으며 좀 늘어지는 느낌이 든다. 그래서 근육운동의 효과를 잘 보지 못하는 경향이 있다. 드물게 고도비만인 사람도 있다. 마른 사람 중에 아무리 먹어도 살이 안 찐다는 사람이 이 체질에 가끔 있다.

음식과 관련된 특징

• 총평: 채소와 생선, 해물이 맞는 체질이다. 하지만 이들 식품을 싫어해서 잘 먹지 않고 오히려 육식이나 밀가루 음식, 유제품을 더 잘 먹고 좋아하며 자주 먹어도 별 탈 없는 사람도 드물지 않다.

• 육식 및 분식: 일반적으로 육식이나 밀가루 음식을 먹으면 소화장애가 많은 것이 이 체질의 전형적인 특징이다. 하지만 이런 음식을 좋아하고 먹어도 아무렇지 않은 사람도 드물지 않다.

• 기름진 음식: 튀긴 음식이나 기름진 음식에 소화장애를 일으키는 사람들이 많다. 닭튀김이나 중국 음식이 이 체질에 대표적인 유해 음식들이다.

• 유제품: 우유 마시면 속이 좋지 않거나 설사를 하는 사람들이 많다. 하지만 아무리 마셔도 문제없는 사람들도 있다(그렇다고 유제품이 이 체질에 좋다는 것은 아니라는 사실을 반드시 알아야 한다).

• 매운 음식: 매운 음식에 속이 불편하거나 설사를 하는 사람들이 많다. 하지만 매운 음식을 좋아하고 아무런 불편을 보이지 않는 사람들도 있다.

• 채식 및 생선과 해물: 정상적인 경우 채식과 생선, 해물을 주로 즐기며, 이

럴 때 대변은 매우 굵고 다량으로 속히 나와 극적인 쾌변을 경험한다. 이것이 이 체질의 가장 완벽한 건강의 지표가 된다.

간혹 고등어 같은 기름기 많은 생선에 속이 불편함을 느끼는 사람들이 있다. 또는 새우나 생굴 등 갑각류나 패류에 속이 불편하거나 설사하는 사람들도 있다. 생선이나 해물이 맞는 체질임에도 싫어하는 사람들이 있다.

채소나 과일 좋아하는 사람들이 많다. 하지만 간혹 싫어하는 사람들도 있다.

• 식습관: 대체로 과식하지 않고 적당량으로 식사하거나 또는 소식하는 사람이 많으나, 일부에서는 상당히 많이 먹으며 식도락을 즐기는 사람도 꽤 있다.

• 술: 대개 술에 약하고 술을 싫어하는 사람이 많지만, 간혹 술을 좋아하고 술이 아주 센 사람이 있다(이런 사람은 알코올중독의 경향을 보인다).

체질식을 지키지 않을 경우 나타날 수 있는 질병의 특징

• 소화기 질환: 체질에 맞지 않은 음식을 먹거나 스트레스가 심한 경우 설사가 나거나 대변이 가늘어지면서 자주 마려운 이른 바 과민성대장증상이 나타날 수 있다.

대개 배가 차고 아랫배가 잘 아픈 경우가 흔하다(목양이나 목음체질과 유사한 증상이므로 감별진단이 필요하다). 특히 육식이나 밀가루 음식, 콩 음식 등을 많이 먹으면 장에 가스가 많이 차서 하루 종일 방귀가 심해진다.

가슴이 답답하거나, 체하거나, 무른 변 또는 잦은 변의(便意) 등이 나타날 수 있다. 특히 대변이 가늘거나 무르면서도 변 보기가 어려운 증상인 "난변(難便)"은 이 체질에서 흔히 나타나는 특징적 증상이다. 설사를 하면 기운이 쫙 빠진다고 한다.

체질에 맞지 않은 음식에 대한 반응은 피부나 호흡기의 알레르기 증상도 나타나지만, 소화기계의 증상으로 더 자주 나타나는 경향이 있다.

• 신경증: 가끔 혹은 주기적으로 가슴 부위에 말로 표현할 수 없는 미묘한 불편감을 느끼는 경우가 있다고 한다. 이로 인해 심장에 문제가 있지 않나 하는 불안감에 시달린다. 하지만 이는 대개 위장과 관련된 연관통의 일종이다. 이런 증상에 신경을 꽤나 써서 건강염려증도 상당히 많은 편이다.

• 생활습관병: 체질식을 잘 지키지 않을 경우 혈액이 맑지 않아 혈액순환이 나빠지거나 고혈압, 고지혈증 등이 동반되는 경우가 많다.

• 간담계 질환: 간의 해독 능력이 다른 체질보다 낮아서 간염이나 간경화, 간암의 빈도가 높고, 담낭염이나 담석, 담낭암도 역시 다른 체질보다 자주 걸리는 경향이 있다.

• 알레르기: 음식이나 약물에 대한 알레르기 반응이 가끔 있으며, 알레르기 비염, 피부 건조증, 가려움증, 피부묘기증, 금속 및 햇빛 알레르기가 있는 사람이 종종 있다.

• 피부병: 건선(psoriasis)으로 고생하는 환자가 이 체질에 가끔 있다. 건선이란 은백색의 인설에 덮여있는 경계가 뚜렷하고 크기가 다양한 붉은색의 구진이나 판을 이루는 발진이 전신의 피부에 반복적으로 나타나는 만성 염증성 피부병으로, 주로 팔꿈치나 무릎, 엉덩이, 두피, 손발바닥의 피부 등에 나타난다. 심한 경우 가려움을 동반하지만, 일반적으로 크게 가려움을 동반하지 않으며, 또 팔꿈치나 무릎의 내측 접힌 부분보다 외측의 돌출부에 나타나는 것이 아토피와 구별되는 점이다.

　찬바람이 불면 손가락 끝마디 내측 피부가 갈라지면서 심하면 피가 나고 아픈, 습진과 유사한 특징적 피부 질환이 발생하기도 한다. 아토피피부염과 유사한 피부병을 가진 사람들도 가끔 보인다.

• 근육-신경계 질환: 평소 스트레스가 많고 자주 체질에 맞지 않은 음식을 많이 먹은 경우 중증근무력증(myasthenia gravis)이나 루게릭병(Lou Gherig's disease), 파킨슨병(Parkinson's disease), 근이영양증 등 난치의 근육-신경계 질환이 발생할 수 있다.

　중증근무력증은, 평소 체질에 맞지 않은 음식을 많이 먹은 사람이, 특히 심한 스트레스의 누적이나 격심한 분노 등에 노출되었을 때 갑자기 팔다리가 무력해지면서 발생하는 진행성의 난치 질환이다. 본격적으로 이환되기 전에 전조증으로 흔히 극심한 피로가 온다. 이제마 선생의 태양인 병증에 해역증(解㑊證)이라고 언급한 병이 있는데 이것이 근무력증이나 루게릭병에 해당되는 것으로 추정된다.

루게릭병은 미국의 전설적인 야구선수 루 게릭이 걸려 널리 알려진 근 위축·마비의 치명적인 질환으로, 세계적인 천체물리학자 스티븐 호킹(Stephen Hawking, 1942~2018) 박사 역시 이 병을 앓았다.

파킨슨병은 또 하나의 전설적인 스포츠 스타였던 헤비급 복서 무하마드 알리(Muhammad Ali)가 걸려 투병했던, 진전과 근육강직 등을 특징으로 하는 진행성 근육마비 질환이다.

로널드 레이건(Ronald Reagan) 전 미국 대통령이 앓은 중추신경계의 퇴행성 질환인 알츠하이머병(Alzheimer's disease) 역시 금음체질에 특히 많은 질환이다. 흔히 노인성치매로 알려진 병.

이 병들은 체질의학적으로 볼 때 금음체질이 오랫동안 육식 등 체질에 맞지 않은 음식을 많이 먹거나, 갑작스럽고 심한 분노가 빈번하게 그리고 오래 반복, 축적돼서 걸리는 것으로 판단되고 있다.

- 기타: 금양체질보다 조금 덜하지만 금음체질 역시도 양약에 대한 부작용이 많은 체질이다.

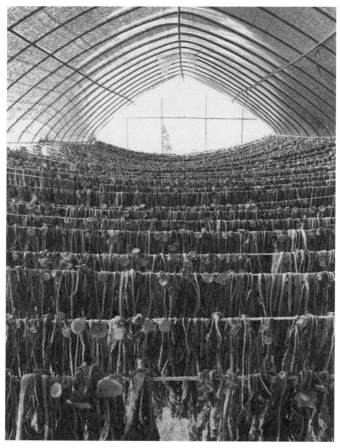

금체질(또는 토체질)에 좋은 토종 의성배추 시래기(율경농산 재배)

토체질

토체질에는 토양체질과 토음체질이 있다.

토양체질 특징 총정리

장부구조

비·위 〉 심·소장 〉 간·담 〉 폐·대장 〉 신·방광

체형의 특징

- 다수: 보통 또는 비만 체형이 많은 편이다.
- 소수: 마른 체형은 상대적으로 적다.

- 총평: 대개 보통 체격 또는 비만 체형이 많고, 비만이 아니라도 대체로 토실토실한 편이다.

　어릴 때는 마른 편이다가 성인이 되면서 살이 많이 쪘다는 사람도 있다. 살이 찐 사람은 얼굴이 둥글고 큰 편이며, 눈도 둥글고 큰 편이어서 순박한 인상을 주고, 가슴둘레도 원통형으로 큰 경우가 흔하다. 배가 나온 사람이 많고 팔다리, 허벅지도 굵은 편이 적지 않다. 마른 사람도 있으나 그 경우

는 소수이다. 패션모델처럼 깡마르고 늘씬한 체형은 이 체질에선 많지 않다(없는 것은 아니다).

음식과 관련된 특징

• 총평: 일반적으로 식욕이 좋고 먹는 것을 즐기는 식도락가가 많다. 하지만 드물게 조금밖에 안 먹는 사람도 있다. 아무 음식이나 다 잘 먹는 편인데 가끔 육식을 싫어하여 거의 먹지 않는 사람이 있다. 이들은 대개 채식 위주의 식생활을 하는데 그럴 경우 피로를 많이 타고 맥이 없는 편이다(예외적으로 주원장한의원의 환자 중에 살이 많이 찐 토양체질 중견 연예인이 있었는데 이분은 매우 극단적인 채식을 실천하여 체중도 많이 빠지고 건강도 많이 좋아졌다고 한다).

• 육식: 고기를 좋아하고 고기를 먹지 않으면 기운을 잘 차리지 못하는 사람들이 많다. 소고기, 돼지고기, 닭고기 등 종류를 가리지 않고 다 잘 먹는 편이지만, 종종 닭고기 먹으면 잘 체하는 사람도 있다(닭고기는 이 체질에 가장 유해한 식품 중 하나이다).

• 생선 및 해물: 생선이나 해물도 대체로 잘 먹고 좋아하지만, 간혹 냄새에 민감한 사람의 경우 싫어해서 잘 먹지 않는 사람이 있다.

• 채소: 대체로 채소를 좋아하고 잘 먹는 편이나 종종 채소를 아주 싫어하는

사람도 있다(나이가 어릴수록 이런 경향이 심하다).

• 과일: 과일을 좋아하고 잘 먹는 사람들이 많으나 드물게 싫어하는 사람도 있다.

• 매운 음식: 이 체질에 매우 해롭지만 아무 탈 없이 잘 먹는 사람도 있고, 속이 쓰리거나 설사를 하는 사람도 있다. 심한 경우 먹기만 하면 설사를 해서 아예 매운 것은 입도 못 대는 사람도 있다. 하지만 병이 심해지기 전에는 위장이 강하고 위벽이 두꺼워 자극적인 음식을 좋아하며 특히 청양고추 같은 지극히 매운 음식을 즐기는 사람도 많다. 이런 식생활이 누적되면 결국 위장에 큰 병이 발생하는 경우가 종종 있다.

• 찬 음식: 대개 얼음이나 빙수, 냉수 등 차가운 음료를 매우 좋아하며 이런 찬 음식을 많이 즐겨도 탈이 나는 경우는 거의 없다. 하지만 찬 음식을 싫어하고 먹으면 탈이 나는 경우도 드물지만 있다.

• 날 음식: 생선회나 육회처럼 날 것을 좋아하는 사람들이 많으며 이런 것들의 소화도 잘 시키는 편이다.

• 술: 술을 잘 먹는 사람이 종종 있지만 대개는 잘 못 마시고 싫어한다.

체질식을 지키지 않을 경우 나타날 수 있는 질병의 특징

• 소화기 질환: 매운 음식을 즐겨하면 속이 쓰리거나 소화성 궤양(peptic ulcer)으로 위염이나 위궤양이 생길 수 있다. 위암(gastric cancer)도 다른 체질에 비해 잘 생기는 편이다.

　먹기만 하고 운동을 게을리 하면 비만이 잘 되는데, 한 번 살이 찌면 좀체 잘 빠지지 않는 특징이 있다. 별로 먹지도 않고 운동도 열심히 하는데 체중이 요지부동으로 안 빠지는 사람도 적지 않다. 체질에 맞지 않은 음식을 자주 먹으면 신장 기능이 저하돼 몸이 잘 붓게 된다. 이것이 고착되면 비만이 되는 것이다.

• 생활습관병: 살이 찌면 그 여파로 당뇨병이 발생하는 경우가 상대적으로 흔하다.

　체질식을 잘 지키지 않을 경우 혈액이 맑지 않아 혈액순환이 나빠지거나 고혈압, 고지혈증 등이 동반되는 경우가 많다.

• 비뇨 생식기 질환: 다른 체질에 비해 신장 기능이 약하여 평소 몸이 잘 붓고 소변보는 횟수도 잦은 편이다.

　여성의 경우 난소에 물혹이나 종양, 자궁에 근종 등 생식기 질환이 많은 편이며, 타 체질에 비해 불임(infertility)도 상당히 많지만 일반적으로는 임신에 별 문제가 없다.

성적 관심이 상대적으로 적은 독신이나 신부, 수녀, 승려 등 종교인이 타 체질에 비해 많은 편이다.

- 신경증: 심장이 잘 흥분하여 심계항진, 불안 등이 잘 나타나고, 가정불화나 장기적인 스트레스에 처하면 화병, 우울증 같은 정신적 고통을 잘 겪는다.

  다한증을 가진 사람이 종종 눈에 띈다. 손발에 나는 사람도 있지만, 신체 상부, 특히 머리에 긴장하거나 신경을 쓰면 비 오듯 땀이 많이 흐르는 사람이 있다.

- 알레르기: 알레르기비염, 천식, 두드러기, 과민성 피부 등 알레르기 질환이 많은 편이며, 꽃가루, 동물털, 먼지, 햇빛, 금속 등에도 알레르기 반응을 보이는 사람이 종종 있다.

- 아토피피부염: 이 질병은 금양체질에만 독점적으로 나타나는 질병으로 알려져 있지만, 임상에서 보면 다른 체질에도 가끔 확인된다. 여기 토양체질에도 아토피피부염이라고 진단할 수 있는 피부 질환이 발생한다. 팔꿈치나 무릎의 내측 접히는 부위 등 일반적인 아토피피부염의 동일한 호발 부위에 거의 동일한 성상으로 나타난다.

  아토피피부염이 없더라도 흔히 닭살 같은 피부를 갖는 경우가 많다. 뒤에 소개하는 토음체질에도 전형적인 아토피피부염이 있음이 확인된다. 이

피부 질환은 반드시 금양체질에만 나타나는 특이적 질환이 아닌 것으로 보인다. 물론 빈도는 금양체질에 가장 높다.

• 약제 부작용: 약물에 대한 부작용이 많으며, 특히 항생제에 과민하여 위장 장애나 면역학적 과민반응, 눈이나 귀 등의 감각기관에 심각한 장애가 발생하기도 한다.

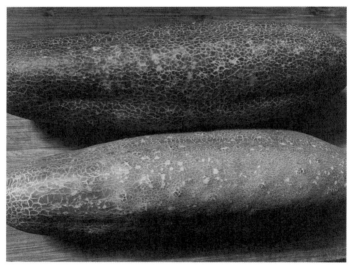

노각(늙은오이)_ 토체질에 좋은 채소

토음체질 특징 총정리

장부구조

비·위〉 폐·대장 〉 심·소장 〉 간·담 〉 신·방광

체형의 특징
• 다수: 보통체형 또는 마른 체형.
• 소수: 비만체형.

• 총평: 토음체질은 비만에서 마른 사람까지 다양한 체형을 갖는다. 살찐 사람은 포동포동한 토양체질의 체형을 꼭 닮았고, 마른 사람은 금체질(금양, 금음) 또는 수체질(수양, 수음)의 체형을 닮았다. 보통 체격인 사람도 많다.

음식과 관련된 특징
• 총평: 육식이나 밀가루 음식 그리고 매운 음식에 대해서 소화장애를 일으키는 사람이 많다. 대체로 채소나 생선, 해물 같은 금체질식에 유사한 식생활이 적당한 체질이다. 고기는 돼지고기가 좋다.

• 육식: 소고기나 닭고기에 소화장애를 일으키는 사람이 많으나 젊은 시절

또는 소화력이 좋은 경우는 별 문제를 느끼지 않는다.

이 체질에 육식으로서 가장 부작용이 덜한 것이 돼지고기라 할 수 있다. 하지만 나이가 들어감에 따라 고기를 싫어하는 성향이 강해져서 채식이나 잡곡을 즐기는 방향으로 선회하는 사람이 많다.

원래부터 채식을 좋아하는 사람도 많으며, 채식 위주로 생활해도 크게 영양상의 부족은 별로 느끼지 않는다.

• 매운 음식: 이 체질은 매운 음식이 매우 해로우며 이런 음식에 소화장애나 알레르기 질환, 피부 트러블 등과 같은 부작용을 종종 일으킨다. 물론 매운 음식에 별다른 부작용이 없는 사람도 적지 않다.

• 밀가루 음식: 밀가루 음식에 소화장애를 일으키는 경우가 많다. 특히 피자나 자장면, 국수, 라면 같은 밀가루 음식에 생목이 오른다는 사람이 많다. 하지만 밀가루 음식을 좋아하고 별 다른 부작용이 없는 사람도 적지 않다.

• 생선 및 해물: 대체로 바다에서 나는 식품들이 이 체질에 좋다. 하지만 생선 중에는 고등어 같은 등푸른 생선들에 생목이 잘 오른다고 한다. 반면 흰살 생선들에는 그런 문제가 없다. 김이나 미역 같은 해조류를 제외한 대부분의 해산물은 좋다.

- 차가운 음식: 위열이 많은 체질이라 얼음이나 빙수, 냉한 음료 등 찬 음식을 좋아하고 자주 먹어도 별 탈이 나지 않는다. 하지만 드물게 찬 음식에 속이 불편한 사람이 있는데, 이는 위장 기능이 상당히 나빠져서 일어나는 현상으로 위장이 치료되면 찬 음식을 먹어도 괜찮다.

  이 체질이 뜨거운 음식을 좋아하면 식도나 위의 염증 또는 암을 유발할 수 있다. 식욕은 대개 좋은 편이다.

- 술: 대체로 음주를 싫어하며 술에 약한 편이다.

체질식을 지키지 않을 경우 나타날 수 있는 질병의 특징

- 소화기 질환: 체하거나 소화불량으로 인한 잦은 위장 질환, 그리고 설사, 치질, 혈변, 대장염 등 대장 질환이 많다. 대개 매운 음식을 즐기거나 육식, 밀가루 음식, 가공 식품 등 체질에 맞지 않은 음식을 많이 먹어서 그런 경우가 많다.

- 알레르기 질환: 두드러기, 가려움증, 접촉성 피부염, 기타 알레르기 등으로 인한 피부 질환이 잘 생긴다. 알레르기비염 같은 질환도 잘 발생하는 편이다.

- 아토피피부염: 토음체질에도 이 피부 질환이 꽤 많은 것으로 확인된다. 오히려 금양체질보다 심한 경우도 있다. 특히 전신이 각질로 뒤덮인 극심한

아토피피부염으로 고생하는 사람들이 임상에서 종종 있었다.

- 다한증: 머리, 손발 등 국소부위에 지나치게 땀이 많이 나서 일상생활에 큰 불편을 호소하는 다한증 환자가 종종 있다.

- 약제 부작용: 항생제에 대한 부작용이 심한데 특히 페니실린 쇼크는 이 체질에 대표적으로 나타나는 과민반응이라고 할 수 있다. 나의 임상 경험에 마취제에 대한 쇼크로 사경을 헤맨 환자가 있는 것으로 보아 다른 약물에도 부작용이 많을 것으로 생각한다.

- 기타: 토음체질은 생리·병리적으로 금양체질과 매우 유사한 바가 많다. 육식, 밀가루 음식, 유제품, 매운 음식 등에 부작용이 많은 점, 육식을 하지 않고도 무난하게 건강을 유지할 수 있는 점, 약물에 대한 부작용이 많은 점 그리고 알레르기성 질환이 많은 점 등이 그렇다. 특히 금양체질에 흔한 아토피피부염이 토음체질에도 가끔 나타난다는 것 또한 두 체질의 유사성을 더욱 강하게 한다.

목체질
목체질에는 목양체질과 목음체질이 있다.

목양체질 특징 총정리

장부구조

간·담 〉 신·방광 〉 심·소장 〉 비·위 〉 폐·대장

체형의 특징

• 다수: 근육형이거나 복부가 살이 찐 체형, 또는 상하 균형이 잘 잡힌 보통의 근육형 체격.

• 소수: 날씬한 체형.

• 총평: 단신에서 장신에 이르기까지 신장 분포는 다양하지만, 대체로 살이 찐 튼실한 근육형의 몸매를 지닌다.

　기골이 장대하고, 동시에 근육이 잘 발달된 사람이 종종 있다. 키가 작고 배가 툭 튀어나온 사람도 많다. 젊을 때는 마른 사람도 있으나 나이가 들면 대부분 살이 찐다.

음식과 관련된 특징

• 총평: 대체로 현대 서구식(육식과 분식, 낙농식품 위주)의 식생활에서 가장 적합한 체질이라고 할 수 있다. 따라서 평소 음식으로 인한 부작용은 적은 편이다. 식성이 매우 좋고 식탐이 많은 편이다(하지만 과식하면 소화불량이 잦다). 몸이 아파도 대체로 식욕이 떨어지는 경우는 별로 없다.

• 육식: 자주 육식을 해야 체력이 유지되는 체질이다. 오랫동안 육식을 하지 않으면 기운을 차리지 못하며 정신적인 집중력이 매우 떨어진다. 어떤 목양 환자는 고기를 먹지 않으면 입안에 침이 고여, 침을 질질 흘린다고도 한다. 하여튼 하루 삼시세끼 고기만으로도 식생활을 할 수 있는 사람들이며 아침부터 삼겹살을 구워 먹는다는 사람도 종종 있다. 동물 분류로 말하면 육식동물에 속하는 체질이라고 할 수 있다.

• 밀가루 음식: 한국 사람이지만 쌀보다 밀가루가 더 맞는 체질이다. 빵이나 칼국수, 피자, 스파게티 등 대부분의 분식이 이 체질에 좋고 역시 삼시세끼 빵이나 국수만 먹을 수도 있는 체질이다.

• 유제품: 우유, 요거트, 치즈, 버터 등 대부분의 유제품이 좋은 체질이다. 속이 불편할 때 우유 마시면 속이 편해지기도 한다. 변비가 있는 경우 우유나 요거트를 먹으면 대체로 쉽게 해결이 된다.

- 잎채소 또는 생선과 해물: 잎채소나 생선, 해물을 좋아하는 사람도 많은데 자주 먹지 않으면 별 반응이 없다. 하지만 자주 먹게 되면 점점 피로감이 심해지고 대변 상태가 나빠진다. 특히 잎채소나 생선을 많이 먹으면 속이 아프고 복부팽만이 올 수 있으며 사람에 따라 가끔 목이 죄는 느낌이 발생할 수 있다. 대체로 뿌리채소와 육식을 하면 이런 일은 발생하지 않는다.

- 술: 술이 센 사람이 많으나, 약한 사람도 드물지 않다. 심지어는 얼굴이 새빨개지고 한 잔도 못 하는 사람도 있다.

체질식을 지키지 않을 경우 나타날 수 있는 질병의 특징

- 소화기 질환: 일반적으로 체질에 맞지 않은 음식을 먹을 경우 위장 질환이 있을 수 있으나, 대개 육식과 분식, 유제품이 대세인 요즘의 식생활이 잘 맞아 상대적으로 소화기 질환에 덜 걸리는 편이다.

  이 체질이 음식과 관련해 주의해야 할 것은 과식이다. 식탐이 많은 대신에 위장의 기능이 상대적으로 약한 면이 있어 과식하면 더부룩해지거나 소화불량을 일으킬 수 있다.

  장이 짧은 편이어서 식후에 대변을 자주 보는 사람들이 종종 있다. 배가 차가우면 바로 설사하는 사람도 있다. 따라서 항상 아랫배를 따뜻하게 유지하는 것이 중요한 건강법의 하나.

- 찬 음식: 항상 물이나 음식을 따뜻하게 먹는 것이 좋다. 찬 음식이나 날 것을 자주 먹으면 배탈이 날 소지가 높다.

- 생활습관병: 체질식을 잘 지키지 않고 운동을 게을리 하면 복부 비만이 잘 오며, 당뇨병 같은 대사성 질환이나 중풍·심장병 같은 순환계 질환에 걸릴 수 있다.

- 정신과 질환: 정신적 충격으로 인한 불안, 환청, 강박증 같은 정신과 질환을 앓는 사람이 가끔 있다. 특히 환청은 목체질(특히 목양)의 특징적 질환의 하나이다. 의외로 소심하거나 겁이 많은 편이다.

- 폐 질환: 폐가 가장 작은 체질이어서 호흡기에 약점이 많아 기침이나 가래, 천식 등을 앓는 사람들이 종종 있다(근육질의 강인한 외모와 달리 장거리 달리기에 약한 면을 보인다). 환절기에 꼭 감기에 걸리는 사람들이 이 체질에 많다. 주 증상은 심한 기침과 가래, 발열 등이다. 심하면 천식까지 올 수 있다. 금체질의 경우 폐가 항진되어 민감해진 호흡기도로 인해 알레르기 성향을 띠고 폐 질환이 나타난다면, 목체질은 폐 기능이 심하게 저하되어 나타나는, 폐의 성능 부전의 질환이라고 볼 수 있다.

- 면역계 질환: 자가면역이나 기타 면역계 희귀병은 상대적으로 적다. 하지

만 체질식을 잘 지키지 않으면 목체질도 면역계 질환이 빈발할 수 있다.

- 알레르기: 알레르기비염이 있는 사람이 가끔 보이나, 요즘 육식과 분식이 지배적인 식생활 트렌드가 이 체질에 유리하게 작용하여 알레르기 질환은 그다지 많지 않은 편이다. 하지만 체질식을 잘 지키지 않는 사람 중에 몸이 민감한 사람은 피부 가려움증이나 호흡기 알레르기 같은 면역 과민 증상이 흔히 나타날 수 있다.

- 혈압: 체질적으로 혈압이 높은 사람이 많은데, 경계치나 심하지 않은 고혈압은 정상적인 소견으로 간주된다. 따라서 함부로 혈압약을 먹어 강제적으로 혈압을 강하시키기보다는 체질에 맞는 음식을 통한 식이조절과 적당한 운동으로 관리하는 것이 더 추천된다. 그리고 의외로 혈압이 낮게 형성되는 사람도 종종 눈에 띈다.

- 기타: 목양체질은 건강한 경우 땀을 많이 흘리는데 의외로 실제 임상에서 보면 땀이 많은 사람이 다른 체질보다 꼭 많은 것은 아니다. 특히 의료기관을 찾는 목양체질 환자는 대개 질병으로 정상적인 몸 상태가 아닌 경우가 많아 그런 경향이 더 심하다. 목양체질은 몸 컨디션이 나빠지면 땀이 잘 나지 않기 때문이다. 반대로 건강한 목양체질의 경우 귀찮을 정도로 땀이 많이 나서 병으로 간주되는 다한증을 의심케 할 정도다.

금체질이나 수체질의 경우는 반대로 건강할 때 땀이 잘 나지 않은데, 몸의 상태가 나빠지면 땀이 많아지는 경우가 흔하다. 따라서 몸이 건강한가, 그렇지 않은가에 따라 땀이 나는 양태가 달라짐을 항상 유념해야 한다. 목양체질은 비록 명확한 질병의 징후가 보이지 않더라도 평소 땀이 나지 않으면 일단 건강에 적신호가 켜졌다고 의심하고 대처하는 것이 옳다.

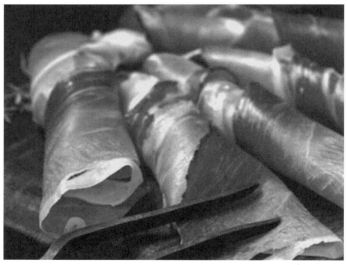

스페인 대표요리 하몽_ 목체질(또는 토체질)에 좋은 음식이다.

목음체질 특징 총정리

장부구조

간·담〉 심·소장 〉 비·위 〉 신·방광 〉 폐·대장

체형의 특징

- 다수: 보통 체격 또는 약간 살찐 체격이 많다.
- 소수: 비만이거나 마른 사람은 상대적으로 적은 편이다.

- 총평: 대체로 보통 체격이거나 약간 살찐 정도의 체격을 가지나, 비만 혹은 마른 사람도 종종 보인다. 특히 마른 사람은 알레르기가 많은 편이어서 질병의 성상이나 신체적 특징이 금체질과 흡사한 성향을 보이므로 체질진단에 주의를 요한다.

음식과 관련된 특징

- 총평: 식욕이 좋으며 육식, 밀가루 음식뿐만 아니라, 채식, 생선, 해물도 잘 먹는다. 목양체질과 같이 육식이 좋은 체질이나 의외로 육식을 즐겨하지 않는 사람들이 눈에 띈다. 그러나 분식은 대개 좋아한다. 잎채소만 많이 먹으면 피로감을 느낀다.

- 육식: 고기가 좋은 체질이므로 평소 육식을 자주 해야 건강을 유지할 수 있다. 대체로 돼지고기는 선호하지 않고 소고기 위주로 먹는 경향이 있다.

- 밀가루 음식: 밀가루가 좋은 체질이므로 평소 분식을 자주 하는 것이 좋다.

- 유제품: 우유나 치즈, 요거트가 맞는 체질이나 찬 우유는 배탈을 일으킬 수 있으므로 따뜻하게 마셔야 한다. 유제품뿐만 아니라 다른 음식도 반드시 따뜻하게 먹는 것이 건강에 더 좋다.

- 생선: 고등어 먹으면 생목이 오르거나 두드러기가 날 수 있다. 다른 생선은 부작용이 덜하지만 체질에 맞지 않는 경우가 많으므로 가능한 한 덜 섭취하는 것이 좋다.

- 술: 술이 센 사람이 종종 있지만 대개 술을 그다지 좋아하지 않는 편이며, 얼굴이 심하게 빨개지거나 거의 못 마시는 사람도 있다.

체질식을 지키지 않을 경우 나타날 수 있는 질병의 특징

- 소화기 질환: 맥주나 찬 음식을 먹으면 설사를 하거나 뱃속이 불편함을 잘 느낀다. 아랫배가 차가워지면 설사를 하거나, 또는 다리가 무거워지고 허리가 아픈 경우가 있다. 항상 음식을 따뜻하게 먹는 것이 이 체질 건강의

철칙.

　우유가 맞는 체질이지만 찬 우유는 배탈을 일으킬 수 있으므로 따뜻하게 데워서 마시는 것이 좋다.

　생선회, 해물을 먹으면 위가 잘 아프거나 배탈이 나는 사람이 있다.

　과민성대장증상이나 대장 용종(polyp)이 있는 사람이 종종 있다. 드물게 궤양성대장염을 앓는 사람도 있다.

• 대변: 건강상 문제가 없어도 대변을 하루 서너 번 자주 보는 사람이 종종 있다. 이는 대장이 다른 체질에 비해 짧아서 생기는 것으로 정상적인 생리 현상이다. 체질식을 잘 지키면 대변 횟수가 하루 1번 혹은 2번 정도로 보통 사람과 비슷한 빈도를 보이게 된다. 그러니까 이 체질도 사실 대변 빈도가 높으면 좋은 몸 상태가 아니라는 것을 알 수 있다.

• 생활습관병: 운동을 게을리 하면 살이 잘 찌며 그로 인해 고혈압이나 당뇨와 같은 대사성 질환이 발생하는 경우가 있다.

• 알레르기: 피부가 예민하여 음식이나 약물, 먼지, 꽃가루 등에 갑자기 두드러기가 나거나 가려움증이 발생하는 사람이 종종 있다. 특히 생선 중에 고등어 먹고 생목이 오르거나 두드러기가 나는 사람이 많으며 심한 사람은 찬 물이나 찬 공기만 닿아도 피부가 붉어지는 사람이 있다.

피부를 긁으면 붉혀 오르는 피부묘기증(dermographism)도 종종 나타난다. 피부에 아토피피부염 유사증상을 보이는 사람도 있다.

일반적으로 금체질이 알레르기를 독점하는 체질로 널리 알려져 있지만 사실 모든 체질이 체질식이나 체질섭생을 지키지 않으면 피부나 호흡기에 알레르기를 일으킬 수 있음을 알 수 있다.

• 폐 질환: 목양체질과 더불어 폐가 가장 작은 체질 중 하나이므로 기관지가 약해 가래가 잘 끼는 사람이 있고 천식이 있는 사람도 가끔 있다.

• 기타: 건강한 목음체질은 날이 더울 때나 따뜻한 음식을 섭취할 때 땀이 많이 난다. 그리고 평소 목욕탕 등에서 땀을 내면 대체로 컨디션이 좋아진다.

배가 차면 건강이 나빠지기 때문에 여름에도 배를 꼭 덮고 자는 사람이 많으며, 복대 등을 이용해 배를 따뜻하게 해주는 것이 이 체질의 중요한 건강법 중 하나이다.

수체질
수체질에는 수양체질과 수음체질이 있다.

수양체질 특징 총정리

장부구조

신·방광 〉 폐·대장 〉 간·담 〉 심·소장 〉 비·위

체형의 특징

• 다수: 보통 또는 마른 체형.

• 소수: 비만 체형.

• 총평: 신장은 작은 사람부터 큰 사람까지 다양하며, 일반적으로 마른 체격
  이 많다.

　키가 크고 날씬하여 몸매가 예쁜 사람이 종종 눈에 띈다. 키가 작더라도
몸매는 대개 균형미가 있다. 살찐 사람도 있으나 많지는 않다. 하지만 가끔
고도비만인 사람도 눈에 띈다. 한 체질에 고정된 체형은 없다.

음식과 관련된 특징

• **총평**: 장부구조상 비·위가 가장 약한 체질이어서 대개 식욕이 별로 없고 잘 먹지 않으나, 간혹 잘 먹고 과식을 자주 하는 사람도 있다(이런 사람은 식사를 거르다가 폭식을 하는 경향이 있다). 이렇게 과식을 하면 속이 부대끼고 체하거나 설사를 하는 경우가 많다. 이 체질에 맞지 않게 비정상적으로 잘 먹고 소화장애도 별로 없는 사람이 있는데 이런 사람 중에 간혹 살이 많이 찌거나 비만이 되는 경우가 있다. 이럴 경우 토양체질과 유사한 면이 있어 체질 진단에 세심한 주의를 요한다.

• **차가운 음식**: 찬 음식을 싫어하거나 전혀 먹지 못하는 사람이 많지만 어릴 때나 위가 심히 나빠지기 전에는 빙과류나 냉수 등 찬 것을 먹어도 별탈을 느끼지 않는 경우도 흔하다. 어릴 때는 양기가 넘쳐 대개 체질 불문하고 찬 것을 잘 먹는 경향이 많은데 어릴 때부터 찬 것을 잘 먹지 못한다면 이 체질일 확률이 높다.

　병으로 인해 열증(熱證)이 있는 사람은 오히려 뜨거운 것을 싫어하고 찬 것만 찾는다. 이렇게 외면적으로 열증이 보인다 할지라도 그에 현혹되지 않고 따뜻한 음식을 먹고 따뜻한 성질의 약으로 치료받아야 병이 나을 수 있다. 서양의학에서는 쉽게 찾아볼 수 없는 매우 중요한 건강의 지혜이다.

• **돼지고기**: 돼지고기가 매우 해로운 체질인데도 평소 돼지고기를 즐기며 별

탈을 느끼지 못 하는 사람이 있다.

• 생선 및 해물: 생선도 대부분은 이 체질에 해로운데 간혹 이를 잘 먹고 별 탈이 없는 사람도 있다. 하지만 일반적으로 생선은 이 체질에 소화장애를 잘 유발하며 회는 특히 심한 설사를 유발할 수 있다. 예외적으로 생선회를 먹어도 그다지 문제를 일으키지 않는 사람이 있지만 그런 식습관을 오래 지속하면 결국 위가 크게 나빠질 수 있다.

• 기름진 음식 또는 육식: 전반적으로 기름진 음식은 싫어하나 소고기나 닭 고기는 좋아하는 편이다(수체질은 기름이 적은 살코기만 먹는 경향이 있다).

　　육식 중 닭고기는 이 체질에 가장 잘 맞는 음식인데도 역시 싫어하고 안 먹는 사람이 있다. 비·위가 약하여 느끼한 맛이나 냄새에 역함을 잘 느끼기 때문이다.

• 채소: 채소를 싫어하는 사람이 많고 뿌리채소보다 잎채소에 불편감을 잘 느끼는 편이다.

• 과일: 대체로 과일을 싫어하는 사람이 많다. 흔히 과일을 냉장 보관하는 경 우가 많아 체질상 차가운 음식을 싫어하는 성향 때문이라고 할 수 있다. 체 질에 맞는 사과나 귤, 오렌지, 포도 몇 가지 과일만 조금 먹는 편이다(이 역

시도 차지 않게 해서 먹는 경향이 있다).

• 생선 및 해물: 대체로 생선이나 해산물은 성질이 차기 때문에 비위가 냉한 이 체질에 식체, 소화불량, 설사 등 소화장애를 일으킬 수 있다.

　생선회나 생굴, 산낙지 같은 익히지 않은 해물, 새우나 게, 조개 같은 갑각류는 특히 해로우며 식중독이나 식체, 소화불량 등 심한 소화계 증상을 일으킬 수 있다.

• 술: 대체로 술 한 잔만 해도 얼굴이 빨개지고 술을 전혀 못 하는 사람이 많으나 간혹 술을 좋아하며 잘 마시는 사람이 있다.

• 소식: 이 체질로서 건강한 삶을 유지하려면 반드시 소식을 하고 항상 따뜻하게 음식을 먹는 것이 중요하다.

체질식을 지키지 않을 경우 나타날 수 있는 질병의 특징

• 소화기 질환: 체질식을 지키지 않는 경우 식욕부진, 식체, 설사 등 위나 장의 소화나 흡수에 장애가 많다. 상습적으로 잘 체하는 사람이 있는데 소화가 장기간 잘 되지 않으면 심한 무기력증이나 악성 피로를 느낄 수 있다.

• 대변: 대체로 대변보는 횟수가 적은 편이어서 며칠에 한 번 보는 경우가 흔

하다. 대개 2~3일에 한 번 정도 보는데 그래도 건강한 수양체질의 경우 변보기를 별로 어려워하지 않는다. 하지만 너무 오랫동안 변을 보지 않는 경우 변보기를 어려워하는 사람도 있다.

매일 대변을 보는 사람도 있으나 상대적으로 그 수는 적은 편이다.

• 거식증: 드물게 위장이 약함에도 불구하고 심리적 요인으로 식욕이 항진되어 감당할 수 없을 정도로 과식하고선 살이 찔까봐 상습적으로 토하는 사람이 있다. 이런 현상이 반복되면 거식증을 일으킬 수 있다.

• 당뇨병: 수양체질 중에 식욕이 왕성하여 종종 과식을 하는 사람이 있는데 이런 사람들 중에 가끔 당뇨병이 발병할 수 있다. 대개의 수양체질은 매우 소식하는 편이기 때문에 이런 경우는 의외라 할 수 있다.

• 알레르기 질환: 웬만한 화장품은 거의 다 트러블을 일으킬 정도로 피부가 예민한 사람이 있다. 두드러기나 피부건조, 피부발진이 나는 사람도 종종 있다.

주위의 역한 냄새에 매우 민감하다. 금속·햇빛·꽃가루·먼지 등에 알레르기를 일으키는 사람도 많다.

• 정신과 질환: 심한 정신적 충격을 받으면 두통이나 수전증, 강박증 그리고

기타 정신분열증에 걸리는 사람이 있다.

정신적인 스트레스를 많이 받아 갑자기 분노하거나 깊은 생각에 장시간 골몰하면 몸 상태가 매우 나빠진다.

• 다한증: 스트레스를 심하게 받거나 소화장애가 많을 경우 몸에서 땀이 많이 나는 경우가 있다. 이는 수양체질에 상당히 나쁜 증후이다. 손발 또는 겨드랑이 등 국소에만 땀이 많이 나는 경우도 있다. 건강한 수양체질의 경우 운동을 해도 땀 한 방울도 흘리지 않는 사람이 있을 정도이다.

• 생리전증후군: 생리 때 얼굴이 홍조를 띠고 붓거나, 인후가 붓고 아프거나, 몸에 열이 나 더위를 참지 못하거나, 식욕이 이상 증대하여 과식을 하거나, 온몸이 두들겨 맞은 듯 아파서 꼼짝할 수 없거나, 극심한 피로로 몸을 가누지 못하는 사람이 있다. 대개 생리가 끝나면 아무 일도 없었다는 듯 호전된다.

• 기타: 우리나라 한약의 대표로 인삼을 꼽는데 이 인삼이 가장 잘 받는 체질이 바로 수양체질이라고 할 수 있다. 컨디션이 나쁠 때 인삼차만 마셔도 금방 기운이 난다고 말하는 사람도 있다.

수음체질 특징 총정리

장부구조

신·방광 〉 간·담 〉 심·소장 〉 폐·대장 〉 비·위

체형의특징

• 다수: 보통 또는 마른 체형.

• 소수: 비만 체형.

• 총평: 간혹 살찐 사람이 있으나 대개는 마르거나 보통 체격인 사람이 많다. 심한 비만은 거의 없다. 키가 큰 사람이 가끔 있으나 대개는 작거나 보통이다.

음식과 관련된 특징

• 총평: 일반적으로 육식을 매우 좋아한다(돼지고기를 제외한 소고기나 닭고기가 체질에 맞다). 채소나 과일을 싫어하는 사람이 많으며 생선이나 해물도 그다지 선호하지 않는다.

• 소식: 식욕이 좋아 과식하는 사람도 있으나 과식하면 탈이 잘 나므로 대개는 적게 먹는다.

- 기름진 음식: 기름진 음식에 식체나 소화불량을 일으키는 경우가 많다.

- 밀가루 음식: 빵이나 국수, 피자 등과 같은 밀가루 음식에 체하거나 소화불량을 일으키는 경우가 흔하다.

- 우유: 우유, 특히 찬 우유에 체하거나 설사하는 사람이 많다.

- 돼지고기: 체하는 사람이 많지만 위가 매우 나빠지기 전에는 그런 증상을 일으키지 않을 수 있다. 하지만 한번 크게 체하면 심한 설사(탈수) 등 큰 곤란에 처할 수 있다.

- 차가운 음식: 찬 음식을 먹으면 속이 불편한 사람이 많으며, 특히 빙과류나 냉수, 맥주, 보리밥, 참외, 수박과 같이 비·위를 냉하게 하는 음식에 배탈 나는 사람이 흔하다. 어릴 때부터 찬 음식을 못 먹고 차가운 거라면 질색하는 사람이 종종 보인다.

- 매운 음식: 대개 고추나 마늘과 같이 매운 음식을 먹으면 소화가 잘 되고 몸 컨디션이 좋아진다. 매운 음식에 가장 잘 맞는 체질이라고 할 수 있다.

- 술: 술을 잘 마시는 사람이 간혹 있으나 대개는 얼굴이 빨개지고 술을 잘

하지 못하는 사람이 많다.

체질식을 지키지 않을 경우 나타날 수 있는 질병의 특징

• 소화기 질환: 체질에 맞지 않은 음식이나 찬 음식을 먹었을 때, 또는 자신의 한계를 넘어서는 과식을 했을 때 설사하는 경우가 종종 있다. 특히 돼지고기나 생선, 해물 등을 많이 먹으면 갑자기 심한 설사병을 장기간 앓을 수 있다. 체하거나 설사를 하는 경우 기력이 많이 저하된다.

위하수증: 과식을 자주 하거나 체질에 맞지 않은 음식을 많이 먹으면 중증의 위하수증(gastroptosis)이 발생할 수 있다. 이런 사람을 복진(服診) 하면 저 아래 하복부에서 위가 촉진된다(심하면 방광까지 위가 축 늘어진다). 이런 사람 중에 가끔 자신이 배가 잘 나온다고 생각하는 사람이 있다. 위하수증은 수음체질뿐만 아니라, 수양, 금양, 금음, 토양, 토음체질과 같이 여러 체질에 두루 나타날 수 있지만 특히 수음체질에 심하게 나타날 수 있다.

상습적으로 구토를 하는 사람도 있는데 음식을 먹을 땐 문제가 없으나 먹은 후 일정 시간이 지나 그러는 경향이 많다. 종종 아침에 일어나 전날 먹은 음식을 토하는 사람도 있다.

배가 찬 공기나 물에 노출되면 설사를 하는 사람이 있다.

평소 설사를 자주 하고 변비는 거의 없는 사람이 있는가 하면, 반대로 평소 변비는 있으나 설사는 거의 하지 않는 사람이 있다.

- 알레르기 질환: 갑작스레 두드러기가 나거나, 피부를 긁으면 붉혀 오르거나, 금속·먼지·꽃가루 등에 알레르기를 일으키는 사람이 있다.

  새우나 게 등 갑각류에 알레르기가 있거나 문어나 조개 등 해산물에 알레르기가 있는 사람도 있으며, 알레르기비염을 가진 사람도 드물지 않다.

  하여튼 모든 체질에 알레르기가 있음을 알 수 있다. 다만 그 원인이 체질마다 다를 뿐이다. 체질섭생을 잘 지켜야 하는 이유가 바로 이것이다.

- 신경정신과 질환: 스트레스에 민감하며, 스트레스가 오래 지속되거나 소화장애가 심할 때 가슴이 답답하거나 두근거리는 사람이 있다. 수체질은 걱정, 근심, 충격, 노심초사 이런 심리적 스트레스에 특히 약한 면이 있다.

- 다한증: 머리에 땀이 흠뻑 젖을 정도로 두부에 땀이 많이 나는 반면, 그 아래에는 전혀 땀이 나지 않는 사람이 있다. 일반적으로 겨드랑이나 사타구니, 손발바닥 등 국부에 땀이 많다. 특히 긴장하면 손바닥에 땀이 흥건히 젖는 사람이 있다.

- 기타: 가슴이나 머리 등 신체 상부는 뜨겁고 복부와 손발 등 신체 하부는 매우 찬 사람이 있다.

주원장한의원 체질진단 및 진료 절차

1. 8체질 설문 검사

주원장이 8체질 이론과 임상경험을 통해
치밀하게 설계한 체질진단 설문 검사

2. 4진(四診)

보고(望) 듣고(聞) 묻고(問) 맥을 짚는(切),
4진을 통해 환자의 상태를 체계적으로 파악하면서
체질을 캐들어 가는 과정

3. 체질맥진

권도원 선생이 창안한 8체질 진단 맥진법

4. 체질침 시술

질병 혹은 증상이 있는 경우 체질침 시술

5. 체질진단 및 설명

위 모든 과정을 종합하여 체질을 진단하고
환자의 현재 상태 및 치료에 관하여 자세한 설명

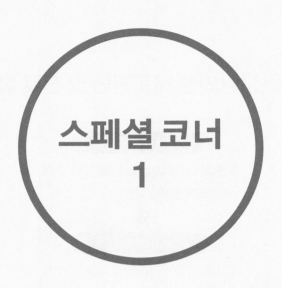

스페셜 코너 1

나와 내 아이 체질에 맞는

직업은 무엇일까?

각 체질마다 그 체질의 특성에 잘 부합되는 직업이나 분야가 있다. 이를 잘 알아서 진로를 택한다면 인생에서 더 좋은 결실과 성공을 이룰 수 있을 것이다.

우리나라처럼 자식 농사에 진심인 나라에서는 이런 진로에 관한 지혜가 무척 필요하다. 특히 학생이나 수험생 자녀가 있는 부모라면 자녀의 적성에 맞는 직업이나 분야가 어떤 게 있는지 반드시 챙겨야 할 것이다.

이 글은 각 체질의 특성에 따른 적절한 직업이나 분야를 소개한 것이다. 하지만 이는 단지 거시적인 이해를 돕기 위한 방편적인 것이지 절대적인 것은 아니다. 피나는 연구와 노력으로 체질적인 불리함을 딛고 보란 듯이 성공한 경우도 적지 않기 때문이다. 다만 내 체질에 좋은 분야가 어떤 것들이 있는가를 미리 따져서 더 바람직한 선택을 할 수 있는 참고자료로 활용할 수는 있을 것이다.

그리고 예로 든 유명인의 경우 사실과 부합하는 경우도 있지만 대체로 나의 예측이라는 점을 인지하기 바란다. 따라서 참고만 하기 바란다. 이들이 가지고 있는 이미지는 포털에 인물 검색을 해서 쉽게 찾을 수 있다.

여기서 주의할 것은 예를 든 경우와는 전혀 딴판인, 예외의 특징을 가진 사람도 같은 체질에 적지 않다는 것이다. 따라서 각 체질의 이미지를 너무 판에 박은 듯 획일화하지 말 것을 당부한다. 그렇지 않은 경우도 매우 많다는, 열린 자세가 필요하다.

만일 자신의 체질을 속 시원히 알고 싶은 사람은 주저 말고 8체질 전문 한의원을 찾아보길 바란다.

나 또는 내 아이에게
적합한 직업 찾는 방법 3단계

1. 체질검사

신뢰할 만한 8체질 전문 한의원에 방문하여 체질진단을 받는다.

2. 본인 체질에 관한 직업 설명에 가서 다음 네 카테고리 중에 원하는 카테고리를 선택한다.

- 직장인(회사원 또는 공무원 등)
- 스포츠 선수(프로팀 혹은 회사나 단체 소속)
- 전문직(면허나 자격증 관련 혹은 기타)
- 사업가(회사경영 혹은 자영업)

3. 적합한 직업을 선택한다.

원하는 카테고리 안에 제시된 설명을 읽고 나의 적성에 맞는 직업을 선택한다.

금체질에 적합한 직업들

직장인(회사원 또는 공무원 등) 분야

연구원, 신제품 개발부서, 마케팅 전략 부서, 기획부서(기업, 음반, 광고 등), 공무원(기획부서), 교사 등

금체질, 즉 금양이나 금음체질이 회사나 직장에서 근무한다면 연구소에서 연구원으로 복무하는 게 적합하다. 신기술을 연구하거나 새로운 제품을 개발하는 업무 같은 것이다. 예를 들어 제약회사의 신약개발 부서, 혹은 IT 회사에서 신제품이나 새로운 소프트웨어 개발 업무 같은 것이다. 매우 학술적인 연구에서부터 기업 이윤 추구에 직접적인 도움을 줄 수 있는 신제품 개발에 이르기까지 다양한 분야에서 창의적인 역할을 수행할 수 있을 것이다.

또는 기획부서에서 일하는 것도 적합하다. 기업에서 각 분야에 필요한 기획 업무, 예를 들어 음반 회사의 음반 기획, 광고 분야의 광고 기획 등과 같은 것이다. 혹은 마케팅 부서에서 제품 판매에 관한 다양한 기획에 참여하여 매출 증대에 크게 기여할 수도 있다.

행정부의 공무원 조직에서도 이런 기획 관련 업무라면 역시 잘 맞을 수 있다. 예를 들어 중장기 국가 발전 프로젝트와 같은 의제에 대해 제대로 기획

하고 그에 적합한 솔루션을 제공할 수 있다면 국가 경영에 많은 기여를 할 수 있을 것이다.

교사 역시 금체질에 적절한 직업의 하나이다. 대체로 말을 많이 해야 하는 점에서 폐가 큰 이 체질에 강점이 있다고 할 수 있다. 조리 있게 이치를 잘 설명하고 또 대화하기를 좋아하는 사람이 금체질에 상대적으로 많은데 이런 유형의 사람이라면 단연 교직에 적합하지 않겠는가! 게다가 금체질은 서서 일하는 것이 체질적으로 좋은데 교사직은 그런 점에서 또한 금체질에 적합한 직업이라고 할 수 있다.

요즘 사무실에서 모션 데스크(높낮이를 조정할 수 있는 책상)를 이용해 서서 일하는 사람들이 늘어나고 있다는 말을 들었는데 이렇게 서서 일하는 것이 좋은 체질이 바로 금체질이다.

스포츠 분야

중장거리 육상, 마라톤, 경보, 수영, 프리다이빙, 잠수부, 장거리 사이클, 배구, 축구(지구력이 좋은 미드필더 혹은 수비수, 장신을 이용한 높이 축구형 공격수)

금체질은 폐가 크고 간이 작은 구조를 갖기 때문에 지구력이 좋지만 근력은 약한 편이다. 따라서 지구력이 중요한 운동이나 포지션에 적합하다. 체형은 대개 마르거나 보통의 체격인 경우가 많다.

예를 들어 장거리 육상(5,000미터, 10,000미터, 하프마라톤, 마라톤), 특히 마라톤 같은 영역이 이 체질에 딱 맞다. 두 차례나 올림픽에 참가해 모두 2개의 금메달을 목에 건 에티오피아의 영웅 "맨발의 마라토너" 아베베 비킬라(Abebe Bikila) 선수나 우리나라의 손기정, 이봉주 같은 선수들을 떠올리면 어떤 이미지인지 금방 감이 올 것이다. 하지만 근육의 폭발적 힘에 의존하는 100미터 달리기 같은 단거리에는 상당히 약한 편이다. 올림픽 100미터 달리기에 나오는 선수들 중 늘씬하거나 마른 체형인 사람이 한 사람이라도 있는가?

한편, 얼마 전에 이봉주 선수가 "근육 긴장 이상증"이라는 특이한 병으로 고통 받고 있다는 소식을 접한 적이 있다. 근육 통증과 경련, 전신 뒤틀림 등의 희귀한 증상으로 오랫동안 시달리다 수술까지 받았지만 별 효과를 못 보고 계속 진행 상태에 있다는 것. 체질의학적으로 볼 때 이는 아마도 이봉주 선수가 금음체질인 까닭에 발생하는 희귀병이 아닌가 생각한다. 금음체질은 파킨슨병, 루게릭병, 근이영양증 등 근육과 신경계에 관련된 난치병이 잘 생기기 때문이다. 원인으로는 체질에 맞지 않은 식생활, 특히 육식의 과다 섭취와 지속적인 심한 스트레스가 겹쳐서 발생하는 것으로 본다. 이봉주 선수가 8체질 치료를 받고 있다는 얘기는 아직 들어보지 못 했다. 그가 이 8체질 치료에 힘입어, 여태껏 한 번도 경험해 보지 못한 좋은 결과를 얻어 병상을 박차고 속히 쾌차하기를 빌어본다.

경보(race walking)는 동작을 보면 매우 코믹한 웃음을 자아내는 운동이다. 하지만 이 역시 매우 심각한 트레이닝을 요하는 힘든 운동에 속한다. 경보도 지구력을 요하는 운동이므로 금체질에 상당히 유리한 종목이라고 할 수 있다. 경보가 비인기 종목이어서 잘 알려져 있지 않지만, 한국의 대표적인 경보 선수로 김현섭 선수를 들 수 있다. 그는 2011년 세계선수권대회에서 한국 선수로는 처음으로 남자 20킬로미터 경보에서 동메달을 땄다. 이런 경보 선수들의 체형을 보면 대체로 마라토너와 같은 날씬한 몸매를 보인다.

수영도 금체질에 잘 맞는 운동이다. 폐활량이 수영 능력에 결정적인 경우가 많기 때문이다. 금체질은 땀을 많이 흘리면 좋지 않은데 수영은 차가운 물이 땀구멍을 막아주므로 상대적으로 땀을 적게 흘릴 수 있다는 또 다른 이점이 있다. 금체질에 최적인 운동이라 하지 않을 수 없다.

그리고 수영은 상체가 발달한 사람에게 상대적으로 유리한 면이 있는데, 금체질은 폐대간소의 장기 구조를 가져 상초가 가장 발달한 체질이기 때문에 물에 잘 뜰 수 있는 기초를 타고났다. 게다가 폐가 크다는 것은 커다란 풍선을 가슴에 지니고 있는 것과 다름없기 때문에 부력의 이점에 있어 다른 체질의 추종을 불허한다. 역시 타 체질보다 훨씬 물에 잘 뜰 수 있는 특전을 가지고 있는 것이다.

한국 수영의 간판이었던 박태환 선수나 역대 올림픽 최다 금메달리스트인 마이클 펠프스(Michael Fred Phelps II)를 떠올리면 느낌이 올 것이다(특히 펠프스는 4차례 올림픽에 출전하여 무려 23개의 금메달을 쓸어 담아버렸다. 수영의 황제가 아니라 수영의 신이라고 불린다). 박태환이나 펠프스를 보면 커다랗고 벌크한 근육을 가진 사람들이 아닌, 부피가 크지 않고 납작한 근육이 지배적인 몸매라는 걸 알 수 있다. 그리고 전체 비율적 측면에서 보자면 상체가 하체에 비해 더 발달한 면모를 발견할 수 있다.

프리다이빙(free diving, 무호흡잠수, 맨몸잠수)은 호흡장비 없이 잠수하는 스포츠를 말한다. 폐활량이 좋은 금체질에 적격인 스포츠다. 두 프리다이버의 경쟁과 사랑, 우정을 다룬 그랑 블루(Le Grand Bleu, 뤽 베송 감독에 장 르노와 장 마르크 바르가 주연)라는 명작 영화가 있는데 여기에 프리다이버의 세계가 잘 묘사되어 있다.

사이클도 금체질에 적합한 운동이다. 특히 투르 드 프랑스(Tour de France, 프랑스 일주) 같은 장거리 사이클은 금체질에게 가장 적합한 종목의 하나라 할 수 있다. 이 대회 7연패라는 전무후무한 기록을 달성하여 사이클의 황제라 불리던 랜스 암스트롱(Lance Armstrong)이 이 금체질의 이미지에 잘 맞아

떨어진다(불행히도 그는 금지 약물 사용이 발각되어 그의 모든 기적 같은 기록이 모조리 박탈됐다. 참 애석한 일이다). 날씬하게 잘 빠진 몸매로 경쾌하게 페달을 밟는 프로 사이클리스트들의 전형적인 바디라인을 찾아보라.

배구도 금체질에 유리한 종목이라 할 수 있다. 신장이 큰 사람에게 유리한 운동이기 때문이다. 키가 큰 금체질은 대신에 하체의 균형감이 떨어져 몸이 서로 부딪치는 격렬한 경기 스타일이 상당히 불리한데, 배구는 양 진영이 좌우로 완전히 서로 갈라져 몸싸움을 전혀 하지 않기 때문에 금체질의 밸런스에 관한 약점이 최소화 되는 장점이 있다. 배구 스타 김연경 선수를 떠올리면 금체질 배구 선수의 이미지를 대략 파악할 수 있을 것이다.

축구 같은 운동은 금체질에 그다지 유리한 종목이 아니다. 일단 선수들 간에 서로 몸싸움이나 부딪침이 많기 때문에 하체에 약점이 많은 금체질에는 상당히 불리하다. 금체질은 관절이나 근육이 약한 경우가 많아 몸이 부딪치는 경기에서 다치기 쉽다. 따라서 금체질이 축구를 하고자 하는 경우 유연성을 기르는 스트레칭이나 운동을 게을리 하지 말아야 한다. 그리고 순간 속도보다는 지구력의 이점을 살리는 경기 운영이나 포지션을 갖는 게 좋다. 예를 들어 중원을 책임지는 미드필더나 상대의 공격을 차단하는 수비수의 영역을 들 수 있다.

이 포지션으로는 영국 프리미어리그, 세계적인 슈퍼스타였던 데이비드

베컴(David Beckham)을 들 수 있다. 축구선수지만 영화배우 뺨치는 수려한 외모로 전 세계 여성 팬들의 인기를 한 몸에 받았다. 조각 같은 꽃미남 얼굴과 후리미끈하게 빠진 그의 몸매는 통상 운동선수에게서 기대하는 그런 근육질의 몸매는 아니다. 하지만 그의 명품 프리킥은 역사상 가장 뛰어난 프리킥의 하나로 자주 회자되고 있다.

금체질에 와 닿는 우리나라 선수 중에는 박지성 선수를 생각하지 않을 수 없다. 박지성은 맨유(맨체스터 유나이티드의 약자)의 심장이니 산소탱크니 하는 별명이 있을 정도로 쉴 새 없이 뛰면서 수비와 공격의 중간 다리인 미드필더로서의 역할을 훌륭히 해냈다. 박지성은 말하자면 축구를 마라톤처럼 한 것이다.

전문직 분야

작곡가, 성악가, 가수(대중음악, 뮤지컬), 보컬 트레이너, 판소리 또는 민요 국악인, 취주악기 연주자, 아나운서, 성우, 강의 전문가, 연설가, 상담전문가(청소년 상담, 심리치료, 산업심리사, 조직심리사), 학자, 의사(내과), 법조인(변호사, 판검사), 변리사, 요리사(한식, 채식, 일식), 잠수부, 디자이너(패션, 인테리어, 시각디자이너, 건축), 연예인(영화배우, 연극배우, 탤런트), 소프트웨어 개발자, 컴퓨터 프로그래머, 일러스트레이터, 작가(드라마, 소

설가, 시나리오, 극작가, 만화 등), 메이크업아티스트, 미용사, 애
견미용사, 사진작가, 조향사(향기전문가, 향수코디네이터), 플로
리스트, 통역사 등

금체질은 폐가 큰 체질이므로 발성이 중요한 분야에 빼어난 사람들이 많
은데, 특히 음악 분야에서 독보적이다. 성악가나 대중가수, 판소리나 민요
전문 국악인, 뮤지컬 가수, 보컬 트레이너 등에 금체질이 적합하다.

예로써 성악가 중에 그리스 출신의 전설적인 소프라노 마리아 칼라스
(Maria Callas)를 들 수 있다. 그녀는 커다란 키에 강한 인상을 주는 금체질스
런 외모를 지녔으며, 특유의 쇳소리 같은 음색의 절창으로, 전형적인 맑고
고운 음색을 최고로 치는 소프라노의 창법에 일대 혁명을 일으킨 불세출의
성악가였다. 역시 그리스의 세계적인 성악가 메조소프라노 아그네스 발차
(Agnes Baltsa)도 금체질에 해당하는 것으로 추측된다. 남성 성악가로서는 세
계 3대 테너 중 한 사람으로 꼽혔던 호세 카레라스(José Carreras)를 들 수 있
다. 이 두 사람의 모습을 한꺼번에 확인하려면 발차와 카레라스가 함께 공연
했던 오페라 카르멘(Carmen) 실황을 감상해 보길 권한다(제임스 러바인 James
Levine 지휘, 뉴욕의 메트로폴리탄 오페라단 The Metropolitan Opera 연주, 1987
년 실황 DVD).

대중가수 중에는 스스로 8체질 전도사를 자처한 〈낭만에 대하여〉를 부른

가수 최백호를 들 수 있다. 그는 금양체질로 진단 받아 치료를 받고, 체질에 맞는 식생활로 바꾼 뒤, 전성기를 능가하는 목소리를 회복했다고 증언하고 있다. 극고음의 로커 국카스텐의 하현우도 한 텔레비전 프로그램에서 스스로 금양체질이라고 밝히면서 평소 고기를 잘 먹지 않는다고 얘기했다. 외국 가수로서는 급작스럽게 사망하여 전 세계 음악인들과 팬들을 깊은 충격에 빠뜨린 팝의 황제 마이클 잭슨도 금체질(금양체질 예상)로 예상된다(생전에 채식주의자였고, 평생 성형 부작용으로 시달렸으며, 사망 시 원인으로 진정제 프로포폴과 다른 약물들의 과다 사용으로 인한 중독이 지목되었다. 금체질의 특징에 잘 부합한다).

영화배우나 연극배우, 탤런트와 같은 연기자의 경우도 언어적 감각이 뛰어난 금체질에 역시 유리하다. 대개 공주 같이 어여쁘고 매력적인 용모의 연기자보다는 카리스마 있고 뚜렷한 개성으로 승부하는 연기파 배우가 이 체질에 많다고 할 수 있다. 대표적으로 명배우 메릴 스트립(Mary Louise 'Meryl' Streep)이나 명감독이자 명배우인 클린트 이스트우드(Clint Eastwood)와 같은 이들을 들 수 있다.

엘리자베스 테일러(Elizabeth Taylor)를 연상케 하는 절세의 미인으로 평가를 받으며 큰 인기를 모았던 80년대 톱스타, 영화배우 브룩 실즈(Brooke Christ Shields)도 금체질로 예상된다. 그녀는 183센티미터에 달하는 훤칠한 키에 금발 머리, 짙은 눈썹, 푸른 눈동자 등 미인의 기준으로 선망되던 거의 모든 것들을 두루 갖춘 당대 최고의 인기 영화배우였다. 그런 그녀가 나이가 들면서 말단비대증(acromegaly)이라는 증상으로 외모에 변화가 생기자 전성기 때의 그녀를 기억하던 많은 사람들에게 충격과 걱정을 안겨주었는데, 이런 병은 체질적으로 볼 때 주로 금체질에 많다고 할 수 있다(씨름선수이자 종합격투기선수였던 최홍만도 유사한 외형을 보이는데 역시 금체질로 예상된다).

그녀는 또한, 출산 후 겪은 산후우울증으로 고생하다 항우울제와 호르몬제로 치료한 경험을 2005년 5월에 책(『Down Came the Rain: My Journey Through Postpartum Depression』)으로 펴내기도 했다. 이에 〈미션 임파서블(Mission Impossible)〉 시리즈로 전 세계인의 사랑을 듬뿍 받고 있는 영화배우 톰 크루즈(Thomas Cruise)가 이런 정신과적 질환에 대해 "그와 같은 약물치료는 효과가 없으며 심지어 해롭기까지 하다"고 공개적으로 비판한 적이 있었다. 그러면서 "비타민제나 적절한 운동과 같은 대체의학적 요법으로 치료가 가능하다"고 주장하였는데, 브룩은 이에 대해 그녀의 산후우울증에 이러한 약물치료가 매우 중요하였고 우울증으로부터 회복하는 데 많은 도움을 줬다며, 톰의 주장이 "매우 위험하고 잘못된 것이며 도움을 찾는 산모들을 가로막을 수 있다"고 강하게 비판하였다. 심지어 그녀는 "그가 아직 산후우울증을 앓아 본 적이 없기 때문에 그런 말을 한 것"이라고 비아냥거리면서 톰의 주장이 "멍청한 이야기"라고 원색적으로 비난했다.

그녀의 체질이 금체질이라는 전제 하에서 보면 톰의 주장이 그리 틀린 것 같지는 않다. 이는 아마도 그가 신봉하던 신흥종교인 사이언톨로지(Scientology)의 영향 때문인 것으로 보인다. 그는 이 종교적 신념에 따라 평소 화학적인 약물 사용을 멀리하고 채소나 과일, 견과류 위주의 소식을 주로 하는, 8체질의학적으로 볼 때 상당히 "금체질스런" 식생활을 하는 것으로 알려져 있다(이것만으로 그가 금체질이라고 확정할 수는 없다). 그런 일이 있은 후 다음 해인 2006년에 톰 크루즈-케이티 홈즈 부부와 브룩 실즈-크리스 헨치 부부는 공교롭게도 각각 같은 날(4월 18일)에 똑같이 딸을 낳았다고 한다. 우연도 이런 우연의 일치가 있을 수 있을까?

한편, 우리나라의 연기자로서는 예지원, 엄지원이 금음체질로 알려져 있으며, 배우 배종옥도 자신이 금음체질이라고 공개적으로 밝힌 바 있다.

그리고 아나운서나 성우, 연설가, 강의 전문가, 통역사, 상담전문가(청소년 상담, 고민 상담, 심리상담, 심리치료 등) 등도 발성이 중요한 역할을 하는 직업이므로 이 역시 금체질에 유리한 분야들이다. 예로써 천부적인 연설가로 이름을 날린 미국 최초의 흑인 대통령 버락 오바마(Barack Obama)가 금체질일 확률이 높다고 생각한다.

금체질은 연주 분야에서는 취주악기 연주에 큰 강점을 지닌 체질이다. 색소폰이나 클라리넷, 호른, 트럼펫 등을 들 수 있다. 특히 트럼펫 같은 악기는 일반인이 연주는 고사하고 소리 자체를 내기도 쉽지 않은, 지극히 어려운 악기에 속한다. 강력하고 풍부한 폐활량을 가지지 않으면 접근 자체가 불가능한 악기라 할 수 있다. 이런 악기는 사실 금체질이 아니고서는 탑클래스의 연주자가 되기가 '일절난망'이다. 〈What A Wonderful World〉로 우리에게 친숙한 루이 암스트롱(Louis Armstrong)이나 쿨 재즈(Cool Jazz)라는 새로운 장르를 개척한 천재 아티스트 마일스 데이비스(Miles Davis) 같은 트럼펫 명인 연주자들을 보면 이들이 어떤 스타일의 사람들인지 대충 감이 잡힐지 모르겠다. 양 볼이 풍선처럼 커다랗게 부풀어 얼굴이 터질 듯 핏대를 올리며 연주하는 그들을 떠올려 보라!

우리나라 취주악기 중에는 태평소나 대금 혹은 피리 같은 악기가 역시 불기 힘든 악기에 속한다. 우리 가수 중에 장사익이라는 고음을 아주 잘 내는 전통적 창법의 가수가 있다. 이 분이 40대에 뒤늦게 가수를 시작했다는데, 그 전에는 태평소를 매우 잘 부는 국악의 연주인이었다고 한다. 그의 하늘을 찌르는 절창은 태평소로 단련된 극강의 폐활량이 뒷받침 돼서 가능한 것이 아닌가 생각한다. 그런데 이분 체질이 뭘까? 그와 아주 가까운 가족 중 한 분(금양체질)이 내 한의원에 왔을 때 이렇게 귀뜸했다. "그는 고기는 입도 안 대요!" 금체질의 결정적 단서 아닌가?

잠수부도 금체질에 잘 맞는 직업이다. 바다 속의 세계를 탐사하는 다큐멘터리나 탐험 프로젝트, 또는 영화 촬영 등에 중대한 임무를 수행할 수 있다. 또 재난 상황에서 인명을 구조하거나 조사에서도 필수불가결한 역할을 수행한다.

또, 금체질은 섬세한 예술적 감성이 발달한 사람이 많다. 패션디자이너,

건축 혹은 인테리어 디자이너, 시각디자이너 등에서 기량을 보이고, 또 미용사, 반려견미용사, 메이크업아티스트, 플로리스트, 조향사(향기전문가, 향수코디네이터 등) 등의 분야에도 능력을 발휘하는 사람들이 많다. 하여튼 예민하고 섬세한 사람들이 잔뜩 운집해 있는 체질이라 할 수 있다.

금체질은 입맛이 까다로운 사람이 많아 미각이 발달한 사람들이 꽤 많다. 그런 사람들 중에 요리사로서 상당히 정갈하면서도 품격 있는 수준을 보이는 사람들이 있다. 특히 금체질에 맞는 한식이나 일식에 특별한 요리를 창조해 내는 사람이 종종 눈에 띈다. 그 중에 채식 중심의 다채로운 스펙트럼을 펼쳐 보이는 정통 한식 요리는 금체질만의 감각이 아니면 만들어 낼 수 없다고, 나는 생각한다. 극히 심미적으로, 장식적으로 그리고 시각적으로 어필하는 고급 일식 스타일의 요리 역시 금체질이 장기로 하는 분야라 하지 않을 수 없다.

그 외 창의적 작업이 중요한 직업, 즉 학자(특히 과학자나 철학자, 수학자), 발명가, 작가(소설가, 드라마작가, 시나리오작가, 극작가, 만화가, 애니메이션 작가 등), 소프트웨어를 개발하는 컴퓨터 프로그래머 등에도 자질이 풍부한 체질이라고 할 수 있다.

예로써 과학자 중에 천체물리학의 대가 스티븐 호킹(Stephen Hawking, 1942~2018) 박사가 금체질로 예상된다. 그는 20대에 찾아온 루게릭병으로 평생 휠체어에서 생활하며 우주론(특히 일반상대성이론과 블랙홀 이론)에 있어서 위대한 학문적 업적을 이룬 사람이다. 루게릭병은 금음체질에 잘 발생하는 질병으로 알려져 있다.

고전물리학의 거성 아이작 뉴턴(Issac Newton)도 그의 초상화를 보면 전형적인 금체질로 추측된다.

발명가로서는 미국의 세르비아계 천재 발명가이자 물리학자, 전기공학자, 기계공학자였던 니콜라 테슬라(Nikola Tesla, 1856~1943)를 들 수 있다. 현재 우리가 사용하는 교류전기시스템은 그가 발명한 것이다. 당시 비효율적인 직류전기시스템을 발명하여 사용하고 있던 에디슨이 이를 막기 위해 온갖 수단을 동원해 흑색선전(교류가 위험하다는 등)과 정치권 로비를 통한 법안 제정으로 테슬라를 좌절시키려 했다는 일화는 유명하다. 심지어 인터넷과 스마트폰으로 대표되는 현대생활에 없어서는 안 될 핵심 기술인 와이파이 무선통신시스템의 원형도 테슬라의 무선통신 연구에서 온 것이라고 한다.

일론 머스크(Elon Reeve Musk)가 자신의 전기자동차 회사의 명칭을 테슬라로 한 것은 이 사람의 프론티어적 정신을 잇고 그의 이미지를 회사의 브랜드로 활용하기 위한 것으로 보인다. 혹은 자신도 테슬라처럼 천재라고 과시하고 싶어서인지도 모르겠다.

금체질에 좋은 사업가 유형: 아이디어형 벤처 사업가

금체질은 리더보다는 참모형에 더 적합한 유형이라고 할 수 있다. 리더

아래에서 중요한 의사결정에 좋은 의견을 제시할 수 있는 총명함이 있다. 문제는 사람은 똑똑한데 인덕이 부족해서 사람들의 마음을 잘 사지 못하는 것이다. 금체질은 대체로 자기주장이 강하여 독단적인 성향이 있기 때문에 사람들이 마음에서 우러나 따르게 하는 면에서 약점이 있을 수 있다. 따라서 사업가, 즉 최고경영자(CEO)의 자리는 그다지 맞지 않을 수 있다.

그렇다고 금체질에게 사업가가 완전히 부적절하다는 것은 아니다. 사업가 중 특출한 사업적 아이디어나 아이템으로 두각을 나타내는 경우가 종종 있는데 이런 벤처 유형이 금체질 사업가에 잘 맞아 떨어진다. 예를 들면 애플의 창업자 스티브 잡스(Steve Jobs) 같은 경영자이다. 즉, 뛰어난 아이디어와 다른 사람들이 쉽게 생각하기 힘든 아이템으로 특정 분야를 선점하는 타입이다.

사업가 중에 다양한 특허를 내서 다른 기업들이 접근할 수 없는 방식으로 제품을 개발하거나 사업을 하는 유형이 있는데, 이 역시 금체질 사업가에 해당하는 예라고 할 수 있다. 따라서 금체질이 사업을 한다면 이렇게 남과 차별되는, 창의력을 잘 발휘할 수 있는 분야에 뛰어드는 것이 좋을 것이다. 덧붙여 사람들의 마음을 사는 온화하고 친화적인 면을 좀 더 보완한다면 사업가로서도 더욱 훌륭한 능력을 발휘할 수 있을 것이다.

토체질에 적합한 직업들

직장인(회사원 또는 공무원 등) 분야

디자인(광고디자인, 일러스트, 제품디자인), 마케팅(외근 영업부), 외교관(대사관, 총영사관) 등

토체질은 실내에서 정적으로 사무를 하는 것보다 대체로 활발히 활동하는 타입의 업무가 적합하다. 일반적으로 상냥하고 사교적인 성품을 가져 사람들을 직접 만나 상담하거나 설득하는 업무도 역시 잘 어울린다. 따라서 영업부서나 상담부서에서 일하는 것이 적합할 수 있다. 출장을 자주 다니는 업무, 혹은 해외영업과 같이 외국으로 빈번하게 출국하여 영업이나 프로젝트를 수행하는 업무도 좋을 것이다.

토체질은 순발력이 좋은 사람이 많아 상황, 상황에 대처하는, 임기응변이 능한 편이다. 대기업이나 큰 조직의 최고경영자(혹은 임원)를 보좌하는 비서직 같은 업무에 뛰어난 능력을 발휘할 수 있다.

토체질은 시각적 감각이 뛰어난 사람이 많아 이런 장점을 잘 발휘할 수 있는 부서가 적합하다. 예를 들면 회사의 디자인 부서에서 제품디자인을 하거나 광고디자인, 일러스트 등의 업무를 행하는 것이 잘 맞을 수 있다.

공무원의 경우 대사관이나 총영사관에서 근무하는 외교관이 특히 적절하다. 사교적 성품으로 의전에 능하고 외교 관계를 잘 유지할 수 있는 능력이 있기 때문이다.

스포츠 분야

> 단거리 육상, 단거리 사이클, 축구(순간 스피드가 좋은 스트라이커 혹은 윙어, 좋은 피지컬로 방어하는 수비수)

토체질은 장거리보다는 단 시간에 좋은 피지컬로 승부하는 단거리 육상에 더 적합한 체질이다. 장거리달리기나 마라톤에 있어서는 금체질을 능가하기 어렵다.

사이클 역시 토체질에겐 장거리보다 단거리 사이클 종목에 적합하다. 토체질이 장거리를 뛰면 근육이 쉬 피로해지기 때문이다.

축구의 경우 토체질은 순간 스피드로 상대를 돌파하는 스트라이커나 윙어가 적합하다. 잉글랜드의 맨유에서 활약했던 세계적인 스트라이커 웨인 루니(Wayne Mark Rooney) 선수가 토체질 축구 선수의 이미지에 잘 부합한다. 성질 더럽게 급한 다혈질 선수로서 비호처럼 상대를 뚫고 들어가 여지없이 골망을 흔들었던, 언제나 벌겋게 상기된 얼굴의 그가 눈에 선하다.

토체질이 수비수로 임할 경우에는 좋은 체격으로 몸싸움에 능한 유형의 수비수가 되어야 경쟁력이 있다.

전문직 분야

미술가(회화, 디자인), 조명전문가, 시각디자이너(그래픽디자인, 일러스트, 북디자인, 서체개발 등), 사진작가, 요리사, 가수, 성악가, 의사(외과), 학자, 정치가, 기자, 119 소방관, 응급구조사 등

토체질은 시각적 센스가 발달한 체질이어서 미술 분야에 두각을 나타낸다. 색을 잘 다루는 회화 분야, 즉 화가의 영역에서 토체질이 뛰어나다고 한다. 미술의 또 다른 분야인 디자인에서도 역시 좋은 작품을 보여줄 수 있다. 그래픽 디자인이나 일러스트, 광고디자인, 북 디자인, 서체개발 등의 시각디자인(visual design) 분야가 토체질의 좋은 무대라고 할 수 있다.

토체질의 시각적 재능은 조명 분야에서도 그 빛을 발한다. 무대 조명이나 실내조명에 뛰어난 재능이 있는 사람이 종종 있다. 토양체질 연예인이 내 한의원에 내원하곤 했는데 그 분이, 역시 토양체질인 아들에 대해 외국 대학 다닐 때 지도교수로부터 극찬 받은 조명 전문가라며 은근 자식 자랑하던 것이 아직도 내 귀에 남아있다.

사진작가 역시 시각이 주된 역할을 하는 분야이므로 토체질이 실력을 발휘할 수 있는 좋은 직업이라 생각한다.

토체질은 비위가 발달하여 먹는 것을 좋아하는 식도락가가 많다. 이렇게 먹는 것에 대한 많은 관심이 요리에 취미를 갖게 하고, 그래서 요리사로서 빼어난 실력을 발휘하는 사람들이 많다. 토체질은 육식, 채식, 생선, 해물, 쌀, 밀 등 다양한 식재료에 적합한 체질이므로 식재료를 항상 다뤄야 하는 요리사로서 다른 체질에 비해 상당히 유리한 고지를 점하고 있는 것도 요리사로서 장점이라 할 수 있다. 한식이건 양식이건, 중식이건, 일식이건 모든 유형의 요리를 취향에 따라 두루 다룰 수 있는 체질적 베이스가 탄탄하다고 할 것이다.

내 한의원에 내원하는 토양체질 여성이 있는데, 그분의 남편이 아내에 대해 말하길, 먹는 것에 대해 진심인 사람이라고, 먹는 것에 관한 한 손이 무지무지 크다고 한 것도 역시 생각난다. 그녀는 항상 냉장고를 맛있는 것들로 가득 가득 채워 놓는다고 한다. 토양체질은 이런 유형이 무척 많아 체중 증가를 피하기가 말 그대로 하늘의 별따기인 체질이다.

음악의 영역에서도 토체질은 자질을 가진 사람들이 종종 눈에 띈다. 성악가나 가수 중에 소리가 맑고 고운 소리를 잘 내는 사람이 토체질에 드물지 않게 보인다. 개인적으로 역사상 최고의 테너로 불리던 루치아노 파바로

티(Luciano Pavarotti)가 토체질의 이미지를 갖고 있다고 생각한다(파바로티도 평생 식탐에서 벗어나지 못했다고 한다. 그 맛있는 피자, 파스타를 어떻게 외면할 수 있었으리!). 우리 가수 중에는 양희은과 같은 이가 토양체질의 전형적 목소리를 보여준다고 생각한다.

토체질이 의사를 지망한다면 내과의보다는 외과의가 더 토체질의 성향에 잘 맞을 것이다.

토체질은 두뇌 회전이 빠른 사람이 많아 학자로서도 좋은 업적을 이룰 수 있다. 다만, 연구실에 쑤셔 박혀 책이나 자료 더미와 씨름하기보다 과학적 실험이나 고고학의 필드 리서치 같이 활동적인 분야의 학문을 추구하는 것이 더 맞을 것이다.

정치가도 사교성이 많고 활동적인 성향인 토체질의 일반적인 성향에 비춰 볼 때 적절한 직업이라고 할 수 있다.

기자라는 직업 역시 토체질에 매우 잘 맞는 분야의 하나이다. 많은 사람들을 만나 취재하고 인터뷰해야 하는 기자의 업이야말로 토체질이 훌륭하게 수행할 수 있는 장기 중 하나라고 할 수 있다.

119 소방관이나 응급구조사도 적극적인 성품과 순발력 있는 빠른 판단과 대처가 장기인 토체질에 적합한 직업이라고 생각한다.

토체질에 좋은 사업가 유형: 사교성에 기초한 영업형 사업가

사업의 경우 영업형 사업가가 적절하다. 사업 파트너를 만나 협상하고 친교를 잘 맺어 계약을 따내거나 사업을 성사하는 능력이 좋기 때문이다. 토체질은 또한, 판단력이 빨라 의사결정이 신속한 장점이 있다. 중대한 결정이 필요한 시점에 실기하지 않고 기회를 잘 포착할 수 있는 성공 잠재력이 매우 큰 사업가라고 할 수 있다.

목체질에 적합한 직업들

직장인(회사원 또는 공무원 등) 분야

> 영업부, 판매부서, 유통, 생산부(자동차, 기계, 철강 등), 인사관리,
> 기자, 뉴스 앵커, 방송 피디, 건설 현장 업무(건축, 토목), 소방관
> (119 구조대), 경찰관, 경호원, 군인, 응급구조사, 항공기정비사,
> 자동차정비사 등

목체질도 정적인 형태의 업무보다 신체적 활동이 많은 업무가 좋다. 영업부서나 생산부서 같은 현장 업무가 적절하다. 토체질과는 좀 다르게 진중하면서 상대에게 신의를 줄 수 있는 대인관계 스킬이 좋아 영업에서 능력을 발휘하는 사람이 많다.

판매부서나 유통 쪽의 업무도 목체질의 활동적 기질에 잘 맞는 분야다. 밀폐된 사무실에서 하루 종일 서류에 파묻힌 채 일하는 것보다 탁 트인 현장에서 온몸으로 땀을 흘리며 화끈하게 육체적으로 업무에 임하는, 말 그대로 현장체질이다. 따라서 건설 현장이나 자동차 생산 공장처럼 직접적인 생산 업무나 현장 관리 업무에 참여하는 분야도 이 체질에 적격이다.

기업에서 직원들의 인적 관리를 주로 담당하는 부서인 인사부 역시도 이

체질에 적합하다. 인간관계에 대한 이해, 사람들과의 친화력 등이 좋은 편이기 때문이다.

기자 역시 목체질의 활동적이고 사회성 풍부한 기질에 잘 맞는 직종이다. 리더십이 좋고 임기응변의 순간적 대처에 능하므로 방송국의 앵커나 피디 같은 분야에서도 목체질은 탁월한 능력을 발휘할 수 있다.

소방관도 목체질에 잘 맞는 직업이다. 특히 119 구조대는 순간 대처 능력과 강한 체력이 요구되므로 목체질에 특화된 분야라고 할 수 있다. 경찰관이나 경호원, 응급구조사 그리고 군인 역시 비슷한 이유로 목체질에 적합한 직업이라고 할 수 있다. 모두 강한 체력과 민첩한 대처 능력이 관건인 직업이다. 항공기나 자동차 정비사 또한 목체질이 꽤 잘 할 수 있는 직종이다. 정비 분야도 손재주와 체력이 중요한 변수인데, 목체질에겐 대체로 잘 갖춰진 자질이다.

스포츠 분야

단거리, 역도, 보디빌딩, 권투, 무에타이, 유도, 씨름, 이종격투기, 축구(순간 스피드가 좋은 스트라이커 혹은 윙어, 큰 덩치로 방어하는 수비수), 야구(투타 모두 적절), 골프, 농구, 체조 등 목체질은 단연 운동에 강점이 가장 많은 체질이다. 양질의 근육이 발달하여 우선 힘이 좋고 달리기가 빠르며, 하체가 튼실하여 균형감이 매우 발달했기 때문이다. 때문에 목체질은 대체로 운동을 좋아하고 즐긴다. 싫은데 건강을 위해 억지로 하는 타입이 아니라는 것이다(물론 목체질에도 움직이기 싫어하고 되게 게으른 사람이 적지 않다. 하여튼 어느 체질에나 이런 사람은 있기 마련이다).

목체질이 육상을 한다면 당연히 단거리에 탁월한 능력을 발휘할 것이다. 추측컨대 올림픽의 100m 달리기는 아마도 이 체질의 독무대일 것이다. 근육질의 건각들이 무지막지한 다이너미즘을 뿜으며 트랙을 질주하는 모습을 그려보라. 예를 들면, 88서울올림픽 육상에서 만난 숙명의 라이벌 미국의 칼 루이스(Carl Lewis)와 캐나다의 벤 존슨(Benjamin Johnson)의 100미터 달리기 결승전을 보라! 칼 루이스에 밀려 만년 2인자였던 벤 존슨은 결승전에서 예상을 뒤엎고 9초 79의 세계신기록으로 여유 있게 칼 루이스를 따돌리며 1위로 결승선을 통과하여 금메달을 목에 걸었다. 하지만 금지약물인 근육강화제 아나볼릭 스테로이드(anabolic steroid)의 사용이 발각되어 3일 만에 금메달이 박탈되고 말았다.

그리고 설명이 필요 없는 "번개" 우사인 볼트(Usain Bolt)의 총알 같은 스프린트를 보라! 목체질이 육상을 지망한다면 당연 단거리를 선택해야 할 것이다. 참고로 단거리 종목에는 100미터, 200미터, 400m 달리기가 있다. 단거리 허들 종목도 목체질에 역시 많은 장점이 있다. 100m(여자), 110m(남자), 400m 허들을 목체질에 추천한다.

멀리뛰기 역시 하체가 발달한 목체질에 강점이 있는 종목이다. 멀리뛰기 시합에서 여전히 100미터 달리기 같은 단거리 종목 선수들이 두각을 나타내는 사실이 이를 입증한다. 1991년 도쿄 세계육상선수권대회에서 명승부를 펼쳤던 미국의 간판 100미터 선수들인 칼 루이스와 마이크 파월(Michael Powell)의 결승전을 보라. 순간적인 폭발적 스피드와 근육의 탄력에 지배되는 운동에서 목체질이 가장 우위에 있음을 어렵지 않게 간파할 수 있다.

던지기도 힘과 균형이 발달한 목체질의 독무대라 할 수 있다. 특히 포환던지기 같은 종목은 힘 좋은 목체질이 아니면 감당하기 어려운 분야가 아닌가 생각한다. 역대급 명승부를 펼친 2019년 도하 세계육상선수권대회 남자 투포환 결승전이 좋은 예이다. 여기에 등장하는 미국의 라이언 크라우저(Ryan Crowther)와 조 코박스(Jo Cobox) 그리고 뉴질랜드의 토마스 월시(Thomas Walsh)를 보면 역사(力士)의 이미지를 가진 목체질이 어떤 사람들인지 단번에 알아볼 수 있다.

역도 역시 힘과 밸런스를 주로 하는 종목으로 목체질의 주된 무대라 할 수 있다. 우리 여자 역도의 간판 선수였던 장미란 선수가 좋은 예이다. 2008년 베이징 올림픽 여자 역도 +75kg 결승전 경기를 보라.

근육의 향연인 보디빌딩은 거의 목체질의 경연장이라 할 수 있다. 세계 최고의 보디빌더였던, 우리에게 터미네이터로 친숙한 영화배우 아놀드 슈왈제네거(Arnold Swarzeneger)를 떠올리면 족할 것이다.

목체질은 근육의 파워가 좋은 체질이므로 격투기 분야에서도 단연 선두 주자의 위치를 점한다. 권투, 무에타이 그리고 이종격투기 등을 들 수 있다.

목체질형 권투 선수라면 당연 핵주먹 마이크 타이슨(Mike Tyson)을 들 수 있겠지만, 가벼운 체급이라면 최근 경량급의 마이크 타이슨이라 불리는, 미국의 슈퍼라이트급 챔피언 "핵주먹" 저본타 데이비스(Gervonta Davis)를 언급하지 않을 수 없다. 그는 2023년 4월 1일 현재 전적이 28전 28승 26KO승이다. 무려 승률 100%, KO율 93%다! 외형을 보면 덩치는 작지만 상하체 근육이 잘 발달된 목체질의 전형적 체형을 지닌 선수라 할 수 있다.

이종격투기라면 말할 것도 없이 우리나라의 슈퍼스타 추성훈이 좋은 모델이 된다. 최근 전 세계의 화제를 모은 예능 프로그램 〈피지컬 100〉에 나오는 괴물들도 많은 수가 목체질일 것이다.

축구에서도 목체질이 출중한 기량을 보인다. 특히 목체질은 피지컬이 좋고 스피드가 빨라 최전방 공격수로 적격이다. 2022년 카타르 월드컵에서 끝내 피파컵(Fifa Cup)을 들어 올려 축구의 신의 자리에 등극한 '메신' 리오넬 메시(Lionel Messi)나 그의 평생 라이벌 'Cr7' 크리스티아누 호날두(Cristiano

Ronaldo)가 목체질, 그 중에서도 목양체질에 해당될 것으로 추측한다. 특히 전성기 때의 메시는 작은 키지만 몸통과 하체의 코어가 매우 견고해 벌떼처럼 달려드는 수비수들의 격렬한 태클에도 잘 넘어지지 않고, 전광석화 같은 순간 스피드와 현란한 개인기로 적진을 파고들어 '결정'을 내버리는 신기를 보여주곤 했다.

한편, 호날두는 또 어떠한가! 그가 골을 넣고 흥분하여 웃통을 완전 벗어제키고 포효하는 사진을 보라! 잘 형성된 이두삼두박근, 흉근 그리고 초코릿 복근인 식스팩을 육안으로 확연히 목격할 수 있다.

우리나라 축구 선수로는 단연 갈색의 폭격기 '차붐' 차범근을 들지 않을 수 없다. 그가 보통 사람의 허리둘레를 능가하는 무시무시한 허벅지를 가동하여 비호처럼 측면을 내달리며 분데스리가를 평정했던 80년대의 감격스런 장면은 결코 잊을 수 없다. 그의 전매특허 사진은 성난 호랑이처럼 대노한 대퇴사두근이 스포츠 기사의 1면을 클리쉐처럼 장식하는 것이었다.

영국에서 맹활약 중인 토트넘의 스트라이커, 프리미어리그 21/22 시즌 아시아 최초 득점왕 손흥민도 차범근에는 못 미치지만, 상의를 벗은 모습은 근사한 흉근과 복근 그리고 탄탄한 허벅지를 보여준다. 손흥민 역시 폭발적인 스피드로 상대 진영을 단번에 돌파해 기막힌 슛으로 골망을 흔들어버리는 스트라이커의 전형을 아낌없이 보여준다.

공격수가 아닌 수비수로서도 목체질은 역시 커다란 강점을 지닌다. 이탈

리아 프로축구 리그 세리에 A의 나폴리 팀에서 세계적인 수비수로 발돋움한 김민재 역시 목체질로 예상된다. 유럽의 서양선수들에게 피지컬 측면에서 결코 꿀리지 않고 오히려 압도하는 근육질의 탄탄한 몸은 몸싸움이 가장 치열한 운동의 하나인 축구에서 강력한 이점으로 작용하고 있다. 이 한국 선수의 '몸빵' 수비에 추풍낙엽처럼 나가떨어지는 기라성 같은 유럽 스타 축구선수들의 가련한 모습을 보면 이게 정말 꿈인지 생시인지 두 눈을 의심할 때가 한두 번이 아니다. 김민재는 수비수임에도 스피드가 손흥민이나 차범근처럼 놀랍게 빠른데, 이 또한 목체질의 한 측면을 반영한다고 생각한다.

야구에서도 목체질의 강점은 결코 축구에 뒤지지 않는다. 이승엽이나 이만수, 이대호 같은 홈런 타자를 보면 쉽게 목체질일 거라는 추측이 가능하다. 한국 야구의 간판 투수였던 선동열이나 메이저리그에서 활약 중인 류현진도 목체질일 확률이 높다. 목체질은 좋은 파워 근육과 신체 밸런스를 가지고 있어 투타의 분야에서 모두 발군인 선수가 많은 것이다. 목체질 중 목음체질이 특히 손으로 하는 운동이나 기술이 탁월하다는 평가를 받는데 그런 면에서 야구인들 중에 목음체질이 꽤 많을 것이라는 추측이 어렵지 않게 가능하다.

골프 역시 손으로 하는 운동이면서 신체의 밸런스가 중요한 운동이기 때문에 역시 목체질에 적합한 운동으로 간주된다. 내가 아는 한 태고 적부터 골프 황제로 기억하는 타이거 우즈(Tiger Woods)나, 우리나라 최초 PGA 투어 우승자인 '탱크' 최경주, 역시 최초 LPGA 투어 우승자인 '맨발의 골프 여제' 박세리 등이 목체질(특히 목음체질)로 예상된다.

농구도 목체질이 실력을 뽐낼 수 있는 좋은 종목이다. 하체의 탈력에 기댄 점프력이 무척 중요한 운동이기 때문이다. 농구 황제 마이클 조던(Michael Jordan)이나 우리나라의 농구 천재 허재, 골리앗 서장훈 같은 이들이 목체질일 확률이 높다. 농구 역시 손으로 하는 운동이기 때문에 목체질 중 목음체질이 많이 포진돼 있을 것이라고 여겨진다.

체조 또한 근력과 밸런스가 중요한 종목이므로 목체질이 유리하다. 안마나 링, 철봉, 뜀틀 같은 종목이 목체질에 특히 적합한 분야라고 생각한다.

누가 뭐래도 목체질이 운동을 좋아하는 경우에는 그에 맞는 종목을 잘 선택해서 꾸준히 노력하길 바란다. 성공할 확률이 높으니까. 다른 체질보다 체질적으로 유리한 고지에서 더 좋은 결과를 얻을 확률이 상대적으로 매우 높으니까.

전문직 분야

의사(외과), 정치가, 요리사, 제과제빵사 등

목체질이 의사를 지망한다면 외과 의사를 추천한다. 목체질 중 목음체질은 특히 손재주가 좋아서 고난도 수술에 있어서 탁월한 수준을 보일 수 있다.

목체질은 정치가로서도 적성이 맞는 사람들이 많다. 좋은 풍채에서 풍겨나오는 믿음직스런 풍모와 신뢰에 바탕한 탄탄한 대인관계 등이 권모술수가 판치는 정계에서 돋보이는 장점으로 작용할 수 있다.

목체질이 요리사를 지망하는 경우 육식이나 분식 그리고 중식 분야가 좋다. 이런 음식들이 체질에 맞기 때문에 더 유리한 측면이 있다. 그리고 이들 요리는 특징적으로 불을 많이 사용하는데, 특히 중식은 기름과 함께 강한 불을 가지고 순간적으로 조리하는 특성이 있어 목체질의 순간 포착에 능한 품성에도 잘 들어맞는다. 제과제빵사도 역시 목체질에 잘 맞는 직업이라고 할 수 있다.

목체질에 좋은 사업가 유형: 신의에 기초한 영업형 사업가

목체질이 직접 사업을 하는 경우 신뢰와 친교를 바탕으로 한, 영업에 공을 들인 사업가 스타일이 적절하다. 이 체질은 임기응변적인 대처에도 자질이 많아 예기치 않게 찾아오는 기회 포착에 매우 능한 편이다. 보기와 다르게 사업가적 감각이 상당하다고 할 수 있다.

들직한 외모에 배가 좀 나온 체형(탤런트 백일섭이 이 체질의 이미지에 잘 매치된다)에서 풍기는 친밀감과 사교성이 이 체질의 사업 성공을 이끄는 원동력이 되는 경우가 많다. 사업이란 게 대체로 인간관계에 의해 맺어지고 영위되므로 실제 성공한 사업가들 중에 이 체질이 상당히 많음을 종종 발견한다. 친구들이나 주위 지인들 중에 먹성 좋고 술 잘 먹고 인간관계 원만한 사업가들을 떠올려 보라. 그림이 그리 어렵지 않게 그려질 것이다.

이런 사업 스타일은 중소기업이나 중견기업 정도까지는 잘 통하여 대과가 없으면 무난하게 성공에 이를 수 있다. 하지만 이런 수준을 뛰어 넘어 사업가로서 최고의 수준으로 도약하려면 역시 남들이 쉽게 생각할 수 없는 창의력 있는 아이템의 개발과 혁신적인 경영 스타일이 반드시 뒷받침 되어야할 것이다. 이 과제를 어떻게 푸느냐가 이 체질의 사업가의 궁극적 성공을 결정짓는 핵심 요소라 할 것이다.

수체질에 적합한 직업들

직장인(회사원 또는 공무원 등) 분야

회계(회계법인이나 회사), 감사(회사나 관공서), 금융감독원, 금융위원회, 증권선물위원회, 국세청, 세무회계사, 증권사, 투자사, 투자자문회사, 건축 및 토목공사의 감리, 사무직, 은행원, 공무원(특히 기재부), 교사(특히 수학), 통계청, 여론조사기관 등

수체질은 회계에 능하다는 평을 받는 체질이다. 따라서 회계나 감사 등의 업무에 잘 맞는 체질이다. 꼼꼼하게 장부를 정리하고 숫자를 맞추는 등의 영역에 발군이라는 것이다. 회계법인이나 일반 회사의 회계 혹은 재무 업무에 적격인 체질이다.

회사나 관공서에 대한 감사 업무에도 빼어난 능력을 발휘할 수 있다. 특히 조직의 회계나 재무에 관한 감사는 송곳처럼 집어낼 수 있는 능력과 꼬장꼬장한 성격을 겸비하고 있다고 할 수 있다. 금융기관을 검사·감독하는 금융감독원 그리고 금융감독원의 지도·감독을 맡는 상급기관인 금융위원회나 증권선물위원회의 업무에도 적합할 것이다.

비슷한 성격의 기관으로 국세청을 빼놓을 수 없다. 역시 숫자에 관한 한 둘째가라면 서러울 장인들의 집합소라 할 수 있다. 호시탐탐 돈 빼먹을 구멍

을 노리는 수많은 잠재적 탈세범들을 일망타진하는데 수체질의 역할이 중차
대한 곳이다.

건축이나 토목 분야의 감리도 이 체질이라면 공평무사하게 잘 할 수 있을
것이다. 흔히 "얄짤없다!"는 표현이 잘 들어맞는 체질이다.

기업의 재무제표의 작성과 세금 산출 등 세무 관련 업무를 처리해 주는 세
무회계법인(세무사)의 업무도 수체질의 적성에 맞는 분야이다. 주식이나 채
권 등의 증권 거래, 선물, 옵션, 외환거래 등의 투자에 관한 업무를 주로 하는
증권사나 투자사의 업무도 수체질의 좋은 활동 무대가 될 수 있다.

수체질의 침착하고 치밀한 성품은 자연스럽게 회사나 공공기관의 사무직
에도 탁월한 적성을 보인다. 서두르지 않고 꼼꼼하게 일을 챙겨서 철두철미
한 업무 능력을 보여준다. 은행원은 수체질에 추천되는 전매특허 같은 직종
이다. 숫자를 다루는 선천적 감각이 뛰어나서 수체질에 가장 적절한 업무 중
하나로 꼽히고 있다.

공무원처럼 서류 잘 챙기고 공정하게 일을 처리해야 하는 분야도 역시 수
체질에 적합하다. 적당히 "좋은 게 좋다"라는 식의 태도는 이 체질에서 찾아
보기 쉽지 않다. 법을 어겼는데 담당 공무원이 수체질이라면 잘못 걸렸다고
봐야 한다. 일찌감치 포기하고 벌금을 내든가 벌을 받든가 하는 게 오히려

속 편할 것이다. 특히 공무원으로서 행정부처 중 나라 살림을 도맡고 있는 기재부(기획재정부)는 수체질에 가장 적합한 공직 중 하나라 할 수 있다.

교사직도 수체질에 잘 맞는 분야인데, 특히 수학이나 경제학 교사는 수체질이 양보할 수 없는 경쟁력 있는 자리라 할 수 있다.

통계청처럼 수많은 지표를 다루는 업무도 수체질이라면 능숙하게 수행할 수 있다. 여론조사기관도 온통 숫자로 이뤄진 통계를 다루는 업종의 꽃이라 할 수 있다. 정치, 경제, 사회, 문화 모든 분야에서 통계의 중요성은 갈수록 높아지고 있다. 수체질이 장기를 발휘할 공간이 더욱 넓어지고 있음을 의미하는 추세라 할 수 있다.

스포츠 분야

중거리 육상, 체조, 스케이팅, 스키, 리듬체조, 발레, 축구(발재간이 좋은 스트라이커 혹은 미드필더)

수체질은 근육의 발달은 목체질처럼 뛰어나지는 않지만 하체가 발달하여 균형감이 매우 뛰어난 편이다. 이로 인해 재간이 좋은 운동선수가 많다. 흔히 '운동신경'이 발달했다는 말이 이 체질에 쏙 들어맞는다.

육상을 지망한다면 단거리나 장거리보다 중거리 선수에 적합하다. 목체질처럼 폭발적 스피드나 금체질처럼 지구력이 있는 것은 아니기 때문이다.

체조에서 수체질은 빼어난 능력을 펼쳐 보일 수 있다. 특히 평균대나 도마, 마루, 이단평행봉처럼 섬세한 밸런스 유지가 극히 중요한 운동에서 발군의 기량을 선보인다.

몬트리올 올림픽에서 체조요정 나디아 코마네치(Nadia Elena Comăneci)가 평균대나 이단평형봉, 도마 등과 같은 종목에서 보여준 신의 경지에 가까운 연기는 우리 모두의 뇌리에 영원히 남을 것이다. 최초 10점 만점을 기록한 이단평형봉 경기는 올림픽 역사에 길이 남을 명연으로 끊임없이 회자되고 있는데, 이런 경지에 가깝게 갈 수 있는 체질은 수체질, 그 중에서도 특히 수양체질이 아니면 불가능할 것이다.

스케이팅 역시 수체질에게 매우 유리한 종목이다. 특히 피겨 스케이팅은 그 중에서도 가장 밸런스 감각을 요하는 운동일 것이다.

누가 뭐래도 이 종목의 탑은 피겨여왕 김연아를 들지 않을 수 없다. 그녀는 2010 밴쿠버 동계 올림픽에서 완벽한 연기로, 단 한 치의 실수나 티끌 같은 미동의 흐트러짐도 없이 228.56의 전무후무한 점수로 금메달을 목에 걸었다. 그녀가 수체질, 더 정확히는 수양체질이 아니라면 결코 가능하지 않았을 점수라고 나는 믿는다.

스키나 리듬체조 등의 운동도 수체질에 적합한 운동이 될 수 있다. 종목만 다를지언정 파워보다는 균형을 최우선으로 하는 운동의 성격상 체조나 스케이팅과 크게 다르지 않기 때문이다.

축구도 수체질에 꽤 잘 맞는 운동이다. 파워는 떨어지지만 타고난 운동신경과 균형감으로 스킬이 넘치는 퍼모먼스를 보여줄 수 있다. 예로 프랑스의 세계적인 공격수이자 미드필더인 앙투안 그리즈만(Antoine Griezmann)을 들 수 있다. 그를 잠깐만 봐도 그냥 재간둥이 선수라는 느낌이 팍 든다. 수체질에겐 섬세한 기술로 상대를 요리하는 스트라이커 또는 미드필더가 적절한 포지션이 될 것이다.

전문직 분야

공인회계사, 투자전문가(펀드매니저, 투자분석, 신용분석), 의사(내과, 외과), 법조인(변호사, 판검사), 연예인(영화 및 연극배우, 탤런트), 발레, 학자, 여론조사 전문가, 세무사 등

수체질에 좋은 전문직으로는 공인회계사를 첫 번째로 꼽을 수 있다. 타고난 꼼꼼함과 침착함 그리고 탁월한 수리능력 등으로 보건대 이보다 필적할 만한 수체질의 직업은 별로 없을 것이다.

펀드매니저나 투자분석, 신용분석에 탁월한 투자전문가로 역시 수체질을 추천한다. 수치상으로 나타나는 데이터의 변동을 소설책 보듯이 이해할 수 있는 수준의 사람이 수체질에 많을 것으로 추측한다.

수체질이 의사를 지망한다면 내과나 외과 둘 다 잘 할 수 있을 것이다. 현대 의료가 대부분 검사 수치에 의존하고, 약물 치료도 대부분 임상 데이터에 의존하는 형국이므로 수리에 능한 수체질에 오히려 유리한 추세라 할 수 있다. 따라서 내과 분야에선 당연히 좋은 진료를 할 수 있을 것이라고 생각한다(사실 내과는 의사들 간의 실력이 엇비슷하다고 생각한다. 환자를 치료하는 데 필요한 임상 데이터가 많은 부분 서로 공유되고 대체로 많이 추천되는 진료 프로토콜에 따라서 의사들이 진료를 하는 시스템이기 때문이다). 하지만 내 생각엔 오히려 외과 분야에서 수체질이 더 실력을 발휘할 수 있는 호조건에 있다고 생각한다. 원채 침착하고 치밀한 성품이기 때문에 고난도의 수술에 임해서도 차근차근 지켜야 할 준칙을 빈틈없이 밟으면서 한 치의 실수도 용납치 않고 명인 수준의 실력을 과시할 수 있으리라 예상한다.

수체질은 균형 잡힌 몸매가 매력적인 사람이 많아 연예인으로도 잘 맞는 체질이다. 따라서 수체질은 영화배우나 텔레비전의 연기자로서 좋은 활약을 하고 있는 사람들이 많다. 예를 들어 탤런트 송혜교나 김태희 같은 연기자를 들 수 있겠다. 그리고 오드리 햅번(Audrey Hepburn) 같은 영화배우도 수체질의 이미지에 잘 다가오는 사람이다. 1990년대 초반에 큰 인기를 누렸던 가수 강수지도 수체질에 잘 들어맞는 체형이라고 할 수 있다. 한편, 수체질형 남자 연예인으로는 방탄소년단(BTS)의 지민이나 뷔를 꼽을 수 있을 것이다.

발레 연기자도 수체질에 꽤 많은 사람들이 해당될 것으로 보인다. 날씬하고 균형감이 좋은 재능을 타고나야 하기 때문이다. 같은 이유로 무용수도 수체질에 잘 맞는 직종이라고 할 수 있다. 이 분야에는 BTS의 지민을 다시 거론할 수 있다.

학자 또한 수체질에 잘 맞는 직업이라 할 수 있다. 수많은 책과 자료를 읽고 정리해서 자신 만의 언어로 내놓을 수 있는 치밀함이 수체질의 적성과 잘 맞아떨어지기 때문이다. 교수나 연구원 등이 이에 해당된다. 교수 중에서도 수학이나 경제학, 회계학, 통계학 같은 분야의 전공이라면 금상첨화!

여론조사 전문가나 세무사 등 숫자를 다루는 직종이라면 무엇이든 수체질에게는 능력을 발휘할 수 있는 토양이 될 수 있다.

법조문을 치밀하게 따져 논리 정연하게 재판을 진행하는 변호사나 판검사, 변리사 등 법조인도 수체질에 적합한 직종에 속할 수 있다고 생각한다.

수체질에 좋은 사업가 유형 : 성실에 기초한 재무관리형 사업가

사업가의 경우 수체질은 정확한 손익계산에 의해 꼼꼼하게 경영을 챙기므로 불필요한 재정의 누수 없이 효율적으로 회사를 운영할 수 있다. 수리적 능력이 탁월하여 손익계산이 빠르므로 새로운 투자에 관한 의사 결정에 강점이 있다.

수체질의 치밀하고 정확한 성향은 자연스레 사업 파트너에게 신의을 주고 성실한 경영인이라는 인상을 풍기므로 신뢰에 바탕한 사업의 지속에 큰 도움이 될 수 있다.

2

사상체질과
8체질의 관계
완벽 이해

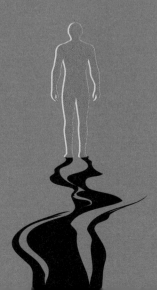

8체질의학은

사상의학(四象醫學)과 독립적인 체계지만

서로 관계가 깊다.

사상의학으로부터 직간접으로

통찰을 얻었기 때문이다.

그래서 8체질의학과 사상의학은

불가분의 관계에 있다.

그 이름에서 알 수 있듯이

8체질의학은

여덟 개의 체질로 구성되어 있고,

사상의학은

네 개의 체질로 구성되어 있다.

사상체질과 8체질의 대응관계

사상체질의 정의

　사상의학의 창시자 이제마(李濟馬, 1837~1900) 선생의 네 체질인 사상인(四象人)은 다음과 같다: 태양인(太陽人), 소양인(少陽人), 태음인(太陰人) 그리고 소음인(少陰人).

　이제마 선생의 체질 정의에 의하면 태양인은 폐가 크고 간이 작은 체질(肺大肝小)이며, 소양인은 비(脾, 췌장)가 크고 신(腎, 신장)이 작은 체질, 태음인은 간이 크고 폐가 작은 체질 그리고 소음인은 신(신장)이 크고 비(췌장)가 작은 체질이다.

사상체질과 8체질의 관계

　먼저, 태양인(太陽人)은 폐(肺)가 크고 간(肝)이 작은 체질로서, 8체질 체계로 이에 대응되는 체질은 금양(金陽)체질이나 금음(金陰)체질이다.

・ 태양인: 폐가 크고 간이 작은 체질(肺大肝小, 폐대간소)

　　　금양체질: 폐(肺) 〉 비(脾) 〉 심(心) 〉 신(腎) 〉 간(肝)

　　　금음체질: 폐(肺) 〉 신(腎) 〉 비(脾) 〉 심(心) 〉 간(肝)

　여기에서 보듯이 두 체질의 가장 센 장과 가장 약한 장은 각각 폐와 간으로 동일하다. 즉, 두 체질은 모두 폐가 세고 간이 작은 체질, 말하자면 폐대간소에 속하는 체질인 것이다. 이는 말했듯이 사상으로 태양인에 해당된다.

같은 방식으로 다른 여섯 체질들도 각기 해당 사상체질에 대응된다. 비가 크고 신이 작은 소양인(少陽人)은 토양(土陽)체질이나 토음(土陰)체질에 해당되고, 간이 크고 폐가 작은 태음인(太陰人)은 목양(木陽)체질이나 목음(木陰)체질에 해당되며, 신이 크고 비가 작은 소음인(少陰人)은 수양(水陽)체질이나 수음(水陰)체질에 해당된다.

• 소양인: 비가 크고 신이 작은 체질(脾大腎小, 비대신소)
　　　　토양체질: 비 〉 심 〉 간 〉 폐 〉 신
　　　　토음체질: 비 〉 폐 〉 심 〉 간 〉 신

• 태음인: 간이 크고 폐가 작은 체질(肝大肺小, 간대폐소)
　　　　목양체질: 간 〉 신 〉 심 〉 비 〉 폐
　　　　목음체질: 간 〉 심 〉 비 〉 신 〉 폐

• 소음인: 신이 크고 비가 작은 체질(腎大脾小, 신대비소)
　　　　수양체질: 신 〉 폐 〉 간 〉 심 〉 비
　　　　수음체질: 신 〉 간 〉 심 〉 폐 〉 비

결론으로 사상체질과 8체질의 대응관계는 다음과 같다.

체질	8체질	사상의학
금체질	금양체질 또는 금음체질	태양인
토체질	토양체질 또는 토음체질	소양인
목체질	목양체질 또는 목음체질	태음인
수체질	수양체질 또는 수음체질	소음인

사상체질로 알고 있는 사람은 위와 같은 대응관계로부터 8체질 체계에 해당되는 자신의 체질을 예측할 수 있을 것이다. 앞에 소개한 각 체질의 특징을 잘 검토하여 자신의 체질을 검사해보기 바란다.

3

8체질
치료법 소개

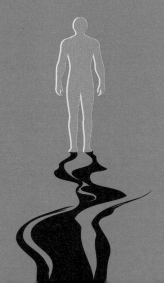

다스름

　체질의학은 분명 임상의학으로 출발하였다. 병에 걸린 사람을 치료하기 위해 창안된 것이다. 그래서 체질의학에는 다양한 치료법이 있다. 의학적 치료로서 크게 나누면 체질약 치료와 체질침 치료가 있다.

　체질약 치료는 조선의 명의 동무(東武) 이제마(李濟馬, 1837~1900) 선생으로부터 출발한다. 아마도 인류 최초로 체질에 따라 달리 약을 분류하고 처방을 창조한 사람일 것이다. 주원장한의원의 체질약 치료도 물론 이제마 선생의 저서, 『동의수세보원(東醫壽世保元)』에 나오는 처방을 근간으로 하고 있다. 이제마 선생의 처방을 임상에 직접 적용하면서 얻은 주원장만의 임상경험을 토대로 하되, 이제마 선생이 쓰지 않은 약재도 추가 개발하여 주원장만의 처방을 만들었다.

　체질침 치료는 동호(東湖) 권도원(權度杬, 1921~2022) 선생이 창안한 독특한 침법이다. 이것도 역시 전 세계에서 우리나라에만 있는 고유의 침법이라고 할 수 있다. 주원장은 권도원 선생의 논문을 매우 심도 있게 연구하여 『8체질의학의 원리』(2007, 서울: 통나무)라는 책으로 8체질 이론을 탐구하였다. 체질침의 원리를 수학적 방법으로 논증한, 전문인을 위한 학술적 논문이라고 할 수 있다. 이 책은 2007년 8월 21일자 ≪중앙일보≫에도 크게 보도되어 전문가뿐만 아니라 일반인에게도 큰 반향을 일으켰다.

체질약 치료

체질약이란?

　체질약이란 체질에 맞는 약재로 처방된 약을 말한다. 같은 약이라도 체질마다 그 약이 가진 효능이 다르게 발휘되기 때문이다. 체질 약리 이론에 따르면 동일한 효능을 위해서 체질마다 다른 약을 쓰는 경우가 대부분이다. 그러니까 모든 사람에게 통하는 두통에 무슨 약, 식체에 무슨 약 이런 식의 처방은 체질의학에서는 존재하지 않는다.

　체질의학에서는 각 체질마다 쓰는 약들이 상당히 엄격하게 구분돼 있다. 소화에 쓰는 약들이 체질마다 대개 다르고, 알레르기에 쓰는 약들도 체질마다 꽤 다르다. 기존의 약리학이 체질의학에서는 완전히 새롭게 쓰여야 하는 것이다.

체질약의 장점

　이렇게 약을 엄격히 구분해서 쓰는 이유는 뭘까? 그것은 그렇게 구분해서 쓰는 것이 그 약이 가진 효능을 최대로 발휘할 수 있기 때문이다. 그리고 중요한 이유가 또 하나 있다. 그것은 바로 약의 부작용을 최소화하기 위한 것이다. 체질약은 그 체질에 맞는 약재들로만 구성돼 있으므로 약으로 인한 부작용이 매우 적다. 아무리 좋은 약이라도 어떤 체질에 부작용을 일으킨다면 그 약은 복용할 이유가 없다. 비용을 들여서 오히려 몸을 해치는 우매한 일은 없어야 한다는 것이 체질의학이 존재하는 중요한 이유의 하나이다.

체질약

주로 해당 체질에 발생하는 질환이나 증상을 없애기 위해 쓰는 약을 뜻한다. 질병 치료용 처방약이 바로 그것이다. 각 질병마다 쓰는 약재가 다르므로 그에 따라 쓰는 처방도 다르기 마련이다.

체질의학은 증상이나 질병만 좇는 것이 아니라, 그 약을 먹는 그 사람도 동시에 고려한다. 병과 사람을 동시에 고려하는 의학인 것이다.

체질보약

몸이 허할 때 먹는 보약도 체질마다 다르다. 보약이란 뚜렷하게 드러난 병이나 증상이 없지만 몸의 에너지가 전반적으로 하락해서 오장육부의 기능이 크게 하향했거나, 전체적으로 몸에 기운이 심히 없을 때 먹는 약을 말한다. 흔히 인삼, 녹용, 황기, 오미자, 숙지황, 당귀, 산수유, 구기자, 동충하초 등과 같은 약재들이 보약에 속하는 약들이다.

보약에는 크게 기를 보하는 보기약(補氣藥), 혈을 보하는 보혈약(補血藥), 양을 보하는 보양약(補陽藥), 음을 보하는 보음약(補陰藥)으로 구별된다. 이들 보약들 역시 체질마다 다르므로 체질의학에서는 체질마다 보약도 당연히 다르다.

주원장은 보약 역시 체질에 따라 처방을 달리하여 보약을 만들었다. 그래서 일반적인 보약으로 큰 효험을 보지 못했던 많은 사람들이 체질보약으로 보다 나은 효과를 보았다고 한다. 평소 몸에 좋다는 약을 아무리 먹어도 좋은 줄 거의 몰랐는데 주원장의 체질보약은 달랐다는 것이다. 체질에 맞는 약을 선별해서 쓰는 것이 얼마나 중요한 것인지를 깨닫게 한다.

체질공진단이란 무엇인가?

보약의 한 종류로서 요즘 사람들이 부쩍 많이 애용하는 것이 바로 공진단(拱振丹)이다. 그 공진단도 체질에 따라 달리 처방을 구성해야 한다는 것이 필자의 지론이다. 체질공진단이란 주원장이 체질에 맞는 약재들로 만든 새로운 개념의 공진단이다.

공진단의 유래

원래 공진단은 원대(元代)의 명의 위역림(危亦林, 1277~1347)의 저서, 『세의득효방(世醫得效方)』에 전하는 처방으로서 당시 황제에게 진상되어 '황제의 보약'이라는 별명이 붙은 방이다.

『세의득효방(世醫得效方)』이란 "세상 의사들이 효험을 본 처방"이란 말이므로, 말 그대로 효과 좋은 처방 모음집이란 말이다. 그의 공진단에 대한 해설은 다음과 같다.

> **拱振丹**(공진단)
>
> 男子方當壯年, 而眞氣猶怯. 此乃稟賦素弱, 非虛而然, 僭燥之藥, 尤宜速戒. 勿足厥逆, 便雲陰多, 如斯治之, 不惟不能愈疾, 大病自此生矣. 滋益之方, 群品稍衆, 細微, 難見功效. 但固天元一氣, 使水升火降, 則五髒自和, 百病自去, 此方主之.

남자가 건장할 나이에 달하였는데도 진기가 오히려 없다면, 이는 부모로부터 받은 바가 원래 약한 것이지 몸이 허해져서 그런 것이 아니다. 그러므로 함부로 조한 약(따뜻한 성질이 많은 보양제의 일종으로서 음을 고갈케 하는 성질이 있다)을 써서 속효를 보려고 하는 것은 매우 경계해야 한다.

그러므로 궐역(厥逆, 기가 역하여 사지가 싸늘해지며 정신을 잃는 증상)이라고 하거나, 음다(陰多, 음이 지나친 것)라고 간주하여 그와 같이 다스린다면 병을 치유할 수 없을 뿐 아니라 오히려 그로 말미암아 큰 병이 일어날 수 있다.

자익(滋益, 음을 보함)하는 방도 여러 가지가 많이 있지만 이 역시 약하고 미미하여 효과를 보기 어렵다. 반드시 천원일기(天元一氣, 하늘의 으뜸이 되는 기)를 튼튼하게 하여 수승화강(水升火降, 수기가 오르고 화기가 내려가는 조화로운 상태)을 이룰 때만이 오장이 스스로 조화를 이뤄 모든 병이 스스로 사라지게 될 것이니, 이 방으로 다스릴지라.

허준(許浚)의 『동의보감(東醫寶鑑)』에는 공진단에 대하여 다음과 같이 기술하고 있다.

肝虛藥(간허약)

治虛勞, 肝損, 面無血色, 筋緩目暗, 宜用四物湯, 雙和湯, 補肝丸, 黑元歸茸元, 拱辰丹, 滋補養榮丸。

이를 보면 허준은 공진단을 간이 허한 증을 다스리는 약으로 간주하고 있
음을 알 수 있다(체질적 관점에서 보면 완전히 수긍할 수는 없는 말이다. 금체질에만
해당되는 말이라 할 수 있다). 간이 허하면 현대의학적으로 간의 해독력이 저하
되어 몸이 피곤하게 된다. 공진단이 보약의 하나로서 몸에 기력이 없어 항상
피로한 증상을 다스리는 데 효용을 갖는 근거가 되는 말이라 할 수 있다.

공진단 처방의 풀이

공진단 처방을 들여다보면 보양(補陽, 양을 보함), 보혈(補血, 혈을 보함), 보음
(補陰, 음을 보함), 개규(開竅, 막힌 곳을 열어줌) 등 다양한 효능을 갖는 약들로 구
성돼 있음을 알 수 있다.

문제는 이 공진단에 들어 있는 약들이 여러 체질의 것들로 뒤섞여 있다는
점이다. 체질의학적으로 볼 때 목체질, 토체질, 금체질, 수체질, 즉 모든 체
질의 약들이 고루 들어 있다.

주원장의 체질공진단

그래서 주원장은 공진단의 방의(方義, 처방의 뜻)를 따르면서 체질적 관점에서 새로운 방식의 공진단을 만들기로 했다. 그 결과 주원장의 체질공진단이 나오게 된 것이다.

공진단의 효능

공진단의 적응증은 대체로 다음과 같다.

> - **일반적 효능**: 만성피로, 면역력의 저하, 기혈부족, 허약 체질
> - **어린이·청소년**: 성장·발육부진, 수험생 체력 및 학습능력 저하
> - **성인·중장년**: 과로·스트레스로 지친 중장년 체력저하, 무기력증
> - **노년**: 허로·체력저하, 무기력증, 노인성 질환 등 제반 허증

평소 이러한 허증으로 고생하며 힘들게 살고 있다면 체질공진단 복용을 적극 추천한다.

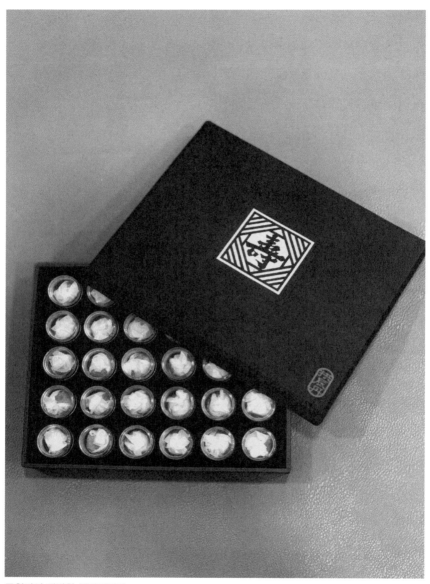

주원장이 개발한 체질공진단

8체질침법

8체질침법은 동호 권도원 선생이 창시한 새로운 방식의 침법이다. 각 체질에 따라 취혈(取穴, 혈의 선택)과 보사법(補瀉法, 경혈에서 기혈의 운행을 촉진 또는 억제하는 침법을 말함)의 운동이 다른, 매우 유니크한 치료법이라 할 수 있다.

체질침의 원리는 지나친 장부의 불균형을 바로잡아 그 체질의 원래의 건강 상태로 되돌리는 것이다. 장부의 기능을 조절할 수 있는 오수혈(五輪穴)을 이용하여 각 장부들에 일어난 불균형을 정밀한 수학적 계산을 통해 원래의 정상 상태로 되돌리는 것이다. 자세한 원리는 앞서 언급한 주원장의 저서, 『8체질의학의 원리』를 참조.

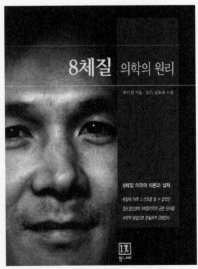

주원장의 대표저서_ 8체질의학의 원리

8체질침의 장점

장점 1: 넓은 치료 범위

8체질침법(八體質鍼法)은 거의 모든 유형의 질환에 적용될 수 있는 탁월한 장점이 있다. 우선, 소화계 질환에서부터 인체의 대부분의 장부과 관련된 내과 질환을 치료할 수 있다. 위염, 위궤양, 소화불량, 급체, 변비, 설사, 과민성 대장증후군 등이 그것이다.

또, 체질의학의 장점이라 할 수 있는 알레르기 질환의 치료에도 빼어난 효과를 보인다. 알레르기비염이나 알레르기 천식 같은 호흡기 알레르기 질환이나 두드러기, 피부묘기증, 피부소양증 등과 같은 피부 알레르기 질환을 예로 들 수 있다.

자가면역 질환으로 대표되는 면역계 질환에도 발군이라 할 수 있다. 류마티스관절염, 크론병, 궤양성대장증, 아토피피부염 등을 적절히 치료 또는 관리할 수 있다.

현대인에게 매우 많이 나타나는 불면증이나 불안증, 강박증 같은 신경정신과 질환에도 역시 무시 못 할 효능을 발휘한다. 암과 같은 인간 질병의 최대 난제라 할 수 있는 분야에도 적지 않은 성과를 이룩해 왔다. 감기나 독감 혹은 대상포진 같은 감염성 질환에도 상당한 화력을 나타낸다. 심지어 요추나 경추와 같은 척추 디스크 질환이나 근육통, 관절염과 같은 근골격계 질환에도 전통적 체침에 결코 뒤쳐지지 않는 면모를 자랑한다.

장점 2 : 부작용이 거의 없다

8체질침은 해당 체질의 장부대소구조(臟腑大小構造)에 적합한 혈만을 선택하여 그 체질의 장부대소구조에 정확하게 맞춰 보사법을 시행함으로써 침치료로부터 발생할 수 있는 대부분의 부작용을 거의 무화시켜버렸다.

체질침을 시술해 보면 아무리 반복적으로 무수히 많은 횟수를 거듭해도 부작용을 호소하지 않는다. 이는 정말 놀라운 일이라 하지 않을 수 없다. 침치료가 그 체질의 장부대소구조를 결코 거스르지 않기 때문이다.

체질침에 사용되는 오수혈(五輸穴)의 체질적 운용은 그 체질의 장부대소구조에 따라 매우 수학적으로 짜여져 있기 때문에 어떤 경우에도 그 체질의 장부대소구조를 거스르지 않는다. 이것이 부작용 없이 치료 효과를 보이는 근

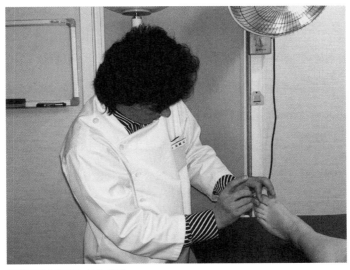

주원장의 8체질침 시술 장면

본 이유라 할 수 있다.

장점 3: 신속한 치료

8체질침법의 또 하나의 강력한 장점은 바로 짧은 시술 시간이다. 이 침법이 신속하게 이뤄지는 이유는 침을 꽂아 놓지 않고 순간적으로 침을 놓고 빼기 때문이다.

따라서 표준 체질침법으로 가장 복잡한 시술인 5단계 처방을 놓는다 해도 채 2~3분을 넘지 않는다. 따라서 침을 꽂은 채 20~30분 누워 있는 전통 침법에 비해 비교도 되지 않는 짧은 시술 시간이 소요된다.

바쁜 현대인에게 이보다 편리한 침법은 없을 것이라고 생각한다.

장점 4: 통증이 없다

8체질침법은 결코 침을 깊게 찌르지 않는다. 필자의 경우를 말하면 대략 1~2mm 정도 피부에 살짝 들어가는 것 같다. 그리고 순간적으로 아주 짧은 시간 톡톡, 자극만 하고 바로 뺀다. 침 치료란 게 대개 피하로 2·3센티미터, 깊게는 5·6센티미터, 심지어 장침의 경우엔 10~20센티미터 이상 들어가는 경우가 있는데, 그에 비하면 체질침은 정말 미세한 자극에 속하는 것이다. 아마도 지구상에서 가장 클린한 치료법(the cleanest therapy in the world) 중 하나라고 생각한다.

따라서 통증이 거의 없다. 어떤 환자는 침을 놓는지도 모를 정도다. 그래서 침을 이미 시술했는데도 침을 언제 놓느냐고 물어본다(듣기에, 한의사에 따라 8체질침도 상당히 아프게 시술하는 경우도 있는 것 같다).

때문에 내 한의원에는 아주 어린 아이들도 침을 잘 맞고, 심지어 태어난 지 얼마 되지 않은 영유아도 침을 맞는 경우가 드물지 않다. 어떤 아이는 침을 맞는 것을 아주 즐거워하며 까르르 웃기까지 한다. 심지어는 한의원에 가자고 조르는 아이까지 있을 정도다.

사실 침은 아이뿐만 아니라 어른도 무서워하는 경우가 흔한데 8체질침에 관한 한 그런 걱정은 내려놓아도 된다.

8체질의학에서 주로 치료하는 질환

우리 몸속에서 발생하는 일반적인 **내과** 질환은 거의 다 8체질의학의 치료대상이 된다. 내과 질환이야말로 장부들의 과도불균형으로 발생하는 전형적인 질환이기 때문이다. 그리고 특이체질로 인한 질환, 즉 알레르기성 피부나 비염, 천식과 같은 알레르기 질환도 8체질의학이 장기로 하는 질환이다. 체질로 인한 질환이므로 체질적인 치료가 근본이 되는 것은 당연하다고 할 것이다.

특히 현대 문명의 질환이라 할 수 있는 난치 중의 난치 질환인 **아토피피부염**은 체질의학적인 치료로 좋은 효과를 볼 수 있는 질환이다. 체질침 치료와 체질약 그리고 체질섭생으로 집중 치료한다. 이렇게 체질적인 치료를 받으면서, 동시에 체질식을 잘 지킨다면 반드시 좋은 치료효과를 거둘 수 있을 것이다.

현대의학의 난제인 **류마티스관절염**(rheumatoid arthritis)과 같은 면역계 질환도 역시 체질적인 치료에 잘 반응하는 질환이다. 이런 질환들은 부득이하게 스테로이드제 계통의 양약을 쓰는 바람에 상당한 부작용과 후유증에 시달릴 수 있는데, 8체질의학은 체질에 친화적인 한약과 침치료 그리고 식생활로써 치료를 하므로 부작용 없이 근본치료에 다가갈 수 있다.

위나 장의 만성적인 **소화기계** 질환 역시 8체질의학으로 치료가 잘 된다. 거의 포기하다시피 한 악성의 소화기계 질환도 체질의학적인 치료로 드라마틱하게 호전되는 것을 종종 경험한다. 소화기계 질환은 대개 체질에 맞지 않은 식생활이 원인이 되는 경우가 많으므로 체질적인 치료와 함께 체질식에 따른 식이요법을 잘 지킨다면 반드시 좋은 결과를 얻을 수 있을 것이다.

환자들 중에 "삶이 항상 피곤하다"면서 만성피로를 호소하는 사람이 많다. 이 역시 체질에 맞지 않은 섭생이 원인인 경우가 많으므로 체질의학의 치료로 드라마틱하게 개선될 수 있다. 체질의학의 도움을 통해 말 그대로 활력이 넘치는 삶을 누릴 수 있게 되는 것이다.

다음은 8체질의학적인 치료 대상이 되는 질환군이다. 8체질의학은 이와 같이 매우 다양한 질병에 두루 적용될 수 있는 보편의학이다.

1. 위장관 질환
위궤양, 십이지장궤양, 위염, 십이지장염, 식도염, 역류성식도염, 췌장염, 위하수, 위무력, 변비, 설사, 과민성대장증후군, 차멀미

2. 심혈관 질환
흉민(가슴 답답), 흉통, 가슴 두근거림, 고혈압, 저혈압, 협심증, 동맥경화, 심부전, 부정맥

3. 간담 질환
만성피로, 간염, 간경화, 지방간, 음주 숙취, 황달, 담석, 담낭염

4. 폐 질환
천식, 감기, 해수(기침), 가래, 폐결핵, 폐렴, 기관지확장증

5. 비뇨생식기계 질환

부종, 방광염, 요도염, 전립선염, 전립선비대증, 신우신염, 사구체신염, 신부전, 요실금, 야뇨

6. 부인과 질환

생리통, 냉대하, 생리불순, 갱년기장애, 입덧, 불임, 자궁출혈(하혈), 난소낭종(물혹), 자궁근종, 자궁수종(물혹)

7. 안이비인후과 질환

비염, 축농증, 중이염, 인후염, 후두염, 편도선염, 결막염, 백내장, 녹내장, 누낭염(눈물이 계속 흐름), 이명증

8. 신경정신과 질환

두통, 공황장애, 불면증, 우울증, 환청, 환각

9. 피부과 질환

아토피피부염, 알레르기성 피부, 여드름, 건선, 두드러기, 기타 피부병

10. 대사성 질환 및 난치병

알레르기 질환, 베체트병, 근무력증, 파킨슨병, 손발떨림(진전), 당뇨병, 자율신경실조증, 갑상선기능항진증 및 저하증, 류마티스관절염, 수족냉증

10. 외과 질환

디스크 질환(경추, 요추), 견비통, 구안와사, 동상, 치질

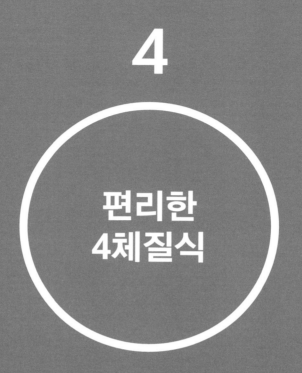

4

편리한
4체질식

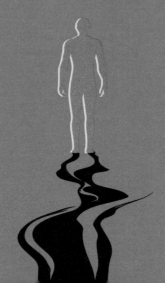

다스름

체질식이란 각 체질마다 유익한 음식과 해로운 음식을 분류한 것을 말한다. 여기 체질식 분류는 동호 권도원 선생의 체질식 분류를 근간으로 하되, 필자가 임상을 하면서 새로 터득한 것을 업데이트 하고 좀 더 자세하게 나타낸 것이다.

체질식은 생각보다 쉽지 않다. 표에 나온 대로 이로운 음식만 먹고 해로운 음식은 거들떠보지 않으면 될 것 같은데 그렇지 않은 것이다. 필자를 포함해 모든 사람들이 호소하는 것을 보면, 이로운 것을 취하는 것보다 해로운 것을 멀리하는 것이 훨씬 어렵다는 것을 알 수 있다.

식생활이라는 게 살다 보면 내 뜻대로 할 수 없는 상황이 너무 많다. 친구를 만날 때 내 체질에 맞는 것만 먹을 수도 없고, 가족 간에도 체질이 다를 경우 맞지 않은 음식을 먹어야 하고, 또 회식 같은 자리에서도 주는 대로 먹을 수밖에 없고, 어떤 때는 체질식에 해로운 데도 내 스스로 그게 먹고 싶어 자발적으로 체질식을 어기기도 한다. 때문에 여기에서는 체질식을 소개함과 동시에 상황에 따라 체질식을 유연하게 하는 방법도 제시하고자 한다.

일러두기

체질에 8체질이 있지만 체질식이라는 음식의 관점에서 보자면 크게 4가지 범주로 이해할 수 있다.

체질에 8체질이 있지만 체질식이라는 음식의 관점에서 보자면 크게 4가지 범주로 이해할 수 있다. 금양체질식과 금음체질식이 비슷하고, 토양체질식과 토음체질식이 비슷하며, 목양체질식과 목음체질식이 비슷하고 수양체질식과 수음체질식이 비슷하기 때문이다. 따라서 금체질식, 토체질식, 목체질식 그리고 수체질식으로 보다 단순화 할 수 있다.

주원장의 체질식표는 임상에서 발견되는 새로운 사항을 반영하여 주기적으로 업데이트하고 있다. 이 4체질식표는 2023년 업데이트를 기준으로 한 것이다.

여기 주원장이 제안하는 간편 체질식표에서 이로운 음식은 해당 체질에 유익한 것들이므로 평소 자주 섭취하는 것이 좋으며, 반대로 해로운 음식은 그 체질에 손해를 끼칠 수 있는 것들이므로 가능하면 섭취하지 않는 것이 좋다. 중간 음식은 가끔 섭취하는 정도는 무방하나 역시 자주 섭취하는 것은 그다지 권장하지 않는다.

체질식의 대략적인 흐름

체질의 종류에 8가지가 있지만, 체질식은 대체로 4가지로 분류할 수 있다. 가장 큰 장부와 가장 작은 장부가 비슷한 까닭에 금양체질과 금음체질의 체질식이 비슷하고, 같은 이유로 토양체질과 토음체질이 비슷하며, 목양체질과 목음체질이 비슷하고, 수양체질과 수음체질이 비슷하다. 따라서 8체질식은 다음과 같이 4체질식으로 단순화 할 수 있다.

> • 금양체질식과 금음체질식 ➡ 금체질식(태양인 체질식)
> • 토양체질식과 토음체질식 ➡ 토체질식(소양인 체질식)
> • 목양체질식과 목음체질식 ➡ 목체질식(태음인 체질식)
> • 수양체질식과 수음체질식 ➡ 수체질식(소음인 체질식)

금체질식

금양체질식과 금음체질식은 육식과 밀가루 음식, 유제품, 매운 음식이 해롭고, 잎채소, 생선, 해물, 쌀이 이롭다는 점에서 비슷하다. 따라서 이 둘을 금체질식이라고 명명한다.

목체질식

목양체질과 목음체질은 잎채소, 생선, 해물 등이 해롭고, 육식, 밀가루 음식, 유제품, 뿌리채소가 이롭다는 점에서 비슷하다. 이 둘을 목체질식이라고 명명한다.

토체질식

　토양체질과 토음체질은 큰(강한) 소화기관(췌장과 위)을 더욱 강화하는 열성(熱性) 음식, 예를 들어 매운 음식(고추, 후추, 겨자, 카레 등)이나 뜨거운 음식, 일부 과일(사과, 귤, 오렌지, 토마토, 포도 등), 일부 육식(닭고기, 오리고기, 양고기, 염소고기 등), 일부 해조류(김이나 미역 등) 등이 해롭고, 반대로 항진되기 쉬운 소화기관을 안정시켜 주는 냉성(冷性)의 음식, 예를 들어 찬 음식(온도 및 성질이 찬 음식), 맵고 짜지 않은 담백한 음식, 찬 성질의 육식인 돼지고기, 역시 대체로 찬 성질인 생선, 해물, 일부 과일(수박, 참외, 감, 배, 딸기, 바나나 등) 그리고 채소 등이 이롭다는 점에서 비슷하다. 이 둘은 토체질식이라고 명명한다.

수체질식

　수양체질과 수음체질은 작은(약한) 소화기관(췌장과 위)을 더욱 약화시키는 냉성의 음식, 예를 들어 돼지고기, 생선, 해물, 찬 성질의 과일(수박, 참외, 감, 배, 딸기, 바나나 등), 잎채소(배추, 양배추, 미나리, 케일, 셀러리, 쌈채소 등) 등이 해롭고, 반대로 소화기관의 활성을 증가시켜 주는 열성(熱性) 음식, 예를 들어 매운 음식(고추, 후추, 겨자, 카레 등), 일부 육식(닭고기, 양고기, 염소고기 등), 일부 과일(사과, 귤, 오렌지, 토마토, 포도 등), 뿌리채소(무, 감자, 우엉, 도라지, 연근 등), 찹쌀, 현미 등이 이롭다는 점에서 비슷하다. 이 둘은 수체질식이라고 명명한다.

실용적인 체질식 요령

체질식을 완벽하게 지키기란 매우 어렵다. 따라서 개개인의 건강의 상태나 특성에 따라 약간 융통성 있게 운영하는 것이 좋다.

70% 정도 지키면 되는 사람

먼저, 음식에 대한 부작용이 거의 없고 소화가 잘 되며 건강상 문제가 별로 없는 건강한 사람이다. 이들은 대략 하루 두 끼 정도는 체질식을 잘 지키고 나머지 한 끼는 상황에 맞춰 융통성 있게 대처할 수 있다. 이 경우 체질식은 대략 70% 이상 준수하면 적당하다.

80% 정도 지키면 되는 사람

음식에 대한 부작용이 많고 소화가 썩 좋은 편이 아니며 중등도의 건강상 문제가 있는 사람이다. 역시 하루 두 끼 정도 체질식을 지키고 나머지 한 끼 정도는 상황에 따라 융통성 있게 식사를 하면 된다. 체질식은 대략 80% 이상 준수하면 적당하다.

90% 이상 지켜야 하는 사람

음식에 대한 부작용이 매우 많고 소화장애가 심하며 심장병이나 중풍 같은 혈관계 질환을 가진 사람, 심한 알레르기 질환이나 난치의 면역계 질환을 가진 사람이다. 하루 세 끼 모두 체질식을 철저히 지키는 습관을 들일 필요가 있다. 체질식은 90% 이상 준수해야 한다.

간단하고 실천하기 쉬운 식생활을 위해 4체질식표를 소개한다.

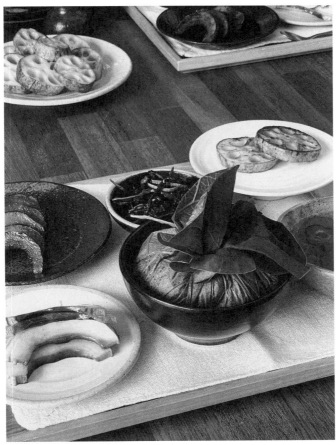

건강한 식탁_ 연근과 연잎으로 차린 목체질 또는 수체질에 좋은 체질식단
(사진_ 임원경제연구소 자곡 정정기 선생 제공)

금체질식

금체질식은 금양체질식과 금음체질식으로 나뉜다(뒤의 부록 8체질식표 참조). 두 체질은 최강장부와 최약장부가 같으므로 체질식은 90% 이상 같다. 따라서 두 체질식을 너무 엄격하게 다른 것으로 볼 필요는 없다. 대체로 육식과 분식, 유제품, 매운 음식을 피하고 잎채소, 생선 및 해산물, 쌀 등을 주로 섭취하면 된다.

금체질의 체질식표

이로운 음식

이로운 음식이므로 자주 섭취하는 것이 좋다.

- 채소: 배추, 양배추, 브로콜리, 셀러리, 미나리, 숙주나물, 고사리, 청경채, 취나물, 참나물, 가지, 케일, 겨자채, 콜리플라워, 쑥, 아욱, 비름나물
- 곡식: 백미, 현미, 메밀, 녹두, 완두콩, 호밀, 귀리
- 육식: 계란 흰자
- 생선과 해물: 청어, 전어, 돔, 복어, 우럭, 방어, 참치, 도다리, 삼치, 광어, 대구, 연어, 멸치, 뱅어포, 문어, 낙지, 조개류, 전복, 소라, 해파리, 게, 바다가재, 붕어

- 양념: 감식초, 발사믹식초, 양파(익힘), 겨자, 고추냉이(와사비), 포도당분말, 된장, 천일염, 죽염, 아가베시럽, 올리고당(쌀), 조청(쌀), 케이퍼, 아마씨유, 카놀라유, 해바라기씨유, 포도씨유
- 과일: 키위, 딸기, 복숭아, 감, 포도, 앵두, 파인애플, 체리, 자두
- 기타: 모과차, 감잎차, 메밀차, 매실차, 유자차, 카모마일, 루이보스티, 솔잎차, 민들레차

해로운 음식

해로운 음식이므로 가능하면 섭취하지 않는 것이 좋다.

- 채소: 무, 당근, 콩나물, 고추, 호박, 연근, 우엉, 버섯류, 피망, 파프리카
- 곡식: 밀(모든 밀가루 음식), 통밀, 옥수수, 수수, 두류
- 육식: 돼지고기, 쇠고기, 닭고기, 양고기, 모든 유제품(우유, 치즈, 버터, 요구르트, 저지방우유, 무지방우유, 아이스크림, 케이크), 가공육(햄, 소시지, 핫도그, 햄버거 등)
- 생선과 해물: 민물장어, 메기, 재첩
- 양념: 마늘, 고추, 설탕, 화학조미료, 사과식초, 후추, 꿀, 간장, 마요네즈, 콩식용유, 옥수수기름
- 과일: 사과, 배, 밤, 멜론, 감귤, 오렌지, 수박, 견과류, 살구
- 기타: 커피, 녹차, 인삼차, 율무차, 옥수수차, 가공음료수(콜라, 사이다 등), 홍차, 칡차, 결명자차

가끔 먹는 것은 괜찮다.

- 곡식 및 채소: 강낭콩, 팥, 서리태, 쥐눈이콩(서목태), 감자, 고구마, 상추, 양상추, 무청, 시금치, 깻잎, 아보카도
- 육식: 오리고기, 말고기
- 생선과 해물: 고등어, 꽁치, 생굴, 생새우, 간장계장, 해조류(김, 미역, 다시마, 파래 등)
- 과일: 토마토, 바나나, 크랜베리, 코코넛, 석류, 무화과
- 기타: 전통간장(조선간장), 청국장, 두부, 메이플시럽, 올리브유, 코코넛오일, 아보카도유, 다크초콜릿, 코코아(무가당)

주원장이 제안하는 최적의 금체질식 요령

대체로 쌀밥과 잎채소 그리고 생선, 해물을 위주로 한 식생활이 좋다. 육식과 분식, 유제품, 매운 음식은 피하도록 한다. 다음은 효율적인 금체질식 운영 요령을 소개한 것이다.

위장 및 소화기능이 약한 사람

금체질은 주로 쌀밥과 잎채소 위주의 식생활을 하는 것이 가장 기본적인 식사법이다. 소화력이 매우 약하다면 채소도 생채소보다는 익혀 먹는 것을 권한다. 다음은 소화장애가 많은 금체질에게 권하는 대표적 식품들이다.

- 양배추: 양배추를 쪄서 먹거나 김치 혹은 초절임으로 만들어 먹는다. 양배추즙이나 양배추환으로 만들어 먹어도 좋다.
- 쑥: 나물이나 쑥국으로 만들어 먹는다.
- 백미로 만든 흰죽: 소화가 잘 되지 않을 때 먹는다. 위가 매우 약하거나 소화력이 바닥인 경우는 미음을 써서 먹는다.
- 메밀: 메밀쌀을 사서 물에 불려 밥에 섞어 메밀밥으로 만들어 먹는다. 단, 추위를 많이 타는 사람은 자주 섭취하지 않는 것이 좋다.
- 키위: 소화기능을 촉진한다.
- 매실: 소화기능 촉진. 매실차나 매실 발효식품으로 먹는다.

변비가 있는 사람

변비가 심한 금체질은 기본적으로 식이섬유가 풍부한 잎채소를 평소에 많이 섭취해야 한다. 그런 토대 위해서 다음 식품들을 추가로 섭취하면 좋을 것이다.

- 양배추: 쪄서 양배추쌈이나 양배추초절임 또는 양배추김치으로 만들어 먹는다. 양배추즙이나 양배추환으로 만들어도 좋다.
- 셀러리: 셀러리를 잘 씻어 샐러드처럼 생으로 먹는다.
- 현미: 현미밥으로 만들어 먹는다. 발아현미도 좋다.
- 아마씨유, 카놀라유, 해바라기씨유, 포도씨유: 음식에 식용 기름으로 사용한다. 하루 1~2 수저를 꾸준히 섭취하는 방법도 있다.
- 키위: 적당량의 키위를 꾸준히 먹는다. 신맛을 싫어하는 사람은 골드키위도 좋다.
- 푸른주스: 서양자두를 주스로 만든 것.
- 건자두: 서양자두를 말린 것.
- 의성배추 뿌리: 토종 배추인 의성배추는 뿌리가 굵어 흡사 무처럼 보인다. 맛도 매콤한 무 맛이다. 월란 선생(금양체질)은 이것을 무김치 만들 듯이 만들어서 먹으면 변비에 특효라고 한다.

간 기능 개선이 필요한 사람

간 기능이 저하된 금체질은 필연적으로 잎채소를 기본으로 깔고 식생활을 해야 한다. 다음은 금체질의 간 기능에 특히 효험이 있는 식품들이다.

- 배추: 물김치나 백김치로 만들어 먹는다.
- 브로콜리: 살짝 데쳐서 먹거나 혹은 갈아서 마신다.
- 미나리: 나물이나 국으로 먹는다. 돌미나리를 가지고 효소음료로 만들어 먹으면 더욱 좋다.
- 케일: 케일즙을 내서 마신다.
- 숙주나물: 숙주를 생으로 먹거나 나물로 만들어 먹는다.
- 쑥: 국이나 나물로 만들어 먹는다. 또는 환으로 만들어 복용한다.
- 녹두: 밥에 넣어서 먹거나 죽을 끓여 먹는다.
- 솔잎: 솔잎차로 만들어 마신다.

단백질이 필요한 사람

단백질이 부족하다고 생각하는 사람들은 항상 단백질을 먹어야 한다면서 선택하는 것이 소나 돼지, 닭 같은 육식이다. 하지만 오로지 단백질을 먹어야만 단백질이 증가하는 것이 아니다. 육상 동물 중 거대한 단백질을 자랑하는 대표적인 동물들이 의외로 초식동물인 경우가 많다. 거대한 단백질 덩어리인 코끼리가 초식동물이고, 우리가 단백질의 대표로 치는 소가 그렇고, 멋진 근육을 자랑하는 말이 그렇고, 푸른 초원에서 풀을 뜯어 먹는 양이 그렇다. 킹콩 같이 생긴 거대한 고릴라도 초식동물이다. 현재는 멸종했지만 거대 동물의 표상인 공룡도 초식인 종이 많았다고 한다. 무게가 무려 80톤인 아르겐티노사우루스가 초식공룡이었고, 무게 8~10톤인 트리케라톱스, 6~8톤인 스테고사우루스도 초식공룡이었다는 것이다.

우리 몸은 필요한 영양소를 체내에서 합성해 낼 수 있는 능력이 있다. 꼭 단백질을 먹어야만 단백질이 생성되는 것이 아니다. 다음은 금체질에 좋은 단백질 식품들이다. 단백질을 높이기 위해 꼭 단백질만 먹어야 하는 것은 아니지만 이에 관해 문의하는 분이 많아 여기 몇 가지 소개한다.

• 계란 흰자: 삶아서 먹는다.
• 생선 및 해산물: 구이 또는 맑은 탕, 조림 등으로 만들어 먹는다. 싱싱한 회도 좋다.
• 완두콩: 밥에 넣어 먹는다. 또는 건조한 완두콩을 갈아서 스프로 먹는다.
• 녹두: 밥에 넣어 먹거나 죽으로 먹는다.

칼슘이 필요한 사람

• 멸치: 마른 멸치를 그대로 먹거나 갈아서 국에 넣어 먹는다.
• 뱅어포: 말린 뱅어포를 반찬으로 먹는다.
• 어골칼슘: 생선뼈로 만든 칼슘 영양제를 복용한다.

보양식품을 원하는 사람

- 문어: 끓여서 탕으로 먹거나 숙회로 만들어 먹는다.
- 낙지: 산낙지 혹은 연포탕으로 만들어 먹는다.
- 전복: 굽거나 삶아서 먹는다. 다른 해산물과 함께 맑은 해물탕에 넣어서 끓여 먹어도 좋다.
- 붕어: 붕어찜으로 먹거나 붕어를 고아서 먹는다.

항염 작용이 필요한 사람

- 죽염: 음식에 소금 대신으로 쓰거나 적당량을 복용한다.
- 민들레차: 따뜻하게 마신다.

감기에 자주 걸리는 사람

- 모과차: 모과를 적당한 크기로 썰어서 건조하여 냉동 보관한다. 감미료로는 포도당 가루나 조청 또는 올리고당을 쓴다.
- 유자차: 유자를 적당한 크기로 썰어서 냉동 보관한다. 감미료로는 포도당 가루나 조청, 올리고당을 쓴다.

혈액순환이 잘 되길 원하는 사람

- 양파: 양파즙으로 만들어 꾸준히 복용한다. 고혈압이 있는 경우 생양파를 갈아서 마시면 좋다.

- 복숭아씨: 어혈이 있는 경우 어혈을 제거하여 혈액순환을 도와준다. 여성의 경우 생리불순이나 생리통에 도움이 된다. 10~20g을 물 600g에 넣어 물이 반 정도 남을 때까지 달여서 2~3회에 나눠서 복용한다. 처음엔 강한 불로 가열하여 끓기 시작하면 약한 불로 낮춰서 달인다(불의 세기에 따라 달이는 시간이 달라지므로 수시로 관찰하여야 한다).

항암에 관심 많은 사람
- 아마씨: 볶아서 한두 수저를 먹거나 갈아서 양념으로 사용한다. 야채샐러드에 가루를 뿌려 먹어도 좋다.
- 민들레차: 따뜻하게 끓여서 마신다.

불면증이 있거나 수면 장애가 있는 사람
- 대추와 카모마일: 차로 만들어 따뜻하게 마신다.

안구건조증이나 시력 저하로 눈 건강에 관심이 많은 사람
- 블루베리: 1년 이상 꾸준히 먹으면 눈 건강이 많이 좋아진다.

밀가루 음식 대용이 필요한 사람
- 호밀: 호밀 100%로 만든 빵이 좋다. 설탕 대신 포도당분말을 사용.
- 쌀국수: 쌀 100% 국수가 좋다.
- 막국수: 100% 메밀 막국수가 좋다.

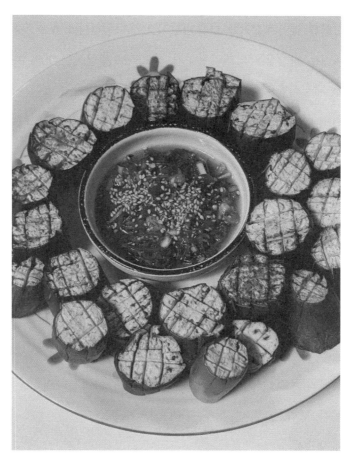

가지 석쇠 구이_ 금체질에 좋은 채소 요리의 하나이다.

토체질식

토체질식은 토양체질식과 토음체질식으로 나뉜다(뒤의 부록 8체질식표 참조). 두 체질은 최강장부와 최약장부가 같으므로 체질식은 90% 이상 같다. 따라서 두 체질식을 너무 엄격하게 다른 것으로 볼 필요는 없다. 대체로 매운 음식이나 성질이 열성인 음식을 피하고 채식, 생선 및 해산물, 돼지고기, 쌀 등을 주로 섭취하면 된다.

토체질의 체질식표

───────────────── **이로운 음식** ─────────────────

이로운 음식이므로 자주 섭취하는 것이 좋다.

- 채소: 배추, 오이, 호박, 취나물, 참나물, 양배추, 청경채, 콩나물, 비름나물, 케일, 셀러리, 숙주나물, 브로콜리, 고사리, 근대, 콜리플라워
- 곡식: 백미, 보리, 두류, 팥, 녹두, 귀리
- 육식: 돼지고기
- 생선과 해물: 복어, 장어, 삼치, 대구, 광어, 도다리, 병어, 방어, 숭어, 돔, 아귀, 우럭, 뱅어포, 새우, 게, 바다가재, 조개류, 전복, 소라
- 양념: 감식초, 된장, 전통간장, 간장, 천일염, 죽염, 아가베시럽, 케이퍼, 콩

식용유, 호박씨유, 아마씨유, 올리브유, 코코넛유

- 과일: 감, 바나나, 배, 참외, 수박, 딸기, 파인애플, 블루베리, 블랙베리, 리쯔, 롱간, 망고스틴, 파파야
- 기타: 보리차, 감잎차, 구기자차, 이온음료수, 두충차, 코코아(무가당), 다크 초콜릿, 백련차, 루이보스티, 복분자주스

해로운 음식

해로운 음식이므로 가능하면 섭취하지 않는 것이 좋다.

- 채소: 고추, 감자, 상추, 고춧잎, 부추, 피망, 파프리카, 겨자채, 쑥, 일반 버섯류
- 곡식: 현미, 찹쌀, 누룽지, 참깨, 옥수수, 검은깨, 수수
- 육식: 닭고기, 염소고기, 계란, 양고기, 오리고기, 꿩고기
- 생선과 해물: 해조류(김, 미역, 다시마, 파래), 고등어
- 양념: 고추, 후추, 생강, 카레, 꿀, 계피, 고추냉이(와사비), 겨자, 칠리소스, 설탕, 사과식초, 현미식초, 마요네즈, 참기름, 현미유, 옥수수기름
- 과일: 사과, 감귤, 오렌지, 망고, 토마토, 키위
- 기타: 인삼차, 벌꿀차, 대추차, 생강차, 탄산음료수, 칡차, 옥수수차, 모과차, 결명자차, 솔잎차, 둥굴레차, 계피차

가끔 섭취하는 것은 괜찮다.

- 채소: 상추, 시금치, 깻잎, 가지, 고구마, 우엉
- 곡식: 찰보리, 밀가루 음식
- 육식: 소고기, 우유
- 양념: 양파(익힘)
- 기타: 녹차, 홍차

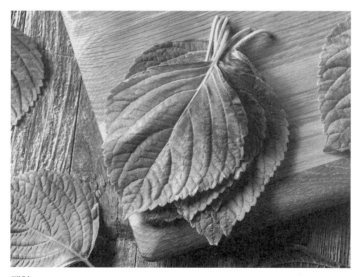

깻잎

주원장이 제안하는 최적의 토체질식 요령

토체질은 매운 음식을 가장 주의해야 하는 체질이다. 더불어 뜨거운 음식도 피하는 것이 좋다. 그래서 더운밥보다는 찬밥을 권하기도 한다("찬밥신세"가 더 좋다). 그리고 가능하면 익히지 않은, 날 것의 상태로 먹는 것도 추천하는 식사법이다. 결론적으로 온열성의 식품보다 한랭성의 식품이 더 좋다. 다음은 효과적인 토체질식 운용 요령을 소개한 것이다.

위장 및 소화기능이 약한 사람
• 생채소: 배추 및 양배추 등 잎채소 위주의 생채소를 그대로 먹거나 물김치 혹은 백김치의 형태로 먹는다.
• 보리: 보리밥이나 보리, 콩, 팥, 녹두 등을 넣은 잡곡밥을 먹는다.
• 발효 콩식품: 식사 때 된장이나 청국장을 같이 먹는다. 청국장 분말을 적당량 먹는 것도 좋다.

체중 감량을 원하는 사람
• 생채소: 체질에 맞는 생채소를 샐러드로 만들어 먹는다.
• 오이: 생오이를 충분히 먹는다.
• 늙은호박: 익힌 호박을 먹거나 즙을 내서 마신다.
• 보리: 보리밥 혹은 보리, 콩, 팥, 녹두 등을 넣은 잡곡밥을 먹는다.

- 두유: 대두유 혹은 검은콩 두유를 마신다.
- 발효 콩식품: 청국장과 같은 콩 발효식품을 찌개로 먹거나 분말의 형태로 물 또는 두유에 넣어 마신다.
- 팥: 팥물을 만들어 수시로 마신다.
- 돼지고기: 수육을 만들어 새우젓을 곁들인 배추쌈이나 양배추쌈에 먹는다.
- 생식: 모든 음식을 가능하면 끓이거나 굽거나 볶지 않고 생으로 먹는다.

비뇨생식 기능이 약해 소변이 불쾌하거나 빈뇨가 심한 사람

　소변보기가 불쾌하거나 빈뇨 등 비뇨기 질환에 시달리는 사람들이 토체질에 자주 보인다. 그리고 여성의 자궁이나 난소 질환, 난임, 생리통, 생리불순 그리고 남성의 경우 성 기능 저하 등 생식기 질환 역시 종종 눈에 띈다. 이런 경우에 좋은 식품은 다음과 같다.

- 오이: 생오이를 수시로 먹는다.
- 늙은호박: 늙은호박을 쪄서 먹거나 즙을 내서 마신다.
- 보리: 보리밥이나 보리차를 자주 먹는다.
- 팥: 팥물을 내서 수시로 마신다.
- 돼지고기: 수육을 만들어 자주 먹는다.
- 복어: 복어회 또는 복어맑은탕(매운탕은 좋지 않다)을 먹는다.
- 새우: 생새우나 간장새우 혹은 익힌 새우를 먹는다.

- 게: 생게 혹은 간장게장, 게된장찌개(꽃게탕 등)를 먹는다.
- 배, 참외, 수박, 딸기: 신장에 특히 좋은 과일들.
- 구기자차: 적당량을 끓여 식힌 다음 냉장고에 넣어 시원하게 마신다.
- 두충차: 냉장고에 보관하여 시원하게 마신다. 신장이 허해서 발생하는 성
  기능저하, 요통 등에 좋다.
- 복분자 주스: 냉장고에 보관하여 시원하게 마신다. 성 기능 향상에 도움이
  된다.

보양식이 필요한 사람

- 돼지고기: 돼지는 토체질에 가장 좋은 단백질원으로서 수육으로 먹는 것이
  좋다.
- 복어: 복어맑은탕이나 복어회가 좋다. 복어는 맹독인 테트로도톡신
  (Tetrodotoxin)이 함유돼 있으므로 반드시 복어요리 자격증을 가진 요리사
  의 요리를 먹도록 한다.
- 장어: 구이보다는 장어탕이나 회로 먹는 것이 좋다.
- 전복: 전복탕 또는 전복회로 먹는 것이 좋다.

항염증 및 항암 기능이 필요한 사람

- 생채소: 토체질에 맞는 생채소를 충분히 섭취한다. 채소에는 항산화물질이
  나 다양한 생체활성물질이 풍부하므로 염증에 좋다.

- 생과일: 토체질에 맞는 생과일을 충분히 섭취한다. 과일에도 역시 항산화 물질이나 다양한 생체활성물질이 풍부하다.
- 죽염: 음식에 소금 대용으로 쓰거나 적정한 양을 복용한다.
- 아마씨: 항암 효과가 탁월한 것으로 알려진 식품이다. 아마씨를 적당한 양 꾸준히 섭취한다. 가루로 만들어 음식이나 샐러드에 뿌려 먹어도 좋다.

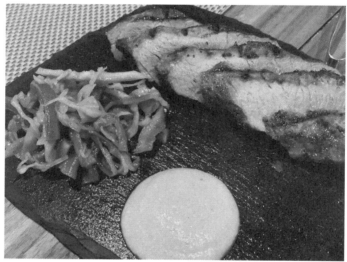

돼지고기_ 토체질에 좋은 육식의 대표 음식(목체질에도 좋다.)

목체질식

목체질식은 목양체질식과 목음체질식으로 나뉜다(뒤의 부록 8체질식표 참조). 두 체질은 최강장부와 최약장부가 같으므로 체질식은 90% 이상 같다. 따라서 두 체질식을 너무 엄격하게 다른 것으로 볼 필요는 없다. 대체로 잎채소, 생선 및 해산물 등을 피하고, 육식과 분식, 유제품, 뿌리채소 등을 주로 섭취하면 된다.

목체질의 체질식표

이로운 음식

이로운 음식이므로 자주 섭취하는 것이 좋다.

- 채소: 무, 감자, 고구마, 당근, 연근, 우엉, 버섯류, 고추, 호박, 콩나물, 피망, 파프리카, 달래, 냉이, 아보카도
- 곡식: 밀(모든 밀가루 음식), 통밀, 백미, 수수, 옥수수, 두류
- 육식: 돼지고기, 쇠고기, 닭고기, 양고기, 우유, 치즈, 버터, 요구르트, 계란 노른자
- 생선과 해물: 민물장어, 미꾸라지, 메기, 해조류(김, 미역, 다시마, 파래)
- 양념: 마늘, 설탕, 고추, 칠리소스, 전통간장, 간장, 된장, 콩식용유, 호박씨

유, 옥수수기름, 참기름, 아보카도유, 마가린

- 과일: 배, 밤, 수박, 사과, 견과류, 오렌지, 멜론, 롱간, 살구
- 기타: 커피, 이온음료수, 국화차, 칡차, 율무차, 결명자차, 인삼차, 옥수수차, 둥굴레차, 녹차, 홍차, 보이차, 자스민차

해로운 음식

해로운 음식이므로 가능하면 섭취하지 않는 것이 좋다.

- 채소: 배추, 양배추, 오이, 시금치, 양상추, 청경채, 취나물, 고사리, 참나물, 미나리, 케일, 셀러리, 브로콜리, 비름나물, 겨자채, 숙주나물, 가지, 콜리플라워
- 곡식: 메밀, 보리, 찰보리, 녹두, 호밀
- 생선과 해물: 고등어, 꽁치, 삼치, 참치, 방어, 병어, 숭어, 연어, 광어, 도다리, 쥐포, 뱅어포, 양미리, 돔, 복어, 우럭, 문어, 성게, 해파리, 게, 바다가재, 조개류, 전복, 소라
- 양념: 감식초, 겨자, 고추냉이(와사비), 죽염, 포도당분말, 발사믹식초, 케이퍼, 레몬, 포도씨유, 아마씨유, 해바라기씨유, 카놀라유
- 과일: 감, 체리, 청포도, 적포도, 바나나, 파인애플, 딸기, 키위, 복숭아, 자두, 앵두, 땅콩, 망고스틴, 파파야, 블루베리, 블랙베리
- 기타: 코코아, 초콜릿, 모과차, 감잎차, 탄산음료수, 메밀차, 매실차, 두충

차, 구기자차, 루이보스티, 카모마일, 솔잎차

중간음식

가끔 섭취하는 것은 괜찮다.

• 채소: 부추

• 양념: 천일염, 올리브유, 코코넛오일, 아가베시럽

• 과일: 토마토, 코코넛

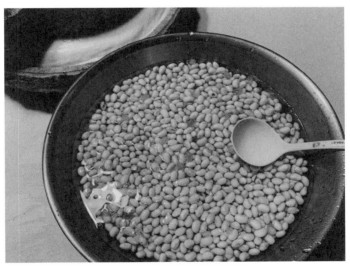

대두_ 목체질에 좋은 식물성 단백질(토체질에도 좋다.)

주원장이 제안하는 최적의 목체질식 요령

목체질은 고기와 밀가루 음식 그리고 유제품이 좋은 체질이다. 흔히 서구식 식단이 가장 맞는 체질이라고 할 수 있다. 하지만 요즘 건강식으로 알려져 있는 채식, 생선, 해물 등과 같은 식단은 오히려 독이 된다. 목체질은 이처럼 현대 서구적 식생활에 유리하지만 위장 기능이 그다지 강하지 않으므로 과식을 피하는 것이 좋고 또 될 수 있는 대로 음식을 익혀 따뜻하게 먹는 것이 좋다. 차게 먹거나 날 것을 자주 먹으면 건강을 해칠 수 있다. 항상 음식을 뜨끈 뜨끈하게 먹어서 땀을 흘리는 것이 건강의 비결이다. 다음은 효율적인 목체질식 운용 요령을 소개한 것이다.

위장 및 소화기능이 약한 사람
• 무: 소화가 잘 되지 않을 때 무김치나 삶은 무(무조림)를 먹으면 좋다.
• 감자: 감자를 갈아서 꾸준히 먹으면 위염이나 위장 장애를 바로잡을 수 있다.
• 유제품: 우유나 요거트, 치즈 등 유제품은 목체질의 위장 기능을 향상시켜 소화에 도움을 준다.
• 밀가루 음식: 빵이나 면류가 쌀보다 소화에 더 좋다.
• 육식: 목체질은 소화가 잘 되지 않을 때 고기를 먹으면 속이 편해진다.
• 마늘: 마늘을 구워서 먹으면 위나 장의 기능 향상에 좋다.
• 된장: 된장찌개나 청국장을 먹으면 소화력 향상에 좋다.

변비로 고생하는 사람

• 고구마: 변비에 도움이 된다.

• 우엉: 식이섬유 성분인 리그닌이 있어 장 청소해주고 변비를 예방해 준다.

• 유제품: 우유나 요거트를 꾸준히 섭취하면 변비에 아주 효과.

• 육식: 돼지고기나 소고기 역시 변비에 좋다.

• 해조류: 대표적으로 다시마가 변비에 좋고, 미역도 역시 좋다. 변비가 만성인 경우 다시마환을 만들어 복용하면 도움이 된다.

• 마늘: 대장 활동을 촉진하여 변비를 예방 혹은 치료한다. 마늘환이나 흑마늘 등으로 꾸준히 섭취하는 것이 좋다.

• 사과: 사과를 껍질째 먹는다. 유기농이나 무농약 사과를 먹는 것이 안전하다.

• 견과류: 특히 호두가 변비에 도움이 된다. 아몬드나 피스타치오 등 다른 견과류도 좋다.

• 청국장: 장운동에 아주 좋다.

노화 방지 혹은 항산화작용이 필요한 사람

• 당근: 비타민A의 전구물질인 베타카로틴이 들어 있어 항산화작용으로 노화를 막을 수 있다. 베타카로틴이 많은 식품들은 대체로 노란색, 황색, 주황색, 붉은색을 띠는 특징이 있다.

• 감귤, 오렌지, 파프리카(황색 혹은 붉은색), 호박(황색 또는 붉은색): 이들 식품들도 역시 베타카로틴이 많이 함유돼 있어 항산화작용을 기할 수 있다.

감기 혹은 감염병 예방, 면역기능 향상이 필요한 사람

- 무: 감기, 특히 기침이나 가래가 많은 감기에 좋다.
- 마늘: 폐렴이나 잦은 기침, 감기 등 폐 기능이 약한 사람에게 좋다.
- 배: 배의 씨 부분을 파내고 안에 꿀을 넣어 냄비에 넣고 약한 불로 끓여 익으면 배와 꿀을 같이 먹는다. 이렇게 하지 않고 배를 생으로 섭취하는 것도 기침이나 감기 예방에 좋다.
- 견과류: 호두가 특히 기침에 좋다.
- 은행: 기침, 감기에 좋다.
- 살구씨: 기침, 감기에 좋다.
- 국화차: 발열 감기에 좋다.
- 칡차: 열성 감기에 좋다. 두통을 동반하는 감기에도 좋다.
- 둥굴레차: 감기에 효과.

잦은 출혈로 지혈이 필요한 사람

- 연근: 상처로 발생한 출혈 부위에 연근을 갈아서 붙인다. 코피 혹은 내부 장기의 출혈의 경우는 연근을 갈아 평소에 꾸준히 마신다.

소변이 잘 나오지 않아 이뇨 작용이 필요한 사람

- 우엉: 이눌린 성분이 있어 노폐물과 소변의 배출을 돕는다. 신장 기능을 개선해서 부기를 빼준다.

- 메기: 이뇨 작용이 있으며 부기를 제거하는 효능도 있다. 신장염에 도움이 된다.
- 율무차: 율무에는 이뇨 작용이 있어 소변이 잘 나오지 않는 사람에게 좋다.

암의 예방과 항암에 도움이 필요한 사람

- 버섯: 베타글루칸과 에르고티오네인이라는 성분이 항암 효과를 가지고 있어 암의 예방과 치료에 도움을 줄 수 있다. 표고버섯 추천.
- 마늘: 마늘을 자주 섭취하고, 반찬에도 마늘 양념을 충분히 사용한다. 마늘 환이나 흑마늘로 만들어 꾸준히 복용하면 암을 예방하고 치료할 수 있다.

당뇨병 예방이 필요한 사람

- 우엉: 함유된 이눌린 성분이 혈당조절에 도움을 주어 당뇨병 예방과 증상 개선에 효과.
- 통밀: 식이섬유가 풍부해서 혈당지수를 낮춰 당뇨병에 예방과 관리에 도움이 된다.
- 율무차: 당뇨에 도움이 된다.
- 둥굴레차: 당뇨로 인한 갈증 해소에 도움이 된다.

체중 조절이나 다이어트에 관심이 많은 사람

- 아보카도: 포만감을 높여 다이어트에 효과.

- 통밀: 식이섬유로 인한 포만감이 있어 다이어트에 좋다.
- 콩: 식물성단백질인 콩이 대부분 목체질에 좋아 근육운동 시 섭취하면 근육량을 늘여 대사를 증진시킴으로써 다이어트에 효과가 좋다.
- 육식: 탄수화물을 줄이고 육식 위주로 식생활을 하면 체중 감량 다이어트 효과를 높일 수 있다. 운동을 겸해야 다이어트 효과가 극대화 됨.
- 계란: 단백질 공급을 통해 근육량을 증가시켜 대사를 촉진하므로 체중 감량에 많은 도움이 된다. 역시 운동 필수.
- 커피: 블랙커피를 마시면 다이어트에 도움이 된다.
- 율무차: 체중 감량에 효과. 부기를 빼는 데도 좋다.

혈관 질환으로 혈액순환 개선이 필요한 사람

- 우엉: 사포닌, 이눌린, 리그닌 성분이 풍부하여 콜레스테롤, 중성지방, 노폐물 제거에 효과가 있다.
- 버섯: 나쁜 콜레스테롤을 낮춰 혈액상태를 개선해준다.
- 아보카도: 오메가3 및 비타민E가 풍부하여 콜레스테롤 저하 및 혈액순환 개선에 도움이 된다. 뇌 건강에도 효과.
- 메기: 리놀렌산, 오메가3가 풍부하여 혈액순환에 효과.

빈혈이 심한 사람

- 육식: 돼지고기 및 소고기를 자주 섭취하면 철분 공급이 증진되어 빈혈을

예방하고 치료할 수 있다.

- 철분제: 목체질은 철분 영양제가 잘 맞는 체질이다.

기력 저하로 보양식이 필요한 사람

- 민물장어: 몸을 보하고 기력을 보충해 준다. 성 기능 향상에도 효과 있다. 단백질, 비타민A, D, B12가 풍부하고, 비타민E, B3, B1 등도 소량 포함돼 있다. 오메가3도 풍부해 혈액순환에도 좋다. 아연, 셀레늄도 있어 면역기능 향상에 도움이 될 수 있다.
- 육식: 대부분의 육식이 좋은데 보양식으로는 닭고기(삼계탕이나 백숙)가 좋다. 목체질은 몸 기력이 떨어지거나 컨디션이 안 좋을 때 고기만 먹어도 곧 활력을 회복할 수 있다.
- 미꾸라지: 대표적으로 추어탕이 있으며, 여기에는 무청으로 만든 시래기를 쓰는 것이 좋다.
- 메기: 기력 회복, 활력 증진에 좋다. 임산부가 젖이 잘 나오지 않을 때, 허리나 관절이 좋지 않은 임산부 산후조리 보양식으로 좋다.
- 인삼차: 보기의 대표적인 약재로서 기력 보충에 아주 좋다.
- 둥굴레차: 기력이 저하하여 활력이 없을 때 도움이 된다.

더위를 많이 타거나 땀을 많이 흘리는 사람

- 오미자차: 오미자 10g을 800ml의 물에 넣고 달인다. 처음에는 센 불로 하

여 끓기 시작하면 약불로 400ml 정도 될 때까지 달인 후 하루 두세 번에 나눠 마신다. 단, 오미자는 신맛이 강하여 치아를 손상시킬 수 있으므로 치아가 약한 사람은 주의가 필요하다.

• 수박: 수분 보충에 좋다. 수박 껍질은 표피를 제거하고 무처럼 수박김치를 만들어 먹어도 좋다.

• 이온음료: 땀을 많이 흘린 경우 전해질 보충에 좋다.

• 둥굴레차: 몸에 손실된 진액을 보충해준다.

불안증이 있는 사람

• 커피: 머리를 맑게 하고 심신을 편안케 한다.

• 국화차: 마음을 편하게 해주고 수면 장애에 도움이 된다.

• 녹차: 머리를 맑게 하고 심신을 안정시켜 준다.

• 홍차: 심신 안정.

• 보이차: 심신 안정.

안구건조증, 시력 저하 등 눈 건강이 나빠진 사람

• 결명자: 결명자를 볶아서 차로 끓여 마신다.

• 당근: 당근을 반찬 혹은 샐러드로 만들어 먹거나 갈아서 주스로 마신다.

갱년기 장애가 있는 사람

- 칡차: 여성이 갱년기에 열이 수시로 나고 땀이 날 때 갱년기 장애를 완화하는 데 도움이 된다.

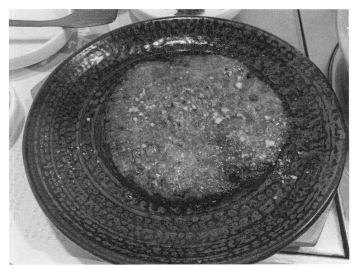

소고기 떡갈비_ 목체질에겐 고기가 최고다(소고기는 수체질에도 좋다.)

수체질식

수체질식은 수양체질식과 수음체질식으로 나뉜다(뒤의 부록 8체질식표 참조). 두 체질은 최강장부와 최약장부가 같으므로 체질식은 90% 이상 같다. 따라서 두 체질식을 너무 엄격하게 다른 것으로 볼 필요는 없다. 대체로 잎채소, 생선 및 해산물 또는 성질이 찬 음식 등을 피하고, 닭고기, 소고기, 현미, 찹쌀, 뿌리채소 또는 성질이 따뜻한 음식 등을 주로 섭취하면 된다.

수체질의 체질식표

--- **이로운 음식** ---

이로운 음식이므로 자주 섭취하는 것이 좋다.

- 채소: 무, 감자, 우엉, 상추, 양상추, 고추, 고춧잎, 달래, 냉이, 부추, 피망, 파프리카, 갓, 겨자채, 가지, 버섯류, 쑥
- 곡식: 현미, 찹쌀, 백미, 참깨, 검은깨, 옥수수
- 육식: 닭고기, 소고기, 오리고기, 염소고기, 양고기, 계란
- 생선과 해물: 해조류(김, 미역, 다시마, 파래), 조기, 굴비
- 양념: 고추, 후추, 카레, 생강, 파, 계피, 겨자, 꿀, 칠리소스, 고추냉이(와사비), 파프리카, 설탕, 물엿, 쌀엿, 올리고당, 사과식초, 현미식초, 참기름,

현미유, 옥수수기름, 포도씨유, 마늘

- 과일: 사과, 감귤, 오렌지, 토마토, 망고
- 기타: 인삼차, 계피차, 생강차, 벌꿀차, 대추차, 옥수수차, 현미차, 둥굴레차

해로운 음식

해로운 음식이므로 가능하면 섭취하지 않는 것이 좋다.

- 채소: 오이, 배추, 양배추, 콩나물, 미나리, 참나물, 고사리, 케일, 청경채, 취나물, 비름나물, 호박, 브로콜리, 콜리플라워
- 곡식: 보리, 팥, 찰보리, 녹두, 밀(모든 밀가루 음식), 통밀
- 육식: 돼지고기, 돼지고기가공육(햄, 소시지, 핫도그)
- 생선과 해물: 복어, 장어, 고등어, 참치, 삼치, 연어, 광어, 방어, 병어, 대구, 쥐포, 도다리, 양미리, 숭어, 아귀, 우럭, 게, 새우, 바다가재, 굴, 전복, 조개류, 오징어, 문어, 소라, 해파리
- 양념: 감식초, 간장, 천일염, 죽염, 박하, 아마씨유, 해바라기씨유, 카놀라유
- 과일: 감, 참외, 수박, 딸기, 바나나, 파인애플, 배, 자두, 견과류, 파파야, 블루베리, 블랙베리
- 기타: 보리차, 구기자차, 이온음료수, 감잎차, 코코아, 초콜릿, 두충차, 솔잎차, 복분자주스

가끔 섭취하는 것은 괜찮다.

• 채소: 고구마, 깻잎

• 육식: 유제품(우유, 요거트, 치즈)

• 과일: 키위, 석류, 체리, 앵두, 복숭아

• 기타: 녹차, 홍차

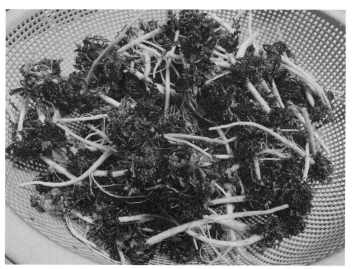

봄나물의 대표 냉이_ 수체질에 좋은 채소(목체질에도 좋다.)

주원장이 제안하는 최적의 수체질식 요령

수체질은 다음의 세 가지 식습관을 주의해야 한다. 과식, 찬 음식(차가운 온도와 찬 성질 모두 포함), 날 것. 이는 비위의 소화기능을 가장 약하게 타고난 체질이기 때문이다. 항상 소식하고 따뜻한 음식을 먹고 익혀 먹는 습관을 들여야 건강할 수 있다. 다음은 효과적인 수체질식 운용 요령이다.

위장 및 소화기능이 약한 사람

• 무: 소화가 잘 되지 않을 때 무김치나 삶은 무(무조림)를 먹으면 좋다.
• 감자: 감자를 갈아서 꾸준히 먹으면 위염이나 위장 장애를 바로잡을 수 있다.
• 고추: 수체질은 비위의 활성이 낮으므로 붉은 고추를 적절히 넣어 얼큰하게 음식을 먹으면 비위의 활성을 높여 소화에 도움이 된다.
• 버섯: 수체질의 소화에 좋다.
• 쑥: 따뜻한 성질을 가져 수체질의 냉한 위에 활성을 높여 준다.
• 찹쌀: 소화력이 약한 수체질에 아주 좋다. 찰현미도 좋다.
• 육식: 닭고기와 소고기, 염소고기, 양고기, 계란은 수체질의 위 기능을 촉진하므로 소화에 도움이 된다. 단, 과식은 금물.
• 김: 소화에 좋다.
• 후추, 생강, 카레, 겨자, 고추냉이: 수체질의 위의 활성을 높여주는 효과가 있어 소화에 도움이 된다.

- 감귤: 수체질에 가장 좋은 과일 중 하나. 단, 차지 않게 상온에 두고 먹는다.
- 사과: 수체질에 좋으나 차지 않게 먹거나 혹은 약간 익혀서 먹으면 더욱 좋다.
- 토마토: 차지 않게 먹거나 혹은 약간 익혀서 먹는 것이 좋다.
- 계피차: 위장 기능을 활성화시켜 준다.

변비로 고생하는 사람
- 우엉: 식이섬유 성분인 리그닌이 있어 장을 청소해 주고 변비를 예방해 준다.
- 현미: 변비에 탁월한 효과가 있다. 찰현미도 좋다.
- 해조류: 대표적으로 다시마가 변비에 좋고, 미역도 역시 좋다. 변비가 만성인 경우 다시마환을 만들어 복용하면 도움이 된다.
- 마늘: 대장 활동을 촉진하여 변비를 예방 혹은 치료한다. 마늘환이나 흑마늘 등으로 꾸준히 섭취하는 것이 좋다.
- 사과: 사과를 껍질째 먹는다. 유기농이나 무농약 사과를 먹는 것이 안전하다.
- 참기름: 음식에 양념으로 적당량을 사용한다.
- 현미유: 양념으로 적량을 사용하면 변비에 도움이 된다.

노화 방지 혹은 항산화작용이 필요한 사람
- 감귤, 오렌지, 토마토, 망고, 파프리카(황색 혹은 붉은색): 이들 식품도 역시 베타카로틴이 많이 함유돼 있어 항산화작용을 기할 수 있다.

감기 혹은 감염병 예방, 면역기능 향상이 필요한 사람

- 무: 감기, 특히 기침이나 가래가 많은 감기에 좋다.
- 마늘: 폐렴이나 잦은 기침, 감기 등 폐 기능이 약한 사람들에게 좋다.
- 둥굴레차: 감기에 효과.
- 인삼차: 기허로 면역이 떨어져 자주 감기 또는 감염이 발생하는 경우에 좋다.
- 생강차: 기침, 가래가 많은 감기에 특히 좋다.
- 벌꿀차: 감기에 좋다. 인삼이나 생강을 갈아서 꿀과 함께 쟁여서 차로 마시면 더욱 좋다.
- 대추차: 역시 감기에 좋다. 여기에 꿀을 더하여 마시면 더욱 좋다.

잦은 출혈로 지혈이 필요한 사람

- 연근: 상처로 발생한 출혈 부위에 연근을 갈아서 붙인다. 코피 혹은 내부 장기의 출혈의 경우는 연근을 갈아 평소에 꾸준히 마신다.

소변이 잘 나오지 않아 이뇨 작용이 필요한 사람

- 우엉: 이눌린 성분이 있어 노폐물과 소변의 배출을 돕는다. 신장 기능을 개선해서 부기를 빼준다.

암의 예방과 항암에 도움이 필요한 사람

- 버섯: 베타글루칸과 에르고티오네인이라는 성분이 항암 효과를 가지고 있

어 암의 예방과 치료에 도움을 줄 수 있다. 표고버섯 추천.

- 마늘: 식사 때 마늘을 자주 섭취하고, 반찬에도 마늘 양념을 충분히 사용한다. 마늘환이나 흑마늘로 만들어 꾸준히 복용하면 암을 예방하고 치료할 수 있다.

당뇨병 예방이 필요한 사람

- 우엉: 함유된 이눌린 성분이 혈당조절에 도움을 주어 당뇨병 예방과 증상 개선에 효과.
- 둥굴레차: 당뇨로 인한 갈증 해소에 도움이 된다.

체중 조절이나 다이어트에 관심이 많은 사람

- 계란: 단백질 공급을 통해 근육량을 증가시켜 대사를 촉진하므로 체중 감량이 많은 도움이 된다. 역시 운동 필수.

혈관 질환으로 혈액순환 개선이 필요한 사람

- 우엉: 사포닌, 이눌린, 리그닌 성분이 풍부하여 콜레스테롤, 중성지방, 노폐물 제거에 효과가 있다.
- 버섯: 나쁜 콜레스테롤을 낮춰 혈액상태를 개선해준다.

빈혈이 심한 사람

- 소고기: 자주 섭취하면 철분 공급이 증진되어 빈혈을 예방하고 치료할 수 있다.

기력 저하로 보양식이 필요한 사람

- 육식: 보양식으로는 닭고기(삼계탕이나 백숙)나 염소가 좋다. 소고기(살코기 위주)도 좋다.
- 인삼차: 보기의 대표적인 약재로서 기력 보충에 아주 좋다.
- 둥굴레차: 기력이 저하하여 활력이 없을 때 도움이 된다.

더위를 많이 타거나 땀을 많이 흘리는 사람

- 인삼차: 기를 보충하여 열린 땀구멍을 막아준다.
- 둥굴레차: 몸에 손실된 진액을 보충해준다.

불안증이 있는 사람

- 인삼차: 머리가 맑지 않고 심적으로 편치 않을 때 좋다.
- 대추차: 심신을 안정시켜 주어 수면 장애에 좋다.

8체질
건강법 퍼레이드

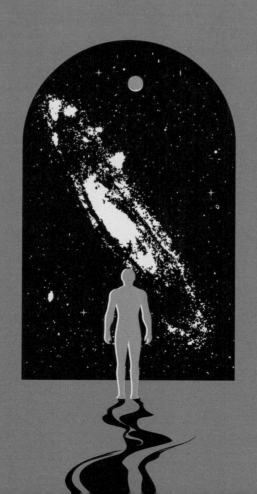

5

베스트
체질 건강식품

다스름

　각 체질에 좋은 건강식품에 대해 소개한다. 다만 동일한 건강식품이라도 체질마다 환자들이 경험한 효능은 좀 다를 수 있다는 점을 이해할 필요가 있다. 여기 소개한 효능 외에도 다양한 효능이 있을 수 있으나 가능한 한 환자들이 직접 경험한 것을 기준으로 작성한 것임을 밝힌다.

　건강식품은 건강보조식품이므로 체질약과 같은 전문 약재처럼 그 효능이 만족스럽지는 않을 수 있다. 대체로 인체에 온화한 성질의 식품들이기 때문이다. 질병이 심하거나 중한 건강 문제가 있는 경우는 8체질 전문 한의원에서 치료를 받길 권한다. 그래서 몸을 어느 정도 정상화 한 다음 이런 건강보조식품으로 평소 건강을 관리하는 것이 좋을 것이다.

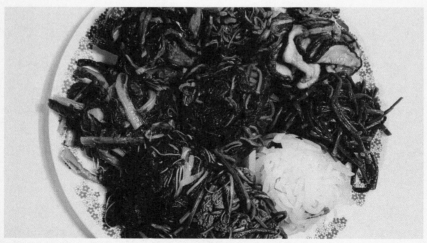

나물은 금체질에 가장 좋은 건강식품이다.

주원장이 추천하는 금체질 베스트 건강식품

- **건자두**(prune): 말린 서양 자두로 변비에 좋다. 푸룬주스는 말린 자두 (prune)를 이용해 만든 주스로 역시 변비 개선 효과가 있다.
  복용 방법: 건강한 성인의 경우 하루에 10~20개 정도를 섭취하는 것이 적당하다.

- **곰보배추**: 기침, 가래 등 폐에 좋다.
  복용 방법: 곰보배추를 씻어서 물기를 제거한 다음 솥이나 프라이팬에 덖어서 식힌 다음 용기에 넣어 서늘한 곳에 보관하고 필요할 때 차처럼 끓인 물에 우려서 먹는다.

- **김치유산균**: 장운동 개선으로 설사, 변비 등에 효과. 또 아토피피부염 등 피부 질환에도 효과.
  복용 방법: 잘 익은 김치를 자주 섭취하거나 혹은 김치 유산균(leuconostoc, lactobacillus plantarum, lactobacillus sakei 등)을 배양한 건강식품을 복용한다.

- **구절초차**: 기침, 감기, 수면 장애 개선. 그 외 여성 생식기 질환(생리불순, 생리통 등)에도 효과.

복용 방법: 구절초를 채취하여 말린 다음 서늘한 곳에 보관, 필요할 때 뜨거운 물에 차처럼 우려먹는다.

• **노루궁뎅이버섯**: 우울증, 치매 예방, 위장병, 당뇨병 개선, 항염 작용, 항암 작용 등. 흔히 치매 예방에 좋다고 알려져 있다.
복용 방법: 요리해서 먹거나 건조하여 차처럼 끓여 먹는다. 혹은 즙을 내서 먹거나 추출물, 분말로 먹기도 한다.
노루궁뎅이버섯차: 물 1L에 10g 정도를 넣고 15분가량 약불에 달여서 음용. 남은 버섯은 요리에 이용할 수 있다.

• **녹즙**(태양인 채소로 만든 것 사용): 간 기능 향상, 피로 감소.
복용 방법: 명일엽(또는 신선초)이나 케일 녹즙을 적정량 꾸준히 복용한다. 케일즙이 속이 쓰린 경우 명일엽 녹즙을 권한다. 양배추와 브로콜리를 섞어서 같이 즙을 내서 먹을 수도 있다.

• **다시마 패치**(외용): 아토피피부염, 피부 가려움증이나 피부 질환에 효과.
사용 방법: 다시마를 냉장고에 뒀다가 아토피 등 피부 질환이 있는 경우 환부에 붙인다.

• **달맞이꽃종자유**: 오메가3와 리놀렌산 등이 풍부하여 생리통 등 여성 생식기

질환과 갱년기 증상에 좋다. 아토피피부염이나 피부 노화에도 효과.

복용 방법: 유기농이면서 화학용매제를 사용하지 않는 추출 방식(Non Chemical Solvent)의 영양제를 구하여 하루 300ml 정도 복용한다.

- **돌미나리**: 간 기능 향상, 피로 감소.

복용 방법: 돌미나리(물이 없는 산이나 밭에 나는 미나리)를 나물로 만들어 먹거나 발효해서 복용한다. 발효 할 때는 설탕보다 올리고당(쌀로 만든 것)이나 조청, 포도당분말(당도가 설탕보다 많이 낮으므로 용량을 많이 써야 함) 등을 이용하는 것이 좋다.

- **레몬**: 피로 감소.

복용 방법: 레몬을 그대로 먹거나 레몬청 또는 주스로 만들어 먹는다. 레몬청을 만들 때 감미료는 올리고당(쌀로 만든 것)이나 조청, 포도당분말을 사용하는 것이 좋다.

- **마그네슘**: 눈 떨림 등 근육의 떨림, 변비, 수면 장애, 근육통 감소에 효과.

복용 방법: 하루 권장섭취량은 성인의 경우 400mg, 최적섭취량은 500~750mg이다. 신장 기능이 정상이라면 하루 6,000mg까지 가능하나 과량 복용하면 설사, 간과 신장에 독성이 있을 수 있으므로 금체질은 특히 주의를 요한다.

• **매실**(매실발효액, 매실식초, 매실엑기스): 소화불량, 위장병 개선.

  복용 방법: 청매실을 구해서 발효하여 복용한다. 발효 시에 설탕보다는 올리고당이나 조청, 포도당분말을 사용한다. 이들 감미료(특히 포도당분말)는 설탕보다 당도가 많이 떨어지므로 더 많은 양을 사용해야 발효가 제대로 된다. 당도가 낮은 감미료를 쓸 때는 수시로 발효 진행 상황을 체크하면서 필요하면 감미료를 추가하는 것이 부패 방지에 좋다.

• **맥주효모**: 간 보호, 피부 개선, 장기능 개선, 피로 감소, 당뇨병, 모발, 손톱에 효과. 맥주 제조 과정에서 맥주를 분리시키면 위에 맥주가 뜨고 아래에 맥주효모가 가라앉는데 이 침전물을 건조한 것을 맥주효모라고 한다.

  복용 및 사용 방법

  영양제: 비오틴 대용으로 복용하여 피부 및 모발 문제(탈모) 개선, 비타민B군이 함유돼 있어 에너지대사에 도움 되므로 활력 향상에 효과.

  · 맥주효모환: 적정량 복용한다.

  · 맥주효모가루: 하루 30g 정도 섭취.

  · 맥주효모가 첨가된 샴푸나 팩: 모발 또는 피부에 외용으로 사용.

• **미강발효식품**: 현미에서 백미를 제거한 배아와 호분층을 미강(쌀겨)이라고 하는데, 이것을 발효균(Bacillus Subtilus, 청국장균의 일종)을 이용하여 발효시킨 건강식품으로 장운동에 특히 좋다. 변비 개선, 소화 개선, 혈당 조절

등에 효과가 있다.

복용 방법: 미강발효 가루를 적당량 떠서 먹거나 혹은 반찬에 뿌려서 양념 삼아 먹는다.

- **민들레차**: 염증에 탁월한 효과가 있고, 또 피로 감소, 기침 감소에도 좋다. 민들레의 꽃, 뿌리, 잎을 포함한 전초를 말려서 팬에 적당히 볶아서 쓴다.

복용 방법: 민들레차를 뜨거운 물에 우려서 차처럼 복용한다. 민들레꽃으로만 만든 꽃차도 있으나 잎과 뿌리, 꽃 전체를 사용하는 것이 더 좋다.

- **바나나효소**: 변비, 다이어트, 부종, 피부 노화, 원기회복, 성 기능 개선에 효과. 바나나를 그냥 섭취해도 좋으나 올리고당이나 조청, 포도당분말을 넣어 발효시켜 먹으면 더욱 좋다.

- **발아현미**: 현미가 발아하는 데 필요한 조건을 유지하여 인위적으로 싹을 틔운 현미를 말한다. 백미보다 식이섬유, 단백질, 무기질 등이 훨씬 풍부하다. 장기능 개선, 소화불량 및 당뇨병 예방 및 개선, 체중 조절, 면역 향상 등에 효과가 있다.

복용 방법: 물에 불린 발아현미로 밥을 지어 먹는다(압력솥은 고온으로 비타민 B군 등의 영양소가 파괴될 수 있으므로 일반 밥솥을 사용하는 것이 더 좋다).

• **벌나무**: 신경통, 간 질환 예방 및 치료, 소화, 이뇨 작용 등에 좋다.

복용 방법: 즙을 내서 먹거나 물에 달여서 복용한다. 벌나무 적당량, 예로써 30g과 물 1L를 넣고 센 불로 5분가량 끓여 끓기 시작하면 가장 약 불로 낮추고 한 시간가량 더 끓여 물의 양이 반으로 줄면 마친다. 하루 2, 3회 복용 (불의 세기에 따라 걸리는 시간이 달라지므로 수시로 지켜봐야 약을 태워 먹지 않을 수 있다).

• **보리수 열매**: 변비 개선, 기침 등 폐 질환, 위장 질환 등에 좋다. 열매를 그대로 먹어도 되고 발효해서 먹어도 좋다(발효법은 전과 동일하나 수분함량이 많아 감미료를 다른 발효식품보다 더 많이 넣어야 곰팡이가 피지 않음에 주의).

• **블루베리**: 안구건조증 감소, 눈 건강에 좋다. 이 외에도 혈액 순환, 고혈압, 당뇨병, 장 건강, 피부 건강에도 좋다고 한다.

복용 방법: 블루베리 20알 정도를 매일 먹는다. 냉동 블루베리도 괜찮다(먹기 1시간 전 쯤에 꺼내서 냉장실에 둔 다음 먹는다). 어떤 환자는 1년 이상 하루도 빠짐없이 블루베리를 계속 섭취하고 눈이 좋아짐을 경험했다고 한다. 상당히 끈기를 요하는 일임을 알 수 있다.

• **비단풀**: 두통, 생리통, 하혈, 항암, 항염에 효과. 위염이나 감기에도 좋다. 짓찧어 외용으로 상처부위에 발라도 좋다.

복용 방법: 한 번에 비단풀 전초 40~80g(3일 분 정도)을 달여 하루 2회 가량 먹거나 또는 신선한 즙액을 복용한다.

- **비타민B군**: 피로 회복, 피부 개선, 어지럼증에 효과. 비타민B군은 대체로 에너지나 영양소의 대사에 관여하는 영양제이므로 피로나 기운이 없을 때 도움이 된다.
  복용 방법: 비타민B군 영양제를 용법에 맞게 복용한다.

- **비타민E**: 임상적으로 보면 빈뇨, 요통, 생식 기능에 효과가 있다. 식약처 약전에는 유해산소로부터 세포를 보호하는 데 필요하다고 효능이 규정돼 있다. 흔히 항산화작용이라고 알려진 기능이다. 따라서 대체로 피부 등의 노화 방지에 많이 활용된다.
  복용 방법: 용법에 맞게 복용한다. 성인 하루 권장량은 12mg이다.

- **솔잎차**: 간 기능 개선, 피부 호전. 눈 건강, 당뇨, 혈압에도 도움이 된다. 어떤 환자는 식욕을 감소시켜 다이어트에도 좋다고 한다.
  복용 방법: 솔잎을 적당량 취하여 물에 달여 차처럼 복용한다. 티백으로 판매되는 게 있으나 어떤 환자는 너무 민감하여 티백에 든 것을 먹으면 부작용이 있어 티백 포장을 버리고 안에 내용물만 끓여서 먹는다고 한다. 티백에서 우러나오는 미세한 화학 성분이 해로운 작용을 일으키는 것으로 보인다.

• **스피루리나**: 변비, 피로 감소, 칼슘 보강, 생리통, 눈 건강에 효과.

복용 방법: 정제나 분말 형태로 나오는데, 분말이 더 순수한 형태라고 할 수 있다. 흡수율이 높아 아무 때나 복용할 수 있으나 변비가 있다면 아침 공복에, 다이어트를 한다면 식전에, 운동을 하는 경우엔 운동 전에 복용하는 것을 추천한다.

• **신선초**(명일엽): 간 기능에 좋다. 간염, 간경화, 간암 등에 꾸준히 복용하여 효과를 봤다는 사례가 많다. 대체로 금체질 또는 토체질에 해당되는 얘기라고 생각한다.

복용 방법: 흔히 녹즙으로 복용하나, 나물로 무쳐 먹거나 조려서 반찬으로 먹기도 한다.

• **아로니아**: 눈 건강에 좋다. 노화 방지, 피부 개선에도 효과.

복용 방법: 열매 째 먹거나 분말, 원액, 차 등으로 먹을 수 있다.

· 아로니아 주스: 아로니아 주스는 원액을 마시거나 물이나 체질에 맞는 주스와 혼합하여 마실 수 있다.

· 아로니아 차: 물과 함께 끓여 먹는다.

· 아로니아 가루: 물이나 체질에 맞는 음료와 함께 마신다.

• **아마씨**: 피부 개선, 생리불순, 항암에 효과. 오메가3이 풍부하게 함유돼 있

고, 식이섬유, 단백질, 비타민 등 다양한 영양소가 들어 있다.

복용 방법: 한 번에 4g 이내, 하루 총 16g 이내 복용을 권장한다. 볶으면 고소한 맛이 나므로 아마씨를 적당히 분쇄하여 샐러드나 반찬에 뿌려 먹어도 좋다.

• **약쑥**: 여성 질환(생리통, 생리불순, 부정출혈 등) 치료, 해독 작용으로 간 기능 향상, 코피, 각혈 등의 출혈증, 혈액순환, 수족냉증, 위와 장 기능 장애 등에 좋다.

복용 방법: 적당량을 달여서 차로 복용하거나 발효 혹은 즙을 내서 복용한다. 분말 혹은 환으로 복용하기도 한다.

• **양파즙**: 고혈압, 두통, 코막힘, 피로, 당뇨병 등에 효과.

복용 방법: 양파 1/2~1개를 즙을 내서 먹거나 혹은 생양파를 갈아서 마신다. 한 환자는 생양파를 1년 동안 계속 갈아 먹고 고혈압을 퇴치했다고 한다. 양파즙은 생양파와 달리 맵지 않고 단맛이 있어 복용에 더 편한 면이 있다. 양파에는 칼륨이 많기 때문에 신장 질환이 있는 경우 복용에 주의를 요한다.

• **엠에스엠**(MSM, 식이유황): 관절통, 관절염 등 관절 질환, 변비에 효과.

복용 방법: 1,000~3,000mg 정도 범위에서 복용.

• **여주**: 당뇨병에 효과. 이외에 고혈압, 콜레스테롤혈증, 심혈관 질환 등에 좋다.

  복용 방법: 다른 재료와 함께 볶음 요리로 먹거나, 주스 또는 추출물로 만들어 먹는다. 하루 100ml 정도 섭취하면 적당하다.

• **오메가3**(EPA와 DHA 등 불포화지방산): 혈액순환(중성지방 및 혈행 개선), 손톱건강에 효과. 기억력 저하 및 안구건조증에도 효과. 요즘엔 rTG공법으로만든 오메가3(함량 및 순도가 높음)로 흡수율을 높인 것이 각광받고 있다.

  복용 방법: 지용성이므로 답즙산 분비를 촉진하기 위해 식사 후에 적량(1일 0.5g 권장)을 복용하는 것이 좋다. 심혈관 질환에 중점을 둔다면 EPA 함량

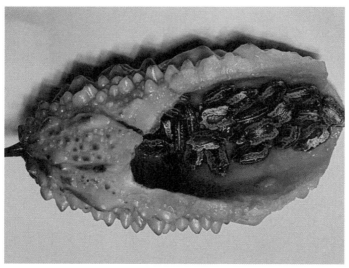

여주_ 금체질의 당뇨에 좋은 건강식품의 하나이다.

이 높은 것을, 시력이나 두뇌 건강을 위한 경우는 DHA 함량이 높은 것을 선택한다.

• **자죽염**: 가래, 염증에 좋다. 해독 및 숙취 해소, 위장병, 소화불량에도 효과가 있다. 대나무통 속에 소금을 넣고 9번 구운 것으로 마지막 9번째는 송진을 넣어 더욱 고온으로 구운 것으로 이로 인해 죽염의 색이 자색을 띤다고 한다.
복용 방법: 하루 1~2g 정도 섭취. 음식에 소금 대신 사용해도 좋다. 치주염이나 충치가 있을 경우 죽염으로 양치질을 하거나 입에 오래 머금고 있다가 삼킨다.

• **죽염**: 피로 감소, 피부병, 비염(외용)에 효과.
복용 방법: 하루 1~2g 정도 섭취. 음식에 소금 대신 사용해도 좋다. 치주염이나 충치가 있을 경우 죽염으로 양치질을 하거나 입에 오래 머금고 있다가 삼킨다.

• **채소과일즙**(양배추+블루베리+브로콜리+매실즙): 부종, 위장병에 효과.
복용 방법: 양배추와 브로콜리, 블루베리를 매실즙(발효주스)과 같이 갈아 복용한다. 하루 2~3회 적적량(1회 100~150ml 정도)을 꾸준히 복용한다.

- **채소과일즙**(키위+양배추+브로콜리+바나나): 변비, 위장병에 효과.

  복용 방법: 키위와 양배추, 브로콜리, 바나나를 섞어 적당량의 물과 함께 갈아서 마신다. 하루 2~3회 적적량(1회 100~150ml 정도)을 꾸준히 복용한다.

- **천연광천수**: 피부병, 소화에 효과.

  복용 방법: 국내 브랜드로 추천할 만한 것은 초정탄산수(초정약수로 알려진 것)로 마그네슘, 칼륨, 나트륨 등이 함유돼 있다. 과도한 섭취는 위를 자극(복부 팽만감 및 불편감을 유발)하고 식도괄약근 기능을 약화시킬 수 있으므로 주의를 요한다.

- **클로렐라**: 면역 증진, 항산화작용, 알레르기 피부에 효과.

  복용 방법: 제조사마다 다양하나 하루 2~3g 정도 복용하면 적당. 제조사의 용법을 따를 것.

- **피시 콜라겐**(fish collagen): 피부 및 관절에 좋다. 콜라겐이란 동물의 힘줄, 피부, 머리카락에 들어있는 특수한 단백질로 피부 진피층의 90%를 차지하여, 수분을 조절하고, 탄력을 유지해준다고 알려져 있다. 금체질은 생선이 좋은 체질이므로 피시콜라겐을 권한다. 흡수율이 높은 저분자 콜라겐이 좋다.

  복용 방법: 콜라겐이 가장 활발하게 생성되는 시간이 밤 10시에서 새벽 2시

사이이므로 저녁식사하고 1~2시간 지난 후에 복용하면 좋다. 흡수를 방해할 수 있으므로 당분과 함께 섭취하는 것은 피하도록 한다. 하루 5~10g 섭취하는 것을 권장(제조사의 용법에 따를 것).

• **함초**: 변비 개선, 체중 감량.
　복용 방법: 나물로 먹거나 분말 또는 환, 발효액, 차, 진액 등으로 복용. 환의 경우 하루 20~40환을 120ml 이상의 물과 함께 복용하는 것이 좋다.

• **헛개나무**: 간 건강에 좋아 피로, 숙취에 효과.
　복용 방법: 끓여서 차로 마신다.

• **홍화씨**: 관절 질환, 특히 무릎 통증에 효과.
　복용 방법: 환이나 분말, 혹은 차로 복용한다. 환의 경우 15~25알 정도 복용. 분말은 차 스푼으로 1~3스푼 복용. 홍화차는 볶은 홍화씨 1~2수저를 큰 주전자에 넣고 끓여서 마신다.

주원장이 추천하는 토체질 베스트 건강식품

- **건조효모**(맥주효모): 신장 기능 향상, 만성피로, 부종에 효과. 이 외에도 간 보호, 피부 개선, 장기능 개선, 당뇨병, 모발, 손톱에 효과.

  비오틴 대용으로 복용하여 피부 및 모발 문제(탈모) 개선 효과가 있고, 비타민B군이 함유돼 있어 에너지대사에 도움 되므로 활력 향상에 도움이 된다.

  맥주 제조 과정에서 맥주를 분리시키면 위에 맥주가 뜨고 아래에 맥주효모가 가라앉는데 이 침전물을 건조한 것을 맥주효모라고 한다.

  복용 방법

  · 맥주효모환: 적정량 복용한다.

  · 맥주효모가루: 하루 30g 정도 섭취.

  · 맥주효모가 첨가된 샴푸나 팩: 모발 또는 피부에 외용으로 사용.

- **곰보배추효소**: 기침, 천식에 좋다. 곰보배추를 발효하여 복용한다. 발효할 때 설탕 대신 올리고당이나 조청, 포도당분말 등을 이용하는 것이 좋다.

- **구기자**: 간 기능에 도움이 됨. 피로 감소, 신장 기능 향상, 눈 건강에 효과.

  복용 방법: 구기자 30g 정도를 물 1~1.5L 정도에 넣고 센불로 5분가량 가열, 끓기 시작하면 가장 약한 불로 줄여 1시간가량 달인다(물이 반으로 줄 정도까지). 불의 세기에 따라 걸리는 시간이 달라지므로 수시로 지켜봐야 약을

태워 먹지 않을 수 있다. 하루 1~2회, 회당 100~150m 정도 복용한다.

• **노니**: 피로 감소, 신장 기능 향상.

복용 방법: 분말이나 차, 주스 등으로 복용한다. 칼륨 함유량이 높으므로 신
장 질환이 있는 사람은 주의를 요함. 와파린이나 일부 혈압약 병용시에도
고칼륨혈증 위험이 증가하므로 역시 주의. 분말의 경우 한 번에 10ml 정도
물에 희석하여 마신다.

• **마그네슘**: 눈 떨림 등 근육의 떨림, 근육경련 혹은 쥐나는 것 감소. 그 외 변
비, 수면 장애, 근육통 감소에도 효과.

복용 방법: 한국영양학회 하루 권장량은 남성 350mg, 여성 250mg, 최대 섭
취량 350mg이다. 신장 기능이 정상이라면 하루 6,000mg까지 가능하나 과
량 복용하면 설사, 간과 신장에 독성이 있을 수 있으므로 주의를 요한다.

• **보리구기자차**: 설사 멈춤, 신장 기능 향상.

복용 방법: 보리와 구기자를 적당량 물에 넣고 끓여서 차로 마신다. 구수한
맛을 내기 위해 보통 볶은 보리를 이용하나 토체질의 경우는 볶지 않은 보
리가 더 좋다.

• **보리밥**: 위장 및 신장에 좋다.

- **비타민C**: 피로 감소, 안구건조증 감소, 몸 컨디션 향상, 피부 개선, 두통에 효과.

  복용 방법: 일일 1,000~3,000mg 권장.

- **비타민E**: 임상적으로 빈뇨 등 신장 기능, 생식 기능, 요통에 효과. 식약처 약전에는 유해산소로부터 세포를 보호하는 데 필요하다고 효능이 규정돼 있다. 흔히 항산화작용이라고 알려진 기능이다. 따라서 대체로 피부 등의 노화 방지에 많이 활용된다.

  복용 방법: 성인 하루 권장량은 12mg이다.

- **상어연골**: 관절 통증, 특히 무릎 통증에 좋다. 상어연골의 주성분은 칼슘, 콜라겐, 콘드로이친, 히알루론산으로 주로 세포재생과 항염증, 관절건강에 관여하는 성분이다.

  복용 방법: 하루 권장량 700mg.

- **생식**(체질에 맞는 식품 맞춤 선택 필요): 위장 질환, 비만에 좋다.

  복용 방법: 토체질은 익히지 않고 날 것 그대로 먹는 것이 좋다. 생채소, 생선회, 육회, 과일, 곡식 등 가능한 모든 식품을 생으로 먹기를 권한다. 시중의 생식 제품을 먹을 경우엔 체질에 맞는 것들을 선택하는 맞춤 생식을 권한다.

• **아로니아**: 눈 건강에 좋다(안구충혈, 안구피로 등). 노화 방지, 피부 개선에도 효과.

복용 방법: 하루 20~30알 정도를 섭취한다. 열매째로 먹거나 분말, 원액, 차 등으로 먹을 수 있다.

· 아로니아 주스: 아로니아 주스는 원액을 마시거나 물이나 체질에 맞는 주스와 혼합하여 마실 수 있다.

· 아로니아 차: 물과 함께 끓여 먹는다.

· 아로니아 가루: 물이나 체질에 맞는 음료와 함께 마신다.

• **알로에**: 변비 개선, 몸 컨디션 향상, 설사, 생리통, 두통에 효과. 피부 질환 혹은 미용에 외용으로도 사용한다.

복용 방법: 생알로에를 먹거나 보충제로 나온 것을 복용한다. 생 알로에로 먹을 경우 깨끗한 알로에를 적당한 크기로 잘라 껍질째 씹어 먹는다. 껍질 먹기가 힘들면 안에 있는 겔만 먹는다. 혹은 생 알로에를 물과 함께 넣어 갈아서 마신다. 취향에 따라 체질에 맞는 과일(배, 딸기, 바나나 등)을 넣는 것도 좋다. 혹은 간 것을 걸러서 주스로 마신다.

• **양파즙**: 소화불량, 변비에 효과.

복용 방법: 양파즙을 적정량 꾸준히 마신다. 양파에는 칼륨이 많기 때문에 신장 질환이 있는 경우 복용에 주의.

• **엠에스엠**(MSM, 식이유황): 관절통, 관절염 등 관절 질환, 변비에 효과.

복용 방법: 제품 사용 설명서에 따르되 1,000~3,000mg 정도 범위에서 복용.

• **영지버섯**: 몸 컨디션 향상, 신장 기능 향상.

복용 방법: 영지버섯을 깨끗이 씻은 다음 잘게 잘라서 15g을 물 1L 정도에 넣어 센 불에 끓인다. 끓기 시작하면 약한 불에 1시간가량(불의 세기에 따라 시간은 증감할 수 있다) 더 달여 물이 반 정도 줄면 멈춘다. 한번에 100~150mg 정도, 하루 1~2회 마신다.

• **오메가3**(EPA와 DHA 등 불포화지방산): 혈액순환(중성지방 및 혈행 개선), 팔다리 저림 감소. 또는 손톱 건강이나 기억력 저하 및 안구건조증에도 효과. 요즘에는 rTG공법으로 만든 오메가3(함량 및 순도가 높음)로 흡수율을 높인 것이 각광받고 있다.

복용 방법: 지용성이므로 답즙산 분비를 촉진하기 위해 식사 후에 적량(1일 0.5g 권장)을 복용하는 것이 좋다. 심혈관 질환에 중점을 둔다면 EPA 함량이 높은 것을, 시력이나 두뇌 건강을 위한 경우는 DHA 함량이 높은 것을 선택한다.

• **유산균**: 장운동 개선, 통풍, 얼굴 피부 개선에 효과.

- **죽염**(9증9포): 안구건조증, 눈 다래끼, 소화불량, 가래에 좋다.

  복용 방법: 하루 1~2g 정도 섭취. 음식에 소금 대신 사용해도 좋다. 치주염이나 충치가 있을 경우 죽염으로 양치질을 하거나 입에 오래 머금고 있다가 삼킨다.

  9증9포란 원래 한약재 숙지황의 제조법으로 생지황을 아홉 번 반복해서 찌고 말리는 전통적 한약재 가공법을 말하는데 이를 죽염의 제법에 응용한 것이다.

- **초마늘**: 피로 해소, 변비 등에 효과.

  복용 방법: 마늘을 체질에 맞는 식초(감식초 권장)에 넣고 뚜껑을 꽉 막아 서늘한 곳에 보관한다. 10일 정도 후 식초를 따라 낸 다음 새 식초를 붓는다. 따라 낸 식초는 버리지 말고 음식 요리에 쓰면 된다. 5~6개월 정도 더 숙성시킨 다음 복용한다. 식사 때마다 5알정도 먹으면 적당하다.

- **칼슘**: 무릎 등 관절 질환에 효과.

  복용 방법: 성인 기준 하루 700~1,000mg 권장. 음식으로 평균 400~500mg 정도 섭취하므로 사람에 따라 200~600mg 범위 내에서 추가 복용할 수 있다. 칼슘은 종종 소화불량을 일으킬 수 있으므로 그런 경우는 음식을 통해 섭취하도록 한다.

• **콜라비**: 감기, 몸 컨디션 향상.

　복용 방법: 잘게 썰어 샐러드나 수프에 넣어 먹는다. 혹은 굽거나 볶거나 양념에 무쳐서 먹기도 한다. 물과 체질에 맞는 과일과 함께 넣어 갈아서 스무디처럼 만들어 먹는 방법도 있다.

• **흑마늘**: 고혈압, 소화기능, 신장에 좋다.

　복용 방법: 성인 기준 하루 5알 정도 꾸준히 복용한다. 깨끗한 통마늘을 보온밥통에 넣고 보온 상태로 9일 동안 둔다. 이때 마늘 특유의 냄새가 상당히 독하므로 베란다 등에 두는 것이 좋다. 완성된 흑마늘은 15일 정도 상온에 숙성, 건조한 다음 복용한다.

　흑마늘 진액을 만들어 복용하는 방법도 있다. 깐 마늘 200g을 찜통기에 넣고 1시간 정도 찐다. 마늘을 꺼내 서늘한 곳에서 28일 정도 건조, 발효시킨다. 건조된 마늘을 물 1,500ml에 넣고 달이면 완성된다(센 불로 하여 끓기 시작하면 약 불로 줄여서 물이 반 정도 줄면 마친다. 달일 때 금방 끓으므로 반드시 불 옆에서 지켜보는 것이 태워 먹지 않는 비결).

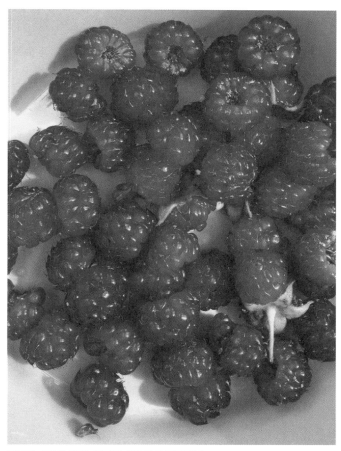

복분자_ 토체질 비뇨생식기계에 좋은 건강식품

주원장이 추천하는 목체질 베스트 건강식품

- **갈릭환**(마늘환): 장이나 폐 기능 그리고 면역증진에 도움이 된다. 수많은 통계 자료에 의하면 항암 효능의 경우 거의 항상 탑 클래스에 속한다.

  복용 방법: 구운 마늘을 환으로 만든 제품일 경우 하루 2회 정도 복용, 1회 섭취 시 물과 함께 20~30알 섭취한다.

  · 환이 아닌, 직접 구운 마늘을 적정량(한번에 5개 정도) 섭취해도 된다.

- **결명자차**: 눈 건강에 대표적인 건강식품이다. 결명자에 함유된 베타카로틴이라는 성분이 섭취 시 비타민A로 전환되는데, 이 비타민이 시력에 필수적인 역할을 하는 것이라고 한다.

  복용 방법: 볶아서 차로 마시거나 환으로 만들어서 복용한다.

- **도라지**: 기침, 가래, 감기에 효과. 배농의 효과도 있어서 곪는 기관지염, 편도염, 인후염에도 쓴다.

  복용 방법: 하루에 약도라지 6~12g을 물 1L에 넣어 물이 반으로 줄 때까지 달여서 2~3차례에 나눠서 복용한다(처음에 강불로 끓여 물이 끓기 시작하면 바로 약불로 줄여 달이다가 물이 반 정도로 줄면 마친다).

  · 건조된 도라지를 환이나 가루로 만들어 복용할 수도 있다.

• **루테인**: 눈 건강, 안구건조증에 효과. 루테인은 망막의 성분의 하나로 황반 색소의 밀도를 유지시켜 안구의 질환을 치료 또는 예방해줄 수 있다.

복용 방법: 하루 권장량은 6~10mg, 최대 섭취량은 20mg이다. 제품의 복용 방법에 따라 복용하면 된다.

• **마**: 위 기능 향상, 폐 기능 개선.

복용 방법: 생 참마를 강판에 갈아서 밥에 섞어 먹거나 잘게 썰어서 먹는다. 갈아서 요거트나 우유에 넣어 먹어도 좋다.

· 건조 분말의 경우도 요거트나 우유에 넣어 먹으면 된다.

• **마늘효소**: 장에 좋고, 성 기능 향상에 효과.

복용 방법: 마늘와 설탕을 같은 양을 사용하여 발효한다.

· 마늘발효액을 적당량 취하여 물에 희석하여 복용한다.

· 빵의 잼으로, 요리 조미료로, 고기 양념 등으로 다양하게 사용할 수 있다.

• **바이오틴**(biotin): 손톱, 모발 개선, 몸 컨디션 향상.

복용 방법: 하루 권장량은 성인은 30mcg, 청소년(14~18세)은 25mcg, 9~13 세는 20mcg 등이므로 각기 연령에 맞춰 복용한다.

• **비타민A**: 간 기능 향상, 눈 건강에 효과.

복용 방법: 권장량은 남성 19~49세는 800mcg RAE, 50~65세는 750mcg RAE, 여성 15~49세는 650mcg RAE, 50세 이상은 600mcg RAE이므로 각기 나에 맞춰 복용하는 것이 좋다. 과도한 섭취는 부작용을 일으킬 수 있으므로 주의 요함.

- **비타민C**: 몸 컨디션 상승, 피로 감소, 구내염 감소, 소화 및 장기능 향상.
  복용 방법: 일일 1,000~3,000mg 권장.

- **비타민D**: 골다공증 예방, 몸 컨디션 향상.
  복용 방법: 하루 권장섭취량은 1,000~2,000 IU 정도. 요즘엔 2~3개월 마다 근육주사로 보충하기도 한다.

- **선식**(체질에 맞는 식품 선택 필요): 건강 증진, 체중 감소.
  복용 방법: 목체질에 맞는 식품을 골라서 맞춤선식으로 섭취하는 것이 좋다. 뒤에 나오는 주원장의 간편체질식 참조.

- **연근즙**: 지혈 작용.
  복용 방법: 근을 갈아서 즙을 내서 복용한다. 외용으로 상처 부위에 즙을 바르는 것도 효과가 좋다.

• **연잎차**: 더위 퇴치, 지사 작용, 지혈 작용.

  복용 방법: 말린 연잎을 뜨거운 물에 우려서 차로 마신다.

• **연자**(연꽃씨): 심신 안정, 지사 작용, 비뇨생식 기능 개선.

  복용 방법: 연꽃의 씨 10~20g 정도를 물 1,000mg에 달여서 하루 2~3회에

  나눠서 복용한다. 처음엔 센 불로 달여 5분가량 지나면 끓는데, 이때 약한

  불로 줄여 물의 양이 반 정도로 줄 때까지 (대략 1시간 정도) 달인다(불의 세기

  에 따라 걸리는 시간이 달라지므로 수시로 지켜봐야 약을 태워 먹지 않을 수 있다).

• **오미자**: 기침, 감기, 천식, 구강건조증, 다한증, 빈뇨, 설사 등에 효과.

  복용 방법: 오미자를 적정량(4~8g) 달여서 하루 2~3회 나눠 복용한다(달이는

  요령은 앞의 방법을 참조).

• **요거트**(yogurt): 장 기능에 효과.

  복용 방법: 순수한 플레인 요거트를 권장한다. 혹은 집에서 요거트 만드는

  기계를 이용해 직접 만들어 먹는 것도 좋다.

• **우유**: 골다공증 예방, 위장 기능 향상, 피부 개선.

• **율무**: 당뇨병, 여드름, 부종, 비만에 효과.

복용 방법: 율무 3~9g을 물 1L에 넣고 달여서 물이 반 정도 남으면 하루 2~3회 나눠 복용한다(달이는 요령은 앞의 방법 참조).

· 율무차: 볶은 율무를 가루 내어 뜨거운 물에 차로 마셔도 좋다.

· 율무밥: 물에 불린 율무를 쌀과 함께 넣어 율무밥을 만들어 먹는 것도 좋은 방법이다.

• 은행: 기침, 가래, 천식, 빈뇨, 설사에 효과.

복용 방법: 은행을 프라이팬에 약간 볶아서 기름이 약간 나오는 정도가 되면 먹는다.

• 칡즙: 감기, 근육통, 두통, 위장병에 좋다.

복용 방법: 칡 6~9g을 물 1L에 넣고 달여서 물이 반 정도로 줄면 하루 2~3회 나눠 복용한다(달이는 방법은 앞을 참조).

주원장이 추천하는 수체질 베스트 건강식품

• 꿀: 위장 장애 치료, 감기 예방, 몸 컨디션 향상.

복용 방법: 꿀을 수저로 떠먹거나 혹은 물에 끓여 차로 마신다. 감기에는 생강, 대추 등을 달인 후 꿀을 넣어 마신다.

• 닭발찹쌀죽: 소화력 향상, 관절 강화. 닭발의 콜라겐과 칼슘 성분이 관절기능에 도움을 주며, 찹쌀이 위의 기능을 향상시켜 관절 문제와 소화 문제를 동시에 잡는다.

복용 방법: 다음과 같은 방법으로 죽을 만든다.

· 찹쌀을 물에 1시간가량 불린다.

· 닭발을 물에 넣고 끓인다.

· 닭발이 익으면 불린 찹쌀을 적량 넣어서 약한 불로 오래 푹 끓인다(수시로 죽을 저어서 바닥에 눌어붙지 않게 주의한다).

· 수체질에 좋은 감자 혹은 채소를 적당히 넣는다.

· 죽이 완성되면 간을 약간 맞추고 쪽파와 후추를 뿌려준다. 죽이 완성되면 맛있게 먹는다.

• 닭죽: 위장 기능 향상, 소화력 증진.

복용 방법: 닭죽 만드는 방법은 앞의 내용을 참조(닭발 대신 닭의 다른 부위 살

을 이용한다).

• **대추생강차**: 소화기능 향상, 감기 예방, 쾌소변.

복용 방법: 대추와 생강을 적당량(대추 3~9g, 생강 3g 정도) 물 1L에 넣고 달여서 물이 반 정도로 줄면 하루 2~3회 나눠 차로 마신다. 처음에 센 불로 5분가량 끓여 끓기 시작하면 바로 약불로 줄여 1시간가량(불의 세기에 따라 다르므로 수시로 지켜봐야 약을 태우지 않을 수 있다) 달이다가 물이 반 정도 줄면 멈춘다.

• **둥굴레**: 당뇨, 고혈압, 기력 증진, 소화기능 향상 등에 좋다.

복용 방법: 말린 둥굴레를 프라이팬에 볶아서 용기에 담아 보관하고, 필요한 만큼 끓여서 먹는다. 6~9g 정도를 물 1L에 넣어 강불로 5분 정도 달여 끓기 시작하면 약불로 낮춰 물이 반 정도로 줄 때까지 달여서 하루 2~3회 나눠 복용하면 적당하다. 삶은 둥굴레를 그대로 먹어도 좋고, 죽으로 만들거나 가루 내어 미숫가루처럼 먹어도 좋다.

• **도라지**: 기침, 감기 예방, 위장 기능 향상, 몸 컨디션 향상.

복용 방법: 하루에 약도라지 6~12g을 물에 달여서 2~3차례에 나눠서 복용한다(달이는 방법은 앞 참조).

건조된 도라지를 환이나 가루로 만들어 복용할 수도 있다. 도라지 가루를 꿀에 쟁여 한 수저씩 떠서 먹어도 좋다.

- **루이보스티**: 심신 안정, 신경성 방광염 증상 호전.
  복용 방법: 티백을 끓는 물에 넣고 우려내서 마신다(자세한 것은 제품의 복용 방법을 따른다).

- **마그네슘**: 눈 밑 근육 떨림 감소, 수면 장애 개선, 신경 안정 효과.
  복용 방법: 한국영양학회 하루 권장량으로 남성은 350mg, 여성은 250mg, 최대 섭취량은 350mg.

- **마그네슘+칼슘+아연**: 심신 안정, 생리 때 짜증 감소.
  복용 방법: 어떤 수체질 환자가 이 방법으로 해서 좋은 효과를 봤다고 한다. 이 세 가지 영양소가 같이 들어 있는 것을 복용하는 것이 편리할 것이다.

- **매운 음식**: 소화력 증진, 신경통 감소.
  복용 방법: 수체질은 위가 허하고 냉하므로 매운 음식이 위의 활성을 북돋는 데 도움을 준다. 고추나 후추, 카레 등의 매콤한 맛을 내는 식품으로 맛을 내면 효과적이다.

- **비타민B군**: 소화기능 향상, 구내염 감소, 피로 회복, 체력 증진. 대체로 에

너지나 영양소의 대사에 관여하는 영양제이므로 피로나 기운이 없을 때 도움이 된다.

복용 방법: 비타민B군 영양제를 용법에 맞게 복용한다.

- **삼계탕**: 몸 컨디션 향상, 소화기능 상승, 몸을 따뜻하게 해줌, 눈 밝아짐, 기력 상승.

  복용 방법: 인삼과 닭고기, 찹쌀, 대추 등 수체질에 좋은 재료로 만든다. 땀을 많이 흘리는 수체질의 경우는 인삼 대신 황기를 쓰면 좋다.

- **생강**: 감기에 효과, 몸 따뜻해지고 눈이 밝아지며 기력 향상.

  복용 방법: 생강 적당량(3~6g)을 물에 달여서 마신다.

  · 혹은 생강을 갈아 즙으로 먹거나 요리에 양념으로 넣어 먹는다.

  · 또는 초절임 생강으로 만들어 밑반찬으로 먹는다.

- **쑥갓**: 머리 맑아짐, 몸 컨디션 향상. 소화불량이나 변비, 빈혈, 다이어트에도 효과가 있다.

  복용 방법: 수체질은 생채소가 좋지 않으므로 나물로 만들어 먹거나 혹은 국으로 끓여 먹는 것이 좋다.

- **옻닭**: 몸 컨디션 향상, 소화기능 향상, 더위 퇴치. 혈액순환(수족냉증 등), 생

리통 등에도 효과. 수체질의 비위에 좋은 따뜻한 성질의 닭과 어혈을 제거하여 혈액순환을 돕는 옻나무의 기능이 어우러진 건강식품이다. 단, 옻에 알레르기를 일으키는 사람의 경우는 복용 주의.

• **익힌 사과와 꿀**: 몸 컨디션 향상, 면역 증진.
  복용 방법: 꿀과 사과를 섞어 가열하여 사과를 익힌 다음 섭취한다. 비위의 소화기능이 약한 수체질에 좋다.

• **인삼**: 몸 컨디션 향상, 기력 상승, 쾌소변, 몸 따뜻해짐, 심신 안정.
  복용 방법: 인삼은 수체질에 대표적인 건강식품으로 달여서 복용하는 것이 가장 일반적이다.
  · 수삼의 경우 달여 먹거나 요리나 샐러드에 넣어 씹어 먹기도 한다.
  · 감기 예방 및 치료에는 도라지와 생강, 대추를 넣어 달인 다음 꿀을 넣어 마시면 좋다.

• **카레**: 소화기능 향상, 몸이 따뜻해지고 눈이 밝아지며 기운 남.
  복용 방법: 카레에 든 강황 등의 향신료가 수체질에 약한 소화력과 냉한 체질에 좋은 효과를 보인다.

• **카모마일**: 수면 장애 개선, 소화력 증진.

복용 방법: 카모마일 티를 뜨거운 물에 우려서 차로 마신다.

• **추어탕**: 소화력 증진, 기력 향상.

복용 방법: 추어탕에 넣는 시래기는 배추보다 무시래기가 좋다. 고추, 후추, 파 등을 넣어 얼큰하게 끓이면 수체질의 냉한 비위를 덥혀 소화력을 더욱 향상시킬 수 있다.

• **타피오카**(tapioca): 변비 혹은 설사 개선. 식이섬유가 많아 체중 감량에도 도움이 된다.

복용 방법: 열대 식물인 카사바 가루로 만든 글루텐이 없는 밀가루의 일종으로 분말로는 소스와 수프에 옥수수 전분 대신 사용할 수 있다. 이를 둥근 펄(진주)처럼 만들어 티에 넣는 것을 타피오카라고 한다.

• **토마토 주스**: 위장 기능 개선, 다이어트 효과, 몸 컨디션 향상.

복용 방법: 생토마토 주스도 좋으나 소화력이 많이 떨어진 경우 토마토를 익혀서 즙을 내 마시는 것도 좋다.

• **파김치**: 소화 증진, 감기 예방 및 치료.

복용 방법: 파김치를 만들어 반찬으로 섭취한다. 감기에는 파뿌리를 물에 넣고 달여서 그 물을 마신다.

• **현미밥**: 고지혈증, 고콜레스테롤증 감소, 변비 개선.

　복용 방법: 현미를 물에 불려 밥을 지어 먹는다. 소화력이 약한 경우 찰현미

　도 좋다.

• **홍차**: 심신 안정, 대변 상태 호전.

　복용 방법: 홍차를 뜨거운 물에 우려내어 차로 마신다. 카페인이 있으므로

　불면증이 있는 사람은 주의.

• **흑염소**: 몸이 따뜻해지고 기력 향상. 혈당 관리, 혈액순환에도 효과.

　복용 방법: 흑염소 진액을 권장량(하루 100~140ml) 마신다. 진액을 만들 때

　는 생강, 대추를 같이 넣어 냄새를 제거할 수 있다.

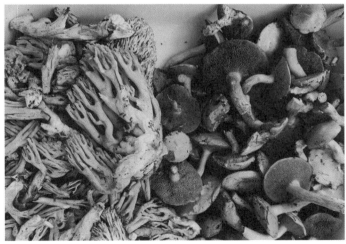

자연산 버섯_ 수체질에 좋은 건강식품(목체질에도 좋다.)

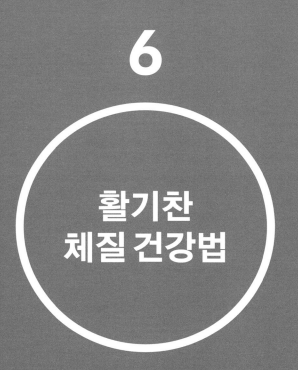

6

활기찬
체질 건강법

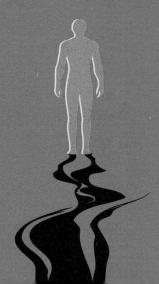

다스름

각 체질에 맞는 대표적인 건강법들을 소개한다. 건강법도 역시 그 체질에 맞는 것을 선택해야 최고의 효험을 볼 수 있다. 여기 소개하는 것은 실제 임상에서 환자들이 효험을 봤다고 증언하는 것들을 중심으로 모은 것이다.

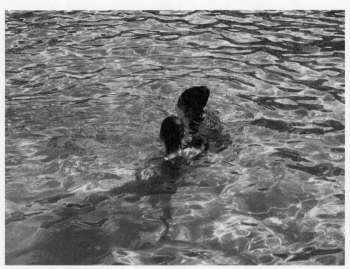

수영은 금체질에 최고의 건강법으로 꼽힌다(수체질에도 좋다).

금체질 활력 건강법

개요

- 태양인에 좋은 운동으로는 유산소운동을 들 수 있다. 즉 걷기, 달리기, 자전거, 수영 등이다. 이 중 특히 추천하는 운동으로는 수영이 있다. 다만, 등산은 그다지 맞지 않으므로 평지에서 걷는 것을 권한다. 부득이 등산을 해야 할 경우 더운 여름은 피하고 햇볕이 약한 아침이나 저녁에 가까운 시간에 하는 것이 좋다.

- 근력운동은 유산소운동보다 덜 추천하지만 꼭 해야 할 경우 상체보다는 하체운동에 더 치중해서 하는 것이 좋다.

- 호흡법으로는 내쉬는 숨을 길게 하는 것이 좋다.

주원장이 권장하는 금체질 건강법

• 걷기: 심폐 기능 향상.

방법: 건강 증진을 위한 가장 기본적인 태양인 운동이라 할 수 있다(다른 체질에도 좋으나 금체질에 가장 효과적인 운동법이라고 할 수 있다). 특히 강이나 시내, 바다와 같은 물을 끼고 걷는 것이 좋다. 걷기도 여러 가지 방법이 있으며 다 좋으므로 취향에 맞는 것을 선택해서 꾸준히 하면 된다. 그중 특히 맨발로 땅을 밟고 걷는 것을 추천한다. 황토가 좋지만 모래나 돌길 같은 다른 길도 대체로 좋다. 등산할 때 맨발로 걷는 것도 역시 좋다. 다만, 맨발로

걸을 때는 금속이나 깨진 병 같은 날카로운 것으로 인한 부상에 주의해야 한다.

• **냉수마찰**: 혈액순환, 감기 예방 등에 효과적이다.

방법: 찬물에 적신 수건을 가지고 온몸을 박박 문지르는 건강법. 피부 자극을 통해 피부, 혈관, 근육 등에 활력을 주는 방법이다. 찬물에 적신 수건이지만 몸에 계속 문지르면 그 부위에 열감이 느껴진다. 물과 불이 서로 교차하면서 이뤄지는 수화상제(水火相濟)의 묘가 여기 있는 것 같다.

• **냉수샤워**: 면역증진, 몸 컨디션 향상, 피부 가려움 감소에 효과적이다.

방법: 온수로 시작하여 점점 온도를 내려 시원한 물로 샤워를 하다 끝낸다 (차가운 물을 잘 견디지 못하는 사람은 미지근한 정도에서 끝낸다. 계속 하다 보면 점점 내성이 생겨 상당히 찬 물도 견딜 수 있게 된다).

• **냉온욕**: 면역력이 증진되므로 감기에 자주 걸리는 사람들에게 권한다.

방법: 온탕과 냉탕을 교대로 하되 온탕으로 시작하여 냉탕으로 끝내는 것이 좋다. 온탕에서 너무 오래 머물러 과도하게 발한이 되는 것은 피하도록 한다. 대체로 온탕과 냉탕을 빠르게 교대하는 것이 좋다. 혈액순환을 좋게 하고, 온도 변화에 대한 적응력을 높여 면역기능도 매우 향상된다. 찬물에 민감한 사람은 약간 미지근한 물을 이용한다.

- **녹주맥반석 찜질방**: 혈액순환, 통증 완화 등 온열치료 효과가 좋다.

  방법: 녹주석(綠柱石)을 이용한 찜질방을 말한다. 녹주석이란 베릴륨 (beryllium)을 포함하는 육각 프리즘 모양의 광물을 말한다. 땀을 너무 많이 내지 않는 한도 내에서 찜질하는 것이 좋다.

- **복근운동**: 과민성대장에 효과. 장운동 증진.

  방법: 헬스 짐이나 피트니스 센터에서 기구를 이용한 복근운동도 좋고, 윗몸일으키기 같은 자력 운동도 역시 좋다.

- **수영**: 심폐 기능 향상.

  방법: 금체질에 최고로 추천하는 운동이다. 특히 무릎과 같은 관절 질환이 있는 사람에게 가장 권장한다. 허리가 좋지 않은 사람은 자유형 혹은 배영 위주로 하고 다른 영법 특히 접영은 피하도록 한다. 그리고 피부가 민감하거나 아토피 같은 질환이 있는 사람은 수영장의 소독약에 의한 부작용이 있을 수 있으므로 병이 나은 후 수영을 하는 것이 좋다.

- **수영장에서 걷기**: 심폐 기능 증진.

  방법: 수영도 할 수 없을 정도로 무릎 관절이 매우 좋지 않거나, 수영을 못하거나 싫어하는 사람에게 추천하는 금체질 운동이다. 며칠 전 한 환자에게서 요즘엔 수영장에 걷기 전용 레인이 있다는 말을 들었다. 앞으로 이런

수영장이 더욱 늘 것이라 생각한다. 수영장이 아닌, 대중탕의 냉수탕이나 자연 속의 하천, 시냇물, 바다 등 어디서건 물이 있는 곳이면 다 좋다.

• **스포츠댄스**: 심폐 기능 향상.

방법: 지루하거나 힘든 운동보다는 즐거운 운동을 원하는 사람에게 추천한다. 지금 한의원에 다니는 환자 중에 70대인데도 댄스에 열심인 분이 있는데, 굉장히 운동도 많이 되고 정말 재밌다고 하신다. 이렇게 즐거운 운동을 통해 체력도 기르고 삶의 활력도 얻는다면 이보다 좋은 일은 없을 것이다.

• **실외 유황온천**: 아토피 등 피부 질환 치료, 컨디션 증진에 효과 있다.

방법: 아토피나 알레르기 피부 질환이 많은 금체질에는 유황온천이 좋지만 과도하게 땀을 빼면 해로우므로 자신에게 적당한 수준으로 하길 바란다. 실외 유황온천은 외부에서 하는 온천인 까닭에 실내의 답답한 환경이 아닌, 외부의 신선한 공기를 마시면서 하므로 이 체질에 특히 좋다고 할 수 있다.

• **아쿠아 댄스**: 심폐 기능 증진.

방법: 관절이 안 좋은 사람들에게 좋은 금체질 운동. 이 역시 수영을 잘 못하거나 싫어하는 사람에게 추천한다.

• **요가**: 근육통, 관절통 등 근골격계 질환 치료 및 활력 증진.

　방법: 요가를 통해 근육 및 관절의 스트레칭을 꾸준히 하면 유연한 몸과 건강한 상태를 지속적으로 유지할 수 있다. 발한이 과하면 좋지 않으므로 핫요가보다는 일반 요가를 권장한다.

• **자전거 타기**: 무릎 통증 완화, 성 기능 개선 효과.

　방법: 금체질에 특히 추천되는 유산소운동이다. 무릎이 안 좋은 사람에게도 걷기나 달리기에 비해선 무리가 덜 가므로 권장할 수 있다. 다만 실내자전거와 같은 방식으로 낮은 강도에서부터 시작해보길 권한다. 자전거타기에서 주의할 것은 안장의 높이 조절이다. 페달이 가장 아래에 위치했을 때 무릎이 굽지 않고 쫙 펴지는 높이가 되도록 안장 높이를 맞추기 바란다(이렇게 맞춰야 무릎 관절에 무리가 안 가고 운동을 지속할 수가 있다).

• **참숯가마**: 혈액순환, 통증 완화 등 온열치료 효과.

　방법: 금체질은 사우나 또는 뜨거운 탕에서 땀을 많이 빼는 것은 좋지 않으므로 참숯가마도 너무 고열에서 오래 머무르며 과도하게 발한하는 것은 피하는 것이 좋다.

• **큰소리로 노래 부르기**: 스트레스 완화 및 컨디션 증진.

　방법: 금체질은 과도한 폐 기능을 적정한 한도 내에서 줄여주는 것이 좋은

데, 그 방법의 하나로 큰 소리로 노래 부르기를 들 수 있다. 이렇게 하면 지나친 폐 기능이 저하되어 균형에 가까워지므로 건강에 도움이 된다.

• 흉식호흡: 장하수 개선.

방법: 흔히들 호흡법 하면 복식호흡을 떠올리고 이것이 흉식호흡보다 좋다고 알고 있지만 꼭 그렇지만은 않다. 흉식호흡으로 장하수를 개선했다는 금체질 환자가 이를 증명한다. 다만, 이때 호흡은 내뱉는 숨을 길게 하고 들이쉬는 숨은 짧게 하는 것이 좋다.

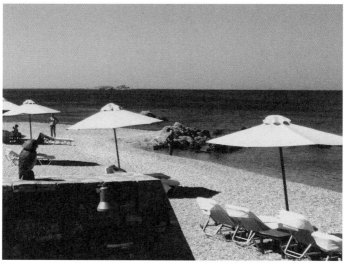

금체질은 등산보다는 수영이 좋다(그리스 아테네 근교 호텔 해변).

토체질 활력 건강법

개요

• 토체질에 좋은 운동으로는 근력운동이 있다. 근력운동을 할 때는 상체보다는 하체에 더 치중해서 하는 것이 좋다.

• 유산소운동도 토체질에 좋다. 다만, 수영은 이 체질에 맞지 않으며, 꼭 해야 한다면 수영을 마친 후 반드시 뜨거운 물로 샤워나 목욕을 해서 피부를 따뜻하게 해주어야 한다.

주원장이 권장하는 토체질 건강법

• 걷기: 심폐 기능 향상.

방법: 건강 증진을 위한 가장 기본적인 운동이라 할 수 있다. 걷기도 여러 가지 방법이 있으며 다 좋으므로 취향에 맞는 것을 선택해서 꾸준히 하면 된다. 특히 강이나 시내, 바다와 같은 물을 끼고 걷는 것이 좋다.

• 등산: 토체질은 등산과 같이 신선한 공기가 풍부한 탁 트인 공간에서 운동하는 것이 좋다.

• 발한 운동: 몸 컨디션 향상.

방법: 토체질은 운동이나 더운 목욕을 통해 체내에 쌓인 열과 노폐물을 땀

으로 배출해 내는 것이 좋다.

• **복근운동**: 과민성대장에 효과. 장운동 증진.

방법: 헬스 짐이나 피트니트 센터에서 기구를 이용한 복근운동도 좋고, 윗
몸일으키기 같은 자력 운동도 역시 좋다.

• **사우나**: 숙취 제거, 피로 회복.

방법: 토체질은 목체질과 더불어 땀을 내는 것이 건강에 좋은 체질이므로
사우나나 온수욕을 통해 항상 땀을 내도록 하는 습관을 들이는 것이 건강
의 비결이다.

• **산림욕**: 심폐 기능 향상, 피부 개선.

방법: 땀 흡수가 잘 되는 간편한 복장으로 숲속을 거닐거나 편안한 마음으
로 휴식을 취한다. 시기적으로 나무가 잘 자라는 초여름부터 단풍이 절정
인 늦가을까지가 적기이고, 하루 중에는 오전 10시부터 낮 12시 사이가 가
장 좋다고 하나, 광합성이 활발한 낮 시간대면 대체로 좋다고 할 수 있다.

• **수면양말**: 발 시림 감소, 수면 장애 개선, 몸 컨디션 향상.

방법: 토체질 중에 추위를 많이 타는 사람 중에 특히 발이 매우 시린 사람이
있는 그런 사람에게 수면양말이 좋다. 발도 따뜻해지고 잠도 잘 잘 수 있고

몸에 순환도 개선되는 효과를 기할 수 있다.

• **스포츠댄스**: 심폐 기능 향상.

방법: 지루하거나 힘든 운동보다는 즐거운 운동을 원하는 사람들에게 추천
한다. 지금 한의원에 다니는 환자 중에 70대인데도 댄스에 열심인 분이 계
시는데 굉장히 운동도 많이 되고 정말 재밌다고 하신다. 이렇게 즐거운 운
동을 통해 체력도 기르고 삶의 활력도 얻는다면 이보다 좋은 일은 없을 것
이다.

• **온수욕**: 혈액순환 및 몸 컨디션 향상.

방법: 토체질은 냉수욕이나 수영 등 피부를 차갑게 하는 것은 땀의 배출을
막아 체내 열이 쌓이게 하므로 좋지 않다. 온수욕을 통해 열을 발산하는 것
이 건강의 비결.

• **요료법**(尿療法): 몸 컨디션 향상. 자가면역이나 알레르기 같은 난치병 또는
비듬, 손가락습진, 팔꿈치가려움, 무좀 등 피부병에 효과.

방법: 자신의 오줌(깨끗한 중간뇨)을 받아서 마시는 건강법. 오줌이 더럽다는
선입견이 많으나 사실 소변은 방금 전까지 우리 몸의 핏속을 돌던, 무균의
매우 깨끗한 상태의 것이다. 다만, 방광에 염증이 있거나 소변이 배출되어
시간이 지나면 세균에 오염될 수 있으므로 요료법을 하는 사람은 방광염이

없는 조건 하에서 방금 받은 신선한 요를 취하는 것이 필수적이다. 한의학적으로 소변은 그것이 비록 따뜻하다고 할지라도 찬 성질로 간주된다. 따라서 차가운 성질을 섭취하는 것이 좋은 토체질에 요료법은 효과가 좋다. 대개 일반적인 한의원이나 병의원의 치료법으로 호전되지 않는 특이 질환에 시도해볼 만하다.

• 은: 몸 컨디션 향상.

방법: 토체질은 은이 좋은 체질이다. 금도 나쁘진 않지만 은보다는 몸에 덜 좋다. 금이 실제는 더 비싼 금속이지만 토체질 몸에는 은보다 떨어지는 효과를 보이는 아이러니가 있다. 일전에 어떤 토양체질 환자로부터 자신이 은반지를 착용하면 닦지 않아도 은이 반짝 반짝 빛난다는 말을 들은 적 있다. 은은 시간이 지나면 뿌옇게 때가 끼는데 이 사람에겐 오히려 반대 현상이 발생한 것이다. 참 신비스런 일이 아닐 수 없다.

• **자수정**: 근골격계 통증 감소, 뒷목 근육통에 효과.

방법: 자수정으로 만든 목걸이나 팔찌 등을 착용하거나 해당 부위에 댄다.

• **자전거 타기**: 무릎 통증 완화, 성 기능 개선 효과.

방법: 무릎이 안 좋은 사람에게도 걷기나 달리기에 비해서 무리가 덜 가므로 권장할 수 있다. 다만, 무릎 관절이 좋지 않은 사람은 실내자전거와 같

이 낮은 강도에서부터 시작해보길 권한다. 자전거타기에서 주의할 것은 안장의 높이 조절이다. 페달이 가장 아래에 위치했을 때 무릎이 굽지 않고 쫙 펴지는 높이가 되도록 안장 높이를 맞추기 바란다.

• **진주**: 근골격계 통증 및 팔 저림 감소.
방법: 진주 목걸이나 팔찌를 착용하거나 해당 부위에 갖다 댄다.

• **찜질방**: 발한으로 몸 컨디션 상승. 단순 찜질방도 좋고 숯가마, 옥가마도 좋다. 다만, 황토방은 피하는 것이 좋다.

• **차가운 음식**: 얼음, 아주 차가운 냉수, 아이스홍시 등 차가운 음식이 좋다.
방법: 토체질은 항상 음식을 차게 먹는 것이 좋다. 밥도 따뜻한 밥보다 찬밥이 좋고, 국도 뜨거운 국보다 식은 국이 건강적 측면에서는 더 좋다. 물도 항상 찬 상태로 마시는 것을 권한다. 보리차를 끓여 냉장고에 보관해두고 수시로 마시는 것도 좋은 건강법이다.

• **핫요가**: 근육통, 관절통 등 근골격계 질환 치료 및 활력 증진.
방법: 일반 요가도 좋으나 발한을 할 수 있는 핫요가를 더 추천한다. 요가를 통해 근육 및 관절의 스트레칭을 꾸준히 하면 유연한 몸과 건강한 상태를 지속적으로 유지할 수 있다. 특히 핫요가를 통해 혈액순환 개선의 효과도

기할 수 있으므로 토체질에 좋은 건강법이라고 할 수 있다.

• **핫 워터 보틀**(hot water bottle): 근육통, 수면 장애에 효과.

방법: 뜨거운 물을 담는 고무 소재 보온 물주머니를 말한다. 뜨거운 물을 담은 물병을 통증이 있는 부위에 대고 있으면 통증 완화에 도움이 된다.

• **화식**(익힌 음식) 절제: 피로 회복, 체중 감소, 알레르기비염 감소.

방법: 토체질은 가능하면 익히지 않은 음식이 좋다. 굽거나 볶거나 튀기거나 하는 요리법은 맛은 좋을지 모르나 토체질의 건강에는 오히려 해가 될 뿐이다.

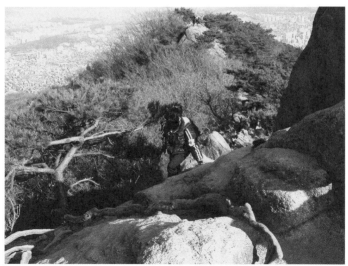

북한산 칼바위능선_ 등산은 토체질에 좋은 운동이다(목체질에도 좋다).

목체질 활력 건강법

개요

- 목체질은 양질의 근육이 잘 형성되는 체질이므로 이 체질에 좋은 운동으로는 근력운동을 들 수 있다. 다만, 하체보다는 상체운동에 더 치중하는 것이 좋다.

- 걷기나 달리기 같은 유산소운동도 좋다. 등산은 이 체질에 특히 권하는 운동이다. 단, 수영은 이 체질에 맞지 않으므로 자주 하지 않는 것이 좋다.

- 호흡법으로는 들이쉬는 숨을 길게 하는 것이 좋다.

주원장이 권장하는 목체질 건강법

- 금 장식물: 몸 컨디션 향상, 피부 개선.

  방법: 목체질에 가장 좋은 귀금속은 금이라고 할 수 있다. 금반지, 금목걸이, 금팔찌 등을 착용한다.

- 등산: 목체질은 폐가 가장 작은 체질이기 때문에 울창한 산림 속에서 폐 기능을 강화하는 등산이 아주 좋다.

- 발한 운동: 몸 컨디션 향상.

  방법: 목체질은 운동이나 더운 목욕을 통해 체내에 쌓인 열과 노폐물을 땀

으로 배출해 내는 것이 가장 좋은 체질이다. 운동이건 목욕이건 가리지 않고 항상 땀을 내기를 권한다.

• **복부 보온**: 장 기능에 좋다.

방법: 목체질은 대장이 작은 체질이므로 복부(특히 하복부)를 따뜻한 것으로 잘 보하는 것이 건강에 매우 중요하다. 핫 워터 보틀이나 핫팩, 뜨거운 찜질팩, 뜨거운 수건 등을 사용하면 좋다. 컨디션이 좋지 않을 경우 평소 복대를 이용하며 생활하는 것도 역시 좋은 방법이다.

• **사우나**: 숙취 제거, 피로 회복.

방법: 목체질은 땀을 내는 것이 건강에 좋은 체질이므로 사우나나 온수욕을 통해 항상 땀을 내도록 하는 습관을 들이는 것이 건강의 비결이다.

• **산림욕**: 심폐 기능 향상, 피부 개선.

방법: 땀 흡수가 잘 되는 간편한 복장으로 숲속을 거닐거나 편안한 마음으로 휴식을 취한다. 시기적으로 나무가 잘 자라는 초여름부터 단풍이 절정인 늦가을까지가 적기이고, 하루 중에는 오전 10시부터 낮 12시 사이가 가장 좋다고 하나, 광합성이 활발한 낮 시간대면 대체로 좋다고 할 수 있다.

• **온수욕**: 몸 컨디션 향상.

방법: 뜨거운 물로 샤워를 하거나 목욕을 하면서 땀을 내도록 한다.

• **찜질방**: 발한으로 몸 컨디션 상승.

방법: 숯가마나 옥가마보다 일반적인 단순 찜질방이 더 좋다.

• **커피 관장**: 변비 해소 및 체내 독소 제거를 통해 몸의 컨디션을 향상시킨다.

방법: 커피 관장은 카페인이 들어간 커피 액을 관장기(약국 판매)를 이용하여 결장 안으로 직접 주입하는 관장법을 말한다. 이를 통해 몸에서 불순물과 독소(중금속 등)를 제거하려는 것이다. 관장용 커피는 유기농이 인증된, 일체 화학 물질이 없는 원두콩이 좋다. 그리고 커피관장은 다른 관장 방법들처럼 먼저 배변을 한 직후 하는 것이 좋다. 이렇게 하면 더 편안하게 관장 물을 대장에 오래 유지하기 쉽기 때문이다.

물(정수기 물 추천) 3컵에 2큰술 정도의 유기농커피콩을 냄비에 넣고 15분 정도 끓인 후 사람 체온 정도의 온도로 식힌다. 커피 끓인 물을 걸러서 입자가 없는 균일 액체를 취한다. 커피 액이 너무 뜨거우면 화상 등 부작용의 위험이 있으므로 주의한다.

• **핫요가**(hot yoga): 근육통, 관절통 등 근골격계 질환 치료 및 활력 증진.

방법: 요가를 통해 근육 및 관절의 스트레칭을 꾸준히 하면 유연한 몸과 건강한 상태를 지속적으로 유지할 수 있다. 특히 핫요가를 통해 발한을 동시

에 이룰 수 있으므로 목체질에 좋은 건강법이라고 할 수 있다.

• 핫 워터 보틀(hot water bottle): 근육통, 수면 장애에 효과.
방법: 뜨거운 물을 담는 고무 소재 보온 물주머니를 말한다. 뜨거운 물을 담은 물병을 통증이 있는 부위에 대고 있으면 통증 완화에 도움이 된다.

• 황토방: 근골격계 온열치료, 몸 컨디션 향상.
방법: 목체질은 대부분의 온열치료가 좋은 체질이다. 따라서 원적외선이 풍부한 황토방에서 몸을 덥히면 목체질의 건강에 많은 도움이 된다. 적절한 발한을 통해 혈액순환을 향상시킴으로써 근육통, 관절통 등을 치료할 수 있고, 동시에 몸의 활력도 증진시킬 수 있다.

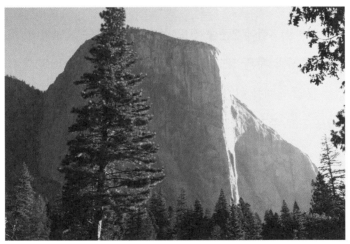

미국 캘리포니아 요세미티 국립공원_ 목체질에겐 바다보다 산이 좋다.

수체질 활력 건강법

개요

- 수체질에 좋은 운동으로는 유산소운동을 들 수 있다. 체조, 걷기, 자전거, 달리기, 수영 등이 좋다.

- 근력운동을 할 경우 하체보다 상체운동에 더 치중하는 것이 좋다.

- 소식은 수체질에 가장 기본적인 건강 수칙이다.

주원장이 권장하는 수체질 건강법

- 3대 수체질 건강수칙: 소식(小食), 온식(溫食), 화식(火食). 적게 먹고(소식) 따뜻하게 먹고(온식) 익혀 먹을 것(화식). 수체질에 가장 중요한 건강 법칙이다. 이것만 잘 지켜도 수체질은 매우 건강한 삶을 살 수 있다고 확신한다.

- 걷기: 심폐 기능 향상.

  방법: 건강 증진을 위한 가장 기본적인 운동이라 할 수 있다. 걷기도 여러 가지 방법이 있는데 그중 특히 맨발로 땅을 밟고 걷는 것을 추천한다. 모래나 돌길 같은 길도 좋지만 황토길이 가장 좋다. 등산할 때도 맨발로 걷는 것도 역시 좋다. 다만, 맨발로 걸을 때는 못이나 유리 같은 날카로운 것으

로 인한 부상에 주의해야 한다.

• **냉수마찰**: 혈액순환, 감기 예방 등에 효과적이다.
방법: 찬물에 적신 수건을 가지고 온몸을 박박 문지르는 건강법. 피부 자극을 통해 피부, 혈관, 근육 등에 활력을 주는 방법이다. 찬물에 적신 수건이지만 몸에 계속 문지르면 그 부위에 열감이 느껴진다. 물과 불이 서로 교차하면서 이뤄지는 수화상제(水火相濟)의 묘가 여기 있는 것 같다.

• **냉수샤워**: 면역증진, 몸 컨디션 향상, 피부 가려움 감소에 효과적이다.
방법: 온수로 시작하여 점점 온도를 내려 시원한 물로 샤워를 하다 끝낸다 (차가운 물을 잘 견디지 못하는 사람은 미지근한 정도에서 끝낸다. 계속 하다 보면 점점 내성이 생겨 상당히 찬 물도 견딜 수 있게 된다).

• **냉온욕**: 면역력이 증진되므로 감기에 자주 걸리는 사람들에게 권한다.
방법: 온탕과 냉탕을 교대로 하되, 온탕으로 시작하여 냉탕으로 끝내는 것이 좋다. 온탕에서 너무 오래 머물러 과도하게 발한이 되는 것은 피하도록 한다. 대체로 온탕과 냉탕을 바삐 교대하는 것이 좋다. 혈액순환을 좋게 하고, 온도 변화에 대한 적응력을 높여 면역기능도 매우 향상된다. 찬물에 민감한 사람은 약간 미지근한 물을 이용한다.

• 물구나무 서기: 위하수증 개선.

방법: 수체질은 위 기능이 매우 취약하게 타고나서 위무력증이 심하거나 또는 위하수증이 발생하는 경우가 타 체질보다 많은 편이다. 이렇게 아래로 쳐진 위가 자력으로 위로 올라가지 못할 경우 물구나무서기를 자주 해서 위장의 텐션을 회복해줄 수 있다. 방법은 벽에 대고 물구나무서기를 하면 된다. 혹은 짐볼을 이용해 짐볼을 등에 타고 뒤로 젖히기를 하는 것도 방법이다. 이게 힘들면 거꾸리 같은 운동기구를 이용할 수 있다.

• 수영: 무릎과 같은 관절 질환이 있는 사람들에게 가장 권장한다. 허리가 좋지 않은 사람은 자유형 혹은 배영 위주로 하고 다른 영법 특히 접영은 피하도록 한다. 그리고 피부가 민감하거나 아토피 같은 질환이 있는 사람은 수영장의 소독약에 의한 부작용이 있을 수 있으므로 병이 나은 후 수영을 하는 것이 좋다.

• 수영장에서 걷기: 심폐 기능 증진.

방법: 수영도 할 수 없을 정도로 무릎 관절이 매우 좋지 않거나, 수영을 못하거나 싫어하는 사람들에게 추천하는 금체질 운동이다. 며칠 전 한 환자에게서 요즘엔 수영장에 걷기 전용 레인이 있다는 말을 들었다. 앞으로 더욱 많은 이런 수영장이 늘 것으로 생각한다. 수영장이 아닌, 대중탕의 냉수탕이나 자연 속의 하천, 시냇물, 바다 등 어디서건 물이 있는 곳이면 다 좋다.

• **스포츠댄스**: 심폐 기능 향상.

　방법: 지루하거나 힘든 운동보다는 즐거운 운동을 원하는 사람들에게 추천
한다. 이렇게 즐거운 운동을 통해 체력도 기르고 삶의 활력도 얻는다면 이
보다 좋은 일은 없을 것이다.

• **아쿠아 댄스**: 관절이 안 좋은 사람들에게 좋은 수체질 운동. 이 역시 수영을
잘 못하거나 싫어하는 사람에게 추천한다.

• **요가**: 근육통, 관절통 등 근골격계 질환 치료 및 활력 증진.

　방법: 요가를 통해 근육 및 관절의 스트레칭을 꾸준히 하면 유연한 몸과 건
강한 상태를 지속적으로 유지할 수 있다. 하지만 발한이 과하면 좋지 않으
므로 핫요가보다는 일반 요가를 권한다.

• **체조**: 체력 증진, 위하수증 호전.

　방법: 수체질은 하체의 기가 발달되어 균형감이 좋은 체질이다. 따라서 체
조나 춤, 발레 같은 밸런스 운동이 아주 좋다.

• **황토방**: 근골격계 온열치료, 몸 컨디션 향상.

　방법: 수체질은 양기가 부족해서 추위를 타는 사람이 많다. 그런 경우 원적
외선이 풍부한 황토방에서 몸을 덥히는 것이 도움이 된다. 황토는 오행으

로 토에 속해 황토방은 토기가 부족한 수체질에 적합한 건강법이라고 할 수 있다. 다만, 너무 뜨거운 방에 오래 머물러 과도한 땀을 흘리는 것은 오히려 수체질의 기를 해칠 수 있으므로 주의를 요한다.

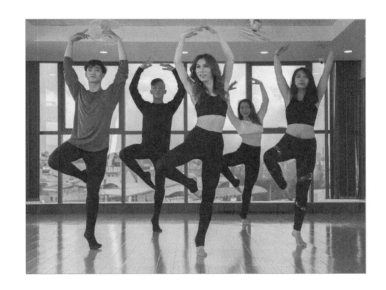

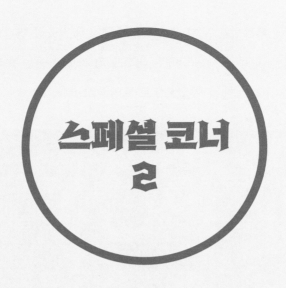

주원장의 신개념
8체질 피트니스

    건강을 위해 또는 멋진 몸매를 가지고 싶어 피트니스(Fitness) 센터나 헬스 짐에서 근력운동이나 보디빌딩을 하는 사람들이 주위에 많다. 문제는 체질의 특성을 고려하지 않고 동일한 방식의 운동을 한다는 것이다. 무리해서 억지로 몸은 만들었을지언정 건강은 오히려 나빠지는 경우가 적지 않다. 이렇다면 운동을 하지 않음만 못 할 것이다.

피트니스 센터에서 8체질을 적용해 회원들을 성공적으로 지도하고 있는 골든짐(송파구 석촌동 273-5) 대표 유정민 트레이너의 8체질 운동법을 참고하여 8체질 피트니스를 여기 소개한다. 체질별 프로그램은 유 트레이너가 제공했으며 그에 따른 해설은 주원장이 달았다. 설명이 잘 이해가 되지 않으면 첨부한 유튜브 참고 영상을 보기 바란다(백문불여일견, 보면 대개 직관적으로 이해가 된다). 가까운 짐에 가서 8체질에 식견을 가진 트레이너에게 지도를 받으면 더욱 좋을 것이다. 그리고 여기 소개하는 실제 체질별 사례에 관한 자료 사진은 본인들의 동의를 얻어 골든짐에서 제공한 것이다. 귀한 사진을 제공해 주신 것에 깊은 감사를 표한다.

금체질 신개념 피트니스 요령

- 금체질은 폐대간소, 즉 상초인 폐가 강하고 하초인 간(정확히는 중하초)이 약한 장부 구조여서 허리나 하체가 약한 편이다. 따라서 허리 및 하체 강화 운동에 주력하는 것이 좋다.

- 근육형성이 잘 안 되는 체질적 특성을 지니므로 무리해서 큰 근육을 만들려고 하지 말고, 중등도의 강도로 적당한 근육과 균형 잡힌 바디라인 형성을 목표로 하는 것이 바람직하다.

- 근육형성에 좋은 단백질원으로는 연어나 참치 등 바다생선이 있고, 식물성 단백으로는 완두콩이 있다.

금체질 피트니스 방법

- 금체질 신체 특징: 평소 근육이나 관절 부위의 통증을 호소하는 사람이 많다. 특히 허리와 그 아래 고관절, 슬관절의 불편함을 겪는 사람들이 많아 코어 근육(core muscle)과 하체 운동의 빈도를 높이는 것이 좋다.

코어 근육이란 몸의 중심부에 위치한 근육 그룹을 말한다. 주로 복부, 허리, 엉덩이 근육이 이에 해당한다. 이 근육들은 몸의 자세를 유지하고 움직임을 지원하는 중요한 역할을 한다. 또한, 척추를 지지하여 허리 부상을 예방하고 허리 통증을 줄이는 데에도 중요한 역할을 한다.

코어 근육은 일상적인 활동뿐만 아니라 운동 성능 향상에도 중요한 기능을 가진다. 운동할 때 코어 근육을 강화하면 체력, 균형, 기능적 움직임, 근력, 유연성 등의 면에서 많은 이점을 얻을 수 있다. 따라서 체질적으로 허리와 하체에 약점이 많은 금체질에 코어 강화 운동은 매우 중요한 부분이 된다.

- **금체질의 일반적 운동 방법**: 땀을 많이 흘릴수록 좋지 않기에 강도 높은 '서킷 트레이닝(circuit training, 대략 5~10가지의 운동을 조합하여 쉬지 않고 연속으로 진행하는 운동 프로그램)'보다는 중량 운동에 집중하여 프로그램을 짠다. 특히 고관절 향상을 위한 운동에 중점을 두고 진행하면 많은 효과를 볼 수 있다. 체간의 안정성 향상으로 일상생활에서 보행이 좋아지고 근육과 관절주위의 불편함이 줄어든다.
- **효과가 좋은 운동**: 데드리프트(deadlift), 스쿼트(squat), 플랭크(plank) 응용 동작 등이다.
- **고관절 기능 향상을 위한 특별 운동 리스트**

  - 싱글 레그 데드리프트(single-leg deadlift, SLD)
  - 원 레그 에어플레인(one-leg airplane)
  - 원 레그 스쿼트(one-leg squat or pistol squat)
  - 래터럴 스쿼트(lateral squat)
  - 힙 Ab덕션(hip abduction, 고관절 외전운동)

해설

- **데드리프트**(deadlift): 덤벨(혹은 역기)을 든 상태에서 몸을 낮췄다가 일어서는 동작을 반복하는 운동. 주로 후방 사슬근육(posterior chain, 인체 후면에 위치한 근육 및 조직들로서 척추, 골반, 다리 등을 사슬처럼 연결하여 운동을 조율하고 몸을 지지하는 역할을 한다)의 단련에 좋다. 여기에는 척추의 하후거근(아래뒤톱니근 serratus posterior inferior muscle, 등허리에 위치한 톱니 모양의 근육)과 엉덩이근육(glutes), 햄스트링(hamstrings, 다리 뒤쪽에 위치한 4개의 근육 그룹으로 뛰기, 걷기, 앉기 등에 중요한 역할을 한다)이 포함된다. 부가적으로 상부 등근육들(승모근, 능형근, 광배근 등)의 운동에도 도움이 된다. 다음과 같은 요령으로 한다.

- 발을 어깨 너비로 벌려 서고 덤벨을 양손에 오버핸드 그립(overhand grip, 손등을 위로 오게 하여 덤벨을 잡는 방법)으로 잡는다.
- 허리를 곧게 펴고 어깨는 뒤로 당긴다.
- 코어에 힘을 주로 엉덩이근육을 수축한다.
- 의자에 앉듯이 무릎을 구부리고 엉덩이를 낮추면서 내려간다(숨을 들이쉬면서 내려간다). 이때 덤벨은 몸에 가까이 붙여 유지한다.
- 최저점에 도달하면 약간 멈추고 등근육에 힘을 줘 수축한다.
- 코어에 힘을 준 상태에서 발꿈치를 디뎌 밀면서 일어선다.
- 일어설 때 숨을 내쉬면서 엉덩이근육과 등근육을 쥐어짜듯 수축한다.
- 위 동작을 적정 횟수만큼 반복한다(가벼운 덤벨인 경우 15~20회, 2~3세트 정도, 세트 사이 30~60초 휴식). (참고 영상_ han.gl/MyBgQ 이 책을 전자책으로 구입한 경우는 링크를 클릭하면 바로 영상을 볼 수 있어 편리하다. 종이책의 경우는 링크 han.gl/MyBgQ를 인터넷 주소창에 직접 입력해서 찾아보길 바란다.)

• **체중 스쿼트**(bodyweight squat): 스쿼트는 쪼그린 자세와 서는 자세를 반복하는 운동을 말한다. 강도를 높이기 위해 역기 같은 기구를 쓰기도 하는데, 체중 스쿼트는 기구를 쓰지 않고 자신의 체중만으로 하는 스쿼트다. 대퇴사두근(허벅지 또는 넓적다리 근육), 햄스트링, 엉덩이근육, 종아리, 하부 등근육, 코어 근육 등에 좋은 운동이다. 다음과 같이 운동을 진행한다.

• 발을 어깨 너비로 벌리고 발끝은 전면으로 향하게 하여 선다.
• 코어에 힘을 주고 가슴은 위로 당겨 세운다(양손은 앞으로 나란히 하거나, 지면과 평행하게 오른손은 왼 어깨에, 왼손은 오른 어깨에 교차하여 올린다).
• 의자에 앉듯이 엉덩이를 뒤로 내밀면서 몸을 아래로 천천히 낮춘다. 이때 무릎은 발가락과 동일 선상에 있도록 한다.
• 대퇴가 지면과 평행이 될 때까지 내려간다(또는 무리하지 말고 자신이 할 수 있는 한도까지만 내려간다).
• 가장 저점에 이르면 잠깐 멈춘다(코어에 힘을 줘 유지하면서 체중의 균형을 잡는다).
• 발꿈치를 디디고 엉덩이근육을 수축하면서 천천히 일어나 원래 시작점까지 되돌아간다.
• 최 고점에서 다리를 완전히 펴되 무릎은 너무 단단히 잠그지 않는다(약간 구부린 상태).
• 위 동작을 적정 횟수 반복한다(초보자는 10~15회, 2~3세트 정도).
  (참고 영상_ han.gl/kLefPi 또는 han.gl/bNjSys 후자는 영어로 되어 있지만 영상만 봐도 이해할 수 있을 것이다. 설명은 여기 주원장의 해설을 참고하길 바란다. 이하 동일.)

• **플랭크**: 바닥에 팔꿈치를 대고 엎드려뻗쳐 자세를 취하는 운동으로, 코어 근

육의 단련을 주 타겟으로 한다. 여기에는 복근, 즉 복직근(rectus abdominis, 소위 식스팩six-pack), 복사근(obliques), 복횡근(transverse abdominis), 그리고 하부 허리근육 등이 포함된다. 플랭크(널판지라는 뜻)는 아이소메트릭 운동(isometric exercise, 근육을 움직이지 않고 근력을 강화하기 위해 정적인 자세로 일정한 긴장을 유지하는 운동)의 하나로서 머리부터 발꿈치까지 널빤지처럼 탄탄한 텐션을 유지하도록 하는 운동이다. 요령은 다음과 같다.

- 양손을 모으고 팔꿈치를 바닥에 수직이 되도록 하여 푸시 업(push-up) 자세를 취한다(손 대신 팔꿈치로 엎드려뻗쳐 자세를 취하는 것과 비슷하다. 강도를 올리기 위해 팔꿈치 대신 손을 바닥에 대고 하이 플랭크high plank를 할 수도 있다).
- 머리부터 발꿈치까지 몸을 일직선으로 유지한다(이 때 복근과 엉덩이근육에 힘을 줘 코어 근육에 텐션을 유지한다).
- 이 상태를 30~60초가량 유지한 다음 30초 정도 휴식한다.
- 위 동작을 2~3회 반복한다.
(참고영상_ han.gl/WoCFAQ)

• **싱글 레그 데드리프트**(single-leg deadlift): 하나의 다리만으로 데드리프트를 하는 것을 말한다. 이 운동은 다리와 허리 근육을 동시에 강화하는 효과가 있으며, 균형감각과 체력을 향상시키는 데도 도움이 된다. 방법은 다음과 같다.

- 덤벨을 이용하거나 혹은 맨손 상태에서 엉덩이 너비로 다리를 벌리고 양손은 몸의 양측에 둔 채 바로 선다.

- 왼쪽 발에 무게를 두고 오른쪽 발을 살짝 바닥에서 뒤로 올린다.
- 오른 다리를 곧게 편 채 뒤로 들어 올리면서 상체를 앞으로 숙이고 이때 양팔은 균형을 잡으면서 앞으로 나란히 내민다. 이때 오른 다리와 상체는 일직선처럼 곧게 유지한다.
- 바닥에 닿은 왼 다리를 중심으로 상체를 다시 일으킨다(고관절을 회전축으로 하여 상체와 다리가 시소처럼 움직이도록 운동한다).
- 이와 같은 동작을 적정 횟수(10회 정도) 반복한 다음 다리를 바꿔 역시 같은 방식으로 반복한다. (참고영상_ han.gl/WGImbK 또는 han.gl/ofJDXY)

• **원 레그 에어플레인**(one or single leg airplane): 한 다리를 뒤로 하고 몸을 숙여 양팔을 좌우로 벌리면서 비행기 나는 자세를 취하는 운동. 몸통과 다리 근육을 강화하는 운동 중 하나이다. 방법은 다음과 같다.

- 엉덩이 너비로 발을 벌리고 손은 몸의 측면에 내려 둔 채 바로 선다.
- 오른발에 무게를 두고 왼발을 지면에서 든다.
- 왼발을 뒤로 뻗으면서 상체를 앞으로 숙이고 양손은 엄지를 위로 한 상태에서 옆으로 펼친다(비행기 날개처럼). 이때 코어 근육을 사용하여 왼다리와 상체는 지면과 수평을 유지하도록 지탱한다.
- 이 자세를 수초 간 유지하다가 서서히 일어나면서 처음 자세로 돌아간다. 이 과정을 적정 횟수(10회, 3세트 정도)만큼 반복한다.
- 한 쪽을 완료하면 다리를 바꿔서 동일하게 반복한다.
- 이 운동은 다리와 상체 근육을 함께 사용하여 전신 근육을 강화할 수 있다. 운동 강도를 높이려면 다리를 내밀 때 더 깊이 구부리거나 상체를 숙이는 각도를 더 낮춘다. (참고 영상_ han.gl/qXwCdp)

• **원 레그 스쿼트**(one leg squats): 한 다리로 스쿼트 동작을 하는 운동으로 다리 근육과 코어 근육을 강화하는 효과가 있다. 대퇴사두근, 엉덩이근, 햄스트링 등을 단련하는 것을 목표로 한다. 방법은 다음과 같다.

> • 다리를 엉덩이 넓이 정도로 벌려 서고 양팔은 앞으로 뻗는다.
> • 한 다리를 들어 앞으로 뻗는다.
> • 그 상태에서 천천히 몸을 낮춘다. 몸을 낮출 때 허리를 곧게 세우고 가슴도 똑바로 세운 상태를 유지한다.
> • 가능한 가장 낮은 위치까지 내려간다.
> • 잠깐 멈췄다가 다시 천천히 몸을 올려 시작 위치로 돌아온다.
> • 원하는 숫자만큼 반복한 다음 발을 바꿔 같은 운동을 반복한다.
> • 처음부터 무리하지 말고 짧은 범위 내에서 시작하여, 힘과 유연성이 강화되면 점차 범위를 늘려 나간다.
>   (참고 영상_ han.gl/xANxGB 또는 han.gl/qFvxYa)

• **래터럴 스쿼트**(lateral squats): 다리를 벌리고 측면으로 움직이며 스쿼트 동작을 하는 운동. 대퇴사두근, 종아리, 허리, 엉덩이 등 하체 근육을 강화하고 유연성을 향상시킨다. 방법은 다음과 같다.

> • 어깨 너비로 다리를 벌리고 발끝은 앞을 향한다.
> • 그 상태에서 오른발을 옆으로 한 발 디딘다.
> • 이때 엉덩이를 뒤로 밀고 오른 무릎을 구부리면서 쪼그리는 자세를 취한다.
> • 왼다리는 곧게 펴고 왼발바닥은 지면에 딱 붙인 상태를 유지한다.

- 이때 가슴은 펴서 세운 자세를 유지하고 코어 근육을 사용하여 지탱한다.
- 이 동작을 적정 횟수 반복한 다음 오른발을 원래 시작 지점으로 옮기면서 바로 선다.
- 이번에는 발을 바꿔 왼쪽으로 발을 디디면서 앞의 동작을 반복한다.

   (참고 영상_ han.gl/pLlgsC)

- **힙 Ab덕션(hip abduction)**: 모은 다리를 벌려 몸의 중심으로부터 멀어지도록 움직이는 동작을 말한다. 이 운동은 엉덩이근육을 단련하는 운동이다. 방법은 다음과 같이 여러 가지가 있다. 짐에서는 힙 어브덕션을 위한 전용 기구를 이용할 수 있다.

- **래터럴 밴드 워크(lateral band walks)**: 고무밴드를 다리에 걸고 옆으로 걷는 운동이다. 요령은 다음과 같다. 발을 어깨 너비로 선 채 저항 밴드 하나를 양 무릎 주위에 두른다. 코어 근육을 단단히 유지한 채 옆으로 약간씩 걸음을 걷는다. 좌우 각각 열 걸음씩 3세트 정도 반복한다.

   (참고 영상_ han.gl/KPJclz)

- **사이드 레그 레이즈(side or lateral leg raise)**: 옆으로 곧게 누워 그 상태로 다리를 위로 천천히 올린 다음 내리는 동작을 반복한다. 좌우 다리를 각각 5회씩 2세트 정도 반복한다.

   (참고 영상_ han.gl/nJBXcV 또는 han.gl/lVahhz)

- **스탠딩 힙 어브덕션(standing hip abduction)**: 발을 어깨 너비로 서서 한쪽 다리를 옆으로 올렸다 내리는 동작을 반복한다(발끝은 앞을 보도록 유지). 좌우 10회씩 3세

트 정도 반복.

(참고 영상_ han.gl/QJteel)

- **덤벨 힙 어브덕션(dumbell hip abduction)**: 덤벨을 다리에 올리고 옆으로 다리를 올렸다 내리는 운동이다. 요령은 다음과 같다. 중심을 잡기 위해 기둥을 한 손으로 잡고 똑바로 선다. 다른 한 손은 덤벨을 든 채 대퇴 측면에 댄다. 덤벨을 든 쪽의 다리를 옆으로 들어 올리는 동작을 반복한다. 좌우 각각 5회, 3세트 정도 반복.

(참고 영상_ han.gl/NeomTa)

실제 사례

다음에 금체질 중 금양체질의 운동 사례를 사진으로 소개한다. 이 분은 금체질에 대한 일반적 상식과 달리 근육 형성이 상당히 잘 된 모습을 보여준다. 근육의 빌딩을 위해 상당히 노력을 많이 한 사람이라고 생각한다. 금양체질인 까닭에 평소에는 생선 위주로 섭생을 한다고 한다. 하지만 금체질이 닭가슴살을 먹고 헬스를 하면 몸 여기 저기에 근육통이나 심한 피로가 발생할 수 있다.

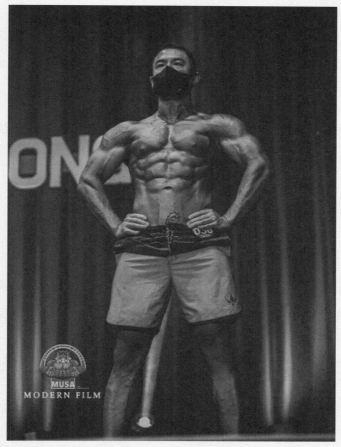

금양체질의 피트니스

토체질 신개념 피트니스 요령

- 토체질은 비대신소, 즉 상초(정확히는 중상초)인 비(췌장)가 가장 강하고 하초인 신(신장)이 가장 약한 체질구조 때문에 대체로 상체가 발달하고 하체는 상대적으로 부실하다. 따라서 하체 강화에 주력하는 것이 균형 잡힌 몸을 만드는 데 좋다.

- 근육형성에 좋은 단백원은 앞에 소개한 대로 돼지고기나 생선, 해물 또는 식물성 단백인 콩이 좋다. 이 체질이 닭가슴살을 먹으면서 피트니스를 하면 오히려 건강에 큰 문제가 발생할 수 있다. 매우 주의를 요한다.

토체질 피트니스 방법

- **토체질 신체 특징**: 토체질은 체지방이 높고 신장 기능이 약해서 허리와 다리가 약하며, 등의 사슬 근육들 또한 약하다. 굽은 등 체형이 많고 엉덩이 근육도 약한 경우가 적지 않다.

- **토체질 운동 프로그램**: 인터벌(interval) 운동이나 서킷 트레이닝(circuit training) 그리고 고강도 하체 운동을 결합한다. 고관절이나 하체 근육운동 후 약한 신장을 강화하기 위해 상체 운동에서는 등 근육운동에 중점을 많이 둔다. 체지방을 줄이기 위해 심박수를 높이는 심폐 운동(cardiovascular exercise)도 많이 실시한다. 이러한 컨셉에 따른, 토체질에 좋은 운동들은 다음과 같다.

- 사이드 런지(side lunges)
- 리버스 런지(reverse lunges)
- 마운틴 클라이머(mountain climbers)
- 암 워킹(arm walking or crawl)
- 케틀벨 스윙(kettlebell swing)
- 스파이더맨 워킹(spiderman walking or crawl)
- 체중 스쿼트(bodyweight squat)
- 레그 프레스(leg press)
- 덤벨 데드리프트(deadlift with dumbells)

해설

- **사이드 런지**(side lunges): 런지는 다리를 구부렸다 펴는 것을 반복하는 운동을 말하는데, 사이드 런지는 옆으로 다리를 옮기면서 런지를 하는 운동이다. 대퇴사두근, 햄스트링, 엉덩이근육 등 하체를 강화하는 좋은 운동이다. 운동 절차는 다음과 같다.

- 어깨 너비로 발을 벌리고 손은 모아서 가슴 앞에 둔다.
- 왼발은 움직이지 않은 채 오른쪽으로 크게 오른발을 옮긴다. 이때 오른쪽 무릎을 구부리고 상체를 낮춘다. 오른쪽 무릎은 오른쪽 발목 바로 위에 위치하도록 한다. 가슴은 세우고 등도 곧게 유지한다.
- 수초 간 멈춘 다음 오른발을 밀어 올려 원래 시작 시점으로 돌아간다.
- 같은 동작을 다른 쪽에도 반복한다(좌우 각각 10회, 3세트 정도).
  (참고 영상_ han.gl/fXRPNs)

- **리버스 런지**(reverse lunges): 뒤로 다리를 옮기면서 하는 런지를 말한다. 다리와 엉덩이 근육의 단련에 좋은 운동이다. 운동 절차는 다음과 같다.

> - 발을 엉덩이 너비로 벌리고 선다.
> - 오른발을 뒤로 크게 내디디면서 오른쪽 무릎이 지면에 거의 닿을 정도로 몸을 낮춘다.
> - 왼쪽 무릎은 90도로 구부리고 대퇴는 지면과 평행이 되도록 한다.
> - 상체는 똑바른 상태를 유지하되 무릎은 발끝보다 앞으로 나가지 않도록 주의한다.
> - 왼 발꿈치를 밀면서 일어나 원래 시작 지점으로 돌아간다.
> - 발을 바꿔 같은 동작을 반복한다(좌우 각각 10회, 3세트 정도).
>   (참고 영상_ han.gl/AcwNyU)
>
> ※ 런지의 다양한 응용에 대해 더 알고 싶은 사람은 다음을 참고하길 바란다.
>   han.gl/eFxMDR

- **마운틴 클라이머**(mountain climbers): 바닥에 엎드려 산을 오르는 듯한 동작을 하는 운동. 코어, 하복근, 어깨, 팔(삼두박근), 가슴, 다리 근육(대퇴사두근, 햄스트링, 종아리), 엉덩이근육의 단련에 좋은 운동이다. 운동 방법은 다음과 같다.

> - 양손을 바닥에 어깨 너비로 대고 발도 어깨 너비로 벌려 플랭크 자세(하이 플랭크 자세 즉 엎드려뻗쳐 자세)를 취한다.
> - 코어 근육에 힘을 주어 엉덩이를 상체와 일직선이 되게 지지한다.
> - 오른 무릎을 가슴 쪽으로 구부리면서 오른발을 가슴 아래 쪽 바닥까지 옮겨 디딘다.

- 빠르게 발을 바꿔 이번에는 왼발을 가슴 쪽으로 옮기고 동시에 오른발은 원래 시작
지점으로 되돌린다.
- 같은 동작을 마치 달리기를 하는 것처럼 반복한다(10~20회, 3세트 정도).
- 반드시 코어를 단단히 지지하며 등을 곧게 유지한 채 빠르고 일정한 페이스로 실시
하도록 한다.
(참고 영상_ han.gl/TtfkIx 또는 han.gl/QZfRRQ)

- **암 워킹**(arm walking): 바닥에 엎드려 팔로 걷는 운동으로 전신 운동의 효과
가 좋은 운동이다. 절차는 다음과 같다.

- 어깨 너비로 발을 벌리고 손은 몸의 측면에 나란히 내린 자세로 시작한다. 이때 엉덩
이와 복근을 조여서 코어를 활성화한다.
- 몸을 구부려 바닥을 양손으로 짚고 손만을 이용하여 앞으로 푸시 업(push up) 자세
까지 이동한다(손을 발처럼 사용하여 걷는다).
- 푸시 업 자세까지 도달하면 다시 손을 이용하여 반대로 이동하여 처음 상태로 되돌
아간다(바로 선다).
- 이 동작을 적정 회수 반복한다(10회, 3~5세트 정도). 주의할 점은 팔을 편 상태로 이
동하며, 엉덩이는 앞으로 빠지거나 뒤로 내밀어지지 않도록 하고, 무릎도 최대한 편
상태를 유지해야 한다는 것이다.
(참고 영상_ han.gl/AGjmSg)

• 케틀벨 스윙(kettlebell swing): 케틀벨을 다리 사이로 스윙하게 하는 운동. 근력 향상과 심폐운동에 좋은 전신운동이다. 주로 후방 사슬근육 즉 엉덩이 근육, 햄스트링, 등근육의 단련을 목표로 한다. 그리고 코어와 어깨, 팔 근육의 운동도 수반된다. 방법은 다음과 같다.

> • 케틀벨(손잡이가 달린 쇠덩어리)을 앞에 두고 발을 어깨 너비로 벌리고 선다.
> • 고관절을 힌지로 사용하여 엉덩이를 뒤로 내밀고 무릎을 살짝 구부리면서 양손으로 케틀벨을 잡는다.
> • 가슴은 바로 세우고 등도 똑바로 하며, 어깨는 후하방으로 당긴다.
> • 케틀벨을 다리 사이로 하여 뒤로 스윙하듯 당긴 다음 엉덩이의 힘을 이용하여 케틀벨을 앞으로 역시 스윙하듯 밀어 어깨 높이 정도까지 올린다.
> • 케틀벨이 중력으로 인해 내려오면 다리 사이로 되돌아가게 하여 전과 같은 동작을 반복한다(10회, 3세트 정도).
> (참고 영상_ han.gl/xNtCgb)

• 스파이더 워킹(spider walking or crawl): 말 그대로 거미처럼 기어가는 동작의 운동으로, 코어, 어깨, 상체, 다리, 엉덩이 근육의 단련에 좋다. 운동 절차는 다음과 같다.

> • 푸시 업 자세를 취한다.
> • 오른발을 오른손 바로 옆까지 옮긴다. 이때 무릎은 굽히고 발은 지면에 붙인다.
> • 왼손을 앞으로 기어가듯 움직여 갈 수 있는 한계까지 움직인다.
> • 왼발을 앞으로 움직여 왼손 바로 옆까지 옮긴다. 이때 무릎은 굽히고 발은 지면에

붙인다.

- 다시 오른손을 앞으로 기어가듯 움직여 갈 수 있는 한계까지 움직인다.
- 이 동작을 2~5회 반복한다.
- 앞으로 나가다가 앞의 과정을 정반대로 하여 뒤로 걷기도 할 수 있다.
  (참고 영상_ han.gl/uhfExW)

- **체중 스쿼트**(bodyweight squats): 기구를 쓰지 않고 자신의 체중만으로 하는 스쿼트를 말한다. 대퇴사두근, 햄스트링, 엉덩이근육, 종아리, 하부 등근육, 코어 근육 등에 좋은 운동이다. 다음과 같이 운동을 진행한다(앞의 금체질의 설명과 동일하나 편의를 위해 여기 다시 게재했다).

- 발을 어깨 너비로 벌리고 발끝은 전면으로 향하게 하여 선다.
- 코어에 힘을 주고 가슴은 위로 세운다(양손은 앞으로 나란히 하거나, 지면에 평행하게 오른손은 왼 어깨에, 왼손은 오른 어깨에 교차하여 올린다).
- 의자에 앉듯이 엉덩이를 뒤로 내밀면서 몸을 아래로 천천히 낮춘다. 이때 무릎은 발가락과 동일 선상에 있도록 한다.
- 대퇴가 지면과 평행이 될 때까지 내려간다(또는 무리하지 말고 자신이 할 수 있는 한도까지만 내려간다).
- 가장 저점에 이르면 잠깐 멈춘다(코어에 힘을 줘 유지하면서 체중의 균형을 잡는다).
- 발꿈치를 디디고 엉덩이근육을 수축하면서 천천히 일어나 원래 시작점까지 되돌아간다.
- 최 고점에서 다리를 완전히 펴되 무릎은 너무 단단히 고정하지 않는다.
- 위 동작을 적정 횟수 반복한다(초보자는 10~15회, 2~3세트 정도).
  (참고 영상_ han.gl/kLefPi 또는 han.gl/bNjSys)

• **레그 프레스**(seated leg press): 레그 프레스 운동 기구에 앉아 다리를 미는 방식으로 하는 운동. 하체 근육, 특히 대퇴사두근, 햄스트링, 엉덩이근육에 좋은 기구 운동이다. 운동 방법은 다음과 같다.

- 등을 등받이에 잘 고정하고 발을 어깨 너비로 벌려 발판에 대되 발가락은 약간 외측으로 향하게 하여 레그 프레스 기계에 눕는다.
- 발바닥은 발판에 붙이고 무릎은 90도가 되도록 좌석을 조정한다.
- 양쪽의 손잡이를 잡고 코어를 단단히 유지한다.
- 숨을 내쉬면서 발판을 밀어 다리를 거의 다 펴되 무릎이 약간 구부린 상태까지 행한다. 이때 발꿈치는 계속 발판에 붙이고 있어야 한다.
- 다리를 거의 편 그 상태에서 약간 머문 다음, 숨을 들이쉬면서 천천히 다리를 구부려 원래 시작 지점까지 되돌아간다.
- 이 동작을 적정한 횟수로 반복한다(대체로 8~12회, 2~3세트).
  (참고 영상_ han.gl/RoGOOd)

• **덤벨 데드리프트**(deadlift with dumbells): 덤벨을 이용한 데드리프트. 등근육 전체를 타겟으로 한다. 토체질에겐 부분적 운동보다 후면 사슬근육(등, 엉덩이, 뒷다리, 종아리)의 전체 운동이 훨씬 중요하다. 운동 절차는 다음과 같다(앞의 금체질의 설명과 동일하나 편의를 위해 여기 다시 게재했다).

- 발을 어깨 너비로 벌려 서고 덤벨을 양손에 오버핸드 그립으로 잡는다.
- 허리를 곧게 펴고 어깨는 뒤로 당긴다.
- 코어에 힘을 주로 엉덩이근육을 수축한다.

- 의자에 앉듯이 무릎을 구부리고 엉덩이를 낮추면서 내려간다(숨을 들이쉬면서 내려간다). 이때 덤벨은 몸에 가까이 붙여 유지한다.
- 최저점에 도달하면 약간 멈추고 등근육에 힘을 줘 수축한다.
- 코어에 힘을 준 상태에서 발꿈치를 디뎌 밀면서 일어선다.
- 일어설 때 숨을 내쉬면서 엉덩이근육과 등근육을 쥐어짜듯 수축한다.
- 위 동작을 적정 횟수만큼 반복한다(가벼운 덤벨인 경우 15~20회, 2~3세트 정도, 세트 사이 30~60초 휴식).
  (참고 영상_ han.gl/EeoJUv)

실제 사례

　다음에 소개하는 토체질 중 토양체질의 운동 사례는 유 트레이너 본인이다. 토양체질은 체지방이 많은 편이어서 대체로 근육이 딱딱하지 않고 부드러운, 말랑말랑한 느낌으로 형성되는 경향이 많다.

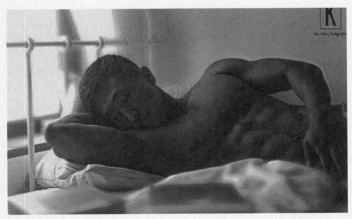

토양체질의 피트니스

목체질 신개념 피트니스 요령

- 목체질은 간대폐소의 장기구조를 갖기 때문에 하체가 상체에 비해 발달한 체형을 보인다. 따라서 주로 상체 운동에 치중하여 운동하는 것이 신체의 밸런스를 유지하는 데 유리하다.

- 목체질은 고기가 맞는 체질이므로 근육형성에 매우 유리한 체질이다. 다만, 일반적 상식으로 피트니스를 할 적에 닭고기를 많이 추천하는데 목체질에는 오히려 돼지고기나 소고기가 더 좋다.

일전에 피트니스센터를 운영하고 있는 유정민 트레이너(골든짐 대표)와 목체질 피트니스에 대해 다음과 같은 대화를 한 적이 있다.

"목양체질 회원이 있었는데 이 사람은 체질에 대한 내 말을 도무지 안 믿고 끈질기게 자기 고집을 피우는 거예요. 이 체질에는 돼지고기나 소고기가 좋다고 해도 닭가슴살만 먹고, 잎채소가 좋지 않다는데도 양상추 같은 야채 샐러드만 계속 먹더라구요. 있잖아요, 목양체질, 의심 되게 많고 사람 말 잘 안 듣는 거!"

이는 서양의 과학적 세계관에 기초한 일방적 가치관이 우리 삶의 모든 분야에서 헤게모니를 쥐고 있기 때문에 그런 것이다. 전문가들이 칼로리며 단백질, 지방, 탄소화물 같은 영양소를 들먹이면서 설명하면 그럴듯하게 여겨져 사람들이 쉽게 설득되기 때문이다. 대체로 전문가를 자처하는 사람치고

서양 과학과 전혀 다른 인체관에 기초한 체질의학 같은 새로운 의학에 대해서 제대로 이해하고 있는 사람은 그리 많지 않은 것 같다. 사람들만 탓할 게 아니다.

"그래서 그 친구, 한번 하고 싶은 대로 해보라고 그냥 냅둬 봤죠. 한 달 정도를 그렇게 줄곧 닭가슴살과 샐러드만 먹더니만 급기야 장에 탈이 나서 완전 물 설사를 죽죽 해대는 거예요! 응급실에 갔다 오고 나서야 내 말을 좀 믿더군요."

"안타깝지만 그렇게 자신이 직접 느껴봐야 '아, 체질이란 게 진짜 있나 보구나!' 하고 믿는 경우가 많아요. 시행착오를 통해 배우는 거죠." 내가 화답했다.

"근데 목체질은 진짜 근육이 잘 만들어져요. 금체질이나 수체질이 1년 걸리는 걸 단 3개월이면 해내버린다니까요. 가르치는 나도 깜짝깜짝 놀랄 때가 많아요!"

목체질은 타 체질에 비해 빼어난 양질의 근육을 가지고 있다. 목체질은 체질구조상 간대폐소, 즉 간이 가장 강하고 폐가 가장 약한 체질이다. 간이 근육과 관련 있다는 전통 한의학설인 간주근(肝主筋, 간이 근육을 주관한다는 말)의 명징한 증거가 되는 체질인 셈이다. 목체질은 대체로 인체의 중앙부위인 복부와 허리가 잘 발달하여 상·하체 운동에 고루 치중하는 것이 균형 잡힌 신체발달을 도모하는 데 좋다.

"그런데 큰 근육 만들기보다 단지 체력 증진이나 몸매를 아름답게 가꾸기만 원할 경우에는 이런 식의 큰 근육 만드는 보디빌딩이 부적합한 것 아닌가요?" 내가 물었다.

"목체질이 벌크한 근육을 원하지 않는 경우에는 또, 그에 맞는 운동법이 따로 있어요. 예를 들어 부위별 반복 운동보다는 산소요구량을 극대화하는 전신 순환운동이나 심폐강화운동이 있고, 유연성을 높이는 스트레칭, 코어 트레이닝, 필라테스 같은 운동법이 있어요."

코어 트레이닝은 몸통의 깊은 부위에 있는 근육을 단련하는 운동법을 말하고, 필라테스는 반복된 동작을 하여 연속적으로 근육을 운동시키면서 통증 없이 근육을 강화하는 운동법을 말한다. 둘 다 유연성에 포인트를 둔 운동법이다. 헬스를 할 때는 이렇게 자신이 원하는 바에 따라 체질에 맞는 운동 방법을 달리 선택해서 하는 것이 좋을 것이다.

목체질 피트니스 방법

• **목체질의 신체 특징**: 근육 발달이 좋아 힘이 매우 센 반면에, 대체로 몸이 뻣뻣하여 유연성이 부족하고, 몸의 협응 능력(신체 운동기관들이 서로 조화롭게 움직이는 능력)이 떨어져 근골격계 질환을 지닌 사람들이 많은 편이다.

• **목체질 프로그램**: 폼 롤러 스트레칭(foam roller stretching), 스트레칭, 코어 운동, 펑셔널 트레이닝(functional training) 등 주로 손과 발을 이용하는 운

동을 통해 유연성을 지향하는 서킷 트레이닝 프로그램을 행한다. 다시 말해 전문적인 웨이트 트레이닝보단 유연성과 가동성 운동을 많이 진행하는 것이 좋다.

여기서 폼 롤러 스트레칭이란 대개 폴리우레탄 재질의 실린더 모양의 기구를 이용하여 근육 조직을 자극하고 근육의 유연성을 향상시키는 스트레칭 방법을 말하고, 펑셔널 트레이닝이란 기존의 근육 단위 훈련 방법과 달리, 체계적이면서도 다양한 동작 패턴을 활용하여 전신의 균형, 안정성, 조절 능력을 향상시켜 움직임의 유연성과 효율성을 높이는 것을 목표로 하는 운동법을 말한다. 목체질에 좋은 운동 프로그램들은 다음과 같다.

- 스트레칭(stretch)
- 코어 운동(core workout)
- 플랭크(plank workout)
- 사이드 플랭크(side plank workout)
- 데드 버그(dead bug exercise)
- 버드 독(bird dog exercise)
- 롤 오버(roll over exercise)
- 롤아웃 동작(roll out exercise)
- 오픈 북(open book stretch)
- 월 슬라이드(wall slide stretch)

해설

• **코어 운동**(core muscle workout): 복근, 배근 그리고 엉덩이근육을 단련하는 운동으로, 강한 코어를 가지면 자세, 균형 그리고 전신의 건강상태가 향상된다. 코어 운동에 좋은 프로그램의 예는 다음과 같다. 이 순서로 운동을 하면 코어의 강화에 많은 도움이 될 것이다.

> • **워밍업**: 조깅이나 점핑 등 가벼운 심폐운동을 통해 혈액순환을 향상시키고 근육이 활성화 하도록 한다.
>
> • **플랭크**(plank): 양손을 모으고 팔꿈치를 바닥에 수직이 되도록 하여 푸시 업(push-up) 자세를 취한다(손 대신 팔꿈치로 엎드려뻗쳐 자세를 취하는 것과 비슷하다. 강도를 올리기 위해 팔꿈치 대신 손을 바닥에 대고 하이 플랭크high plank를 할 수도 있다). 머리부터 발꿈치까지 몸을 일직선으로 유지한다(이 때 복근과 엉덩이근육에 힘을 줘 코어 근육에 텐션을 유지한다). 이 상태를 30~60초가량 유지한 다음 30초 정도 휴식한다. 위 동작을 2~3회 반복한다. (앞의 금체질의 설명과 동일하나 편의를 위해 여기 다시 게재).
> (참고 영상_ han.gl/bAAdME)
>
> • **바이시클 크런치**(bicycle crunches): 누워서 오른쪽 팔꿈치를 왼쪽 무릎에 대고, 다음엔 반대로 왼쪽 팔꿈치를 오른쪽 무릎에 대는 동작을 반복하는 운동이다. 요령은 다음과 같다. 등을 대고 누워 양손을 머리 뒤에 두고 두발을 약간 위로 들어 올려 바닥에서 띄운다. 오른 팔꿈치를 옮겨 왼 무릎에 가져가 닿게 하고 오른발은 쭉 뻗는다. 다음에 왼 팔꿈치를 오른 무릎에 가져가 닿게 하고 왼발은 쭉 뻗는다. 이와 같은 동작을 10~12회 정도 반복한다.
> (참고 영상_ han.gl/lvPblo 또는 han.gl/cSnkVB)
>
> • **러시안 트위스트**(Russian twist): 머리와 다리를 바닥에서 띄운 채 좌우로 몸을 비트는 동작을 반복하는 운동. 요령은 다음과 같다. 무릎을 약간 구부리고 발은 바닥에

밀착한 채 바닥에 앉는다. 뒤로 약간 누우면서 양발을 바닥에서 띄운다. 무게 추나 메디슨 볼(운동용으로 던지고 받는 무겁고 큰 공)을 들고 상체를 한쪽에서 다른 쪽으로 비틀면서 무게 추를 바닥에 가볍게 터치한다(12~15회 정도 반복). 이 방법이 너무 힘이 드는 경우엔 맨손으로 할 수도 있다.

(참고 영상_ han.gl/zflMkd)

- **다리 올리기**(leg raises): 양손을 엉덩이 아래 두고 양다리를 곧게 편 채 등을 대고 눕는다. 양발을 들어 바닥에 직각이 되게 한다. 천천히 다리를 내려 바닥을 닿기 직전에 멈춘다. 이 동작을 10~15회 반복한다. 30초가량 쉰 다음 2~3세트 반복한다.

(참고 영상_ han.gl/FWWiZD)

- **데드 버그**(dead bug): 마치 죽어가는 벌레가 누워 다리를 움직이는 듯한 동작을 반복하는 운동. 코어 운동의 하나로서 복근과 하부 요근(허리 근육)의 단련에 좋다. 다음과 같은 절차를 따른다.

- 등을 바닥에 대고 누워 양팔을 천장을 향해 똑바로 올리고 양다리는 90도로 굽히되 양 무릎이 엉덩이 위에 오도록 한다.
- 하부 허리가 바닥에 잘 접촉하게 하고 코어 근육에 힘을 가한다.
- 천천히 오른팔을 내리고 왼다리는 바닥을 향하게 내려 바닥에 닿기 직전에 멈춘다.
- 잠깐 멈춘 다음 팔과 다리를 원래 시작 지점으로 되돌린다.
- 팔과 다리를 바꿔 같은 동작을 반복한다.
- 적정 횟수만큼 위 동작을 반복한다(10~12회, 2~3세트 정도).

(참고 영상_ han.gl/rGNkMD)

• **버드 독**(bird dog): 무릎을 꿇고 한쪽 손과 반대쪽 다리를 앞뒤로 뻗는 동작을 교대로 반복하는 운동. 코어 근육을 강화하며 특히 복근, 하부 허리근육, 엉덩이근육의 단련에 좋다. 요령은 다음과 같다.

- 두 손을 어깨 너비로 바닥에 대고, 두 무릎을 엉덩이 너비로 바닥에 대고 엎드린다.
- 코어에 힘을 주고 척추를 중립 위치에 둔다.
- 오른팔을 앞으로 뻗고 그와 동시에 왼다리를 뒤로 뻗는다.
- 그 자세에서 2~3초가량 멈춘 다음 원래 시작 지점으로 되돌아간다.
- 팔과 다리를 바꿔 반대쪽에도 같은 동작을 반복한다.
- 세트 당 10~12회 반복하고 총 1~2세트 한다.
  (참고 영상_ han.gl/tBEGBm)

• **사이드 플랭크**(side plank): 옆으로 누워 플랭크 자세를 취하는 운동. 코어 근육, 특히 복사근의 단련에 좋다. 엉덩이근육, 대퇴근, 어깨근육, 팔의 근육의 운동도 부가된다. 절차는 다음과 같다.

- 팔꿈치가 어깨 바로 아래에 오도록 하고, 다리는 곧게 뻗어 옆으로 눕는다.
- 그 상태에서 엉덩이를 바닥에서 들어 머리부터 발까지 일직선이 되도록 지탱하고 30초가량 유지한다.
- 동일 동작을 다른 쪽으로 바꿔 반복한다.
  (참고 영상_ han.gl/OXvEiu 또는 han.gl/CeFFsi)

• **롤 오버**(roll over): 누워서 양다리를 머리 뒤로 넘기는 운동. 코어 근육, 특히 복근(복직근, 복횡근, 복사근)의 단련에 좋다. 엉덩이굴근, 햄스트링, 엉덩이

근육에도 효과가 있다. 방법은 다음과 같다.

- 등을 대고 눕는다(양팔은 몸의 측면에 둔 상태에서 손바닥이 바닥을 향하도록 한다).
- 양다리를 천정을 향해 들어 올려 곧게 유지하고 양발은 발끝을 몸 쪽으로 당겨 굴신 상태로 둔다.
- 코어 근육에 힘을 주고 천천히 양다리를 가능한 한 곧게 편 채 머리 뒤로 넘긴다(양다리가 천천히 바닥에 닿을 때까지, 또는 자신이 할 수 있을 만큼 넘긴다).
- 그 상태에서 잠깐 멈춘 다음 코어 근육을 사용하여 양다리를 천정으로 들어 올려 처음 시작 위치로 되돌린다(아래 영상을 보면 쉽게 이해 될 것이다).
- 3~5회 정도 반복한다. 숙달되면 10~12회까지 반복할 수 있다.
  (참고 영상_ han.gl/dymZOx)

- **롤 아웃**(roll out): 코어 근육, 특히 복근(복직근, 복횡근, 복사근)과 하부 허리근육의 단련에 좋다. ab롤러라는 기구를 이용하는 운동으로, 절차는 다음과 같다.

- 무릎을 꿇고 양손은 어깨 너비로 하여 ab롤러(roll out wheel)를 잡는다.
- 복근에 힘을 주고 코어 근육에 텐션을 가한다.
- 허리를 곧게 유지한 채 천천히 앞으로 롤러를 굴려 나간다(몸이 완전히 뻗을 때까지 굴린다).
- 최대로 몸이 펴지면 수초 간 멈춘 다음, 천천히 뒤로 굴려 처음 시작 위치로 되돌아온다.
- 원하는 횟수만큼 반복한다(처음엔 5~10회, 근력이 늘면 15~20회까지 늘릴 수 있다).
  (참고 영상_ han.gl/CTHEN)

- **오픈 북**(open book stretch): 옆으로 누워 무릎을 구부린 채 책을 펼치듯이 팔을 등 뒤로 넘기는 동작을 반복하는 운동. 흉추의 가동성을 향상시키고 상부 등 부위 및 가슴의 운동 범위를 늘리는 데 좋은 운동이다. 다음과 같은 과정으로 한다.

  - 양 무릎을 구부리고 양팔을 앞으로 나란히 뻗은 상태로 측면으로 눕는다(혹은 아래 놓인 손으로 위에 놓인 무릎을 잡는다).
  - 무릎을 붙인 상태에서 천천히 상체를 뒤로 돌리면서 위의 손을 등 뒤로 가능한 한 멀리 뻗어 손등이 바닥에 닿을 때까지 움직인다.
  - 그 상태에서 5~10초가량 멈춰서 상부 등과 가슴 부위의 부드러운 스트레치를 느낀다.
  - 시작 지점으로 되돌아온 다음 다시 반복한다(처음엔 5회 가량 반복, 유연성이 증가하면 10 또는 그 이상 반복).
  - 반대쪽으로 바꿔 같은 동작을 반복한다.
  (참고 영상_ han.gl/xmqAn)

- **월 슬라이드**(wall slide): 벽에 양쪽 상완을 대고 위아래로 올렸다 내렸다 반복하는 운동. 어깨의 가동성과 자세를 향상시키고 상부 등과 어깨, 팔의 근육을 강화하는 운동이다. 요령은 다음과 같다.

  - 벽에서 반보 정도 떨어져 턱을 당기고 선다.
  - 어깨에서 팔꿈치 부분이 벽면과 수직이 되게 하고 팔꿈치에서 손 부분이 벽면에 전부 닿게 한다.
  - 손을 약간 바깥쪽을 향하면서 위로 올린다(경사진 방향으로 올린다). 이때 전거근

8체질 총서

(serratus anterior muscle, 견갑곡 내측과 늑골에 부착된 톱 모양의 근육, 겨드랑이 바로 아래에 위치)에 집중하여 힘을 가한다.

- 원 시작 지점으로 되돌아온다.
- 허리를 활처럼 꺾거나 어깨를 들어 올리거나 팔꿈치가 벽면에서 떨어지지 않도록 주의한다.
- 팔을 어깨 너비로 좁혀서 할 수도 있고, 폼 롤러를 이용해서 할 수도 있다.
- 위 동작을 세트당 5~10회 반복한다(총 2~3세트 반복).

(참고 영상_ han.gl/SmzSrc)

실제 사례

아래 소개하는 젊은이는 유 트레이너가 지도한 목양체질 대학생이다. 이상적으로 균형 잡힌 상하체의 근육과 외모가 잘 조화를 이루고 있다.

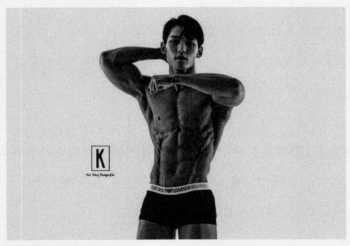

목양체질의 피트니스

수체질 신개념 피트니스 요령

- 수체질은 신대비소, 즉 하초의 신(신장)이 가장 강하고 상초(정확히는 중상초)인 비 (췌장)가 가장 약하여, 물리적으로나 혹은 기능적으로 하체 쪽이 특히 발달한 구조 를 갖는다. 대체로 수음체질보다 수양체질이 상대적으로 더 뛰어난 균형 감각을 지 닌다. 당연히 발레나 댄스, 체조 등에 발군인 사람들이 많다.

- 수체질에 좋은 단백질원은 피트니스 음식의 대표인 닭가슴살이 추천된다.

수체질 피트니스 방법

- **수체질의 신체 특징**: 팔다리가 길고 몸의 비율이 좋다. 닭고기가 맞는 체질이 라 닭가슴살을 주로 한 식단의 효과가 제일 빠르게 나타난다. 그래서 운동 결과 만족도가 높지만, 그에 반해 체력은 좀 약한 편이다. 대체로 하체의 힘은 좋으나 상체의 근력이 약하고 허리 통증과 어깨 주변 통증을 자주 호 소하는 사람들이 많다.

- **수체질 프로그램**: 대체로 신체의 균형미가 좋기 때문에 어느 특정 부위만 강 하게 단련하기보단 전신에 적당한 강도와 다양한 운동법을 섞어서 진행한 다. 수체질에 좋은 운동 프로그램은 다음과 같다.

· 코어 운동을 주로 한다.

· 체질적으로 상체가 약한 경우가 많아 상체 운동을 좀 더 강화한다. 케틀벨을 이용한 싱글 숄더 프레스, 고무줄을 이용한 투 암 숄더 프레스, 허리통증을 줄이기 위한 케이블 트렁크 트위스트(체간 안정성 높이기 위한 운동), 그리고 통증이 줄면 상체운동에 포커스를 맞춰 벤치 프레스(가슴 운동), 숄더 프레스(어깨 운동)의 빈도를 높이고, 허리의 안정성을 높이기 위한 코어 운동을 병행한다. 수체질의 상체 운동에 좋은 운동 리스트는 다음과 같다.

- 케틀벨을 이용한 싱글 숄더 프레스(shoulder press with a kettlebell)
- 투 암 숄더 프레스(two arm shoulder press with bands)
- 케이블 트렁크 트위스트(cable trunk twist)
- 벤치 프레스(bench press)
- 숄더 프레스(shoulder press with machine)
- 짐볼 플랭크(gym ball plank)
- 모래시계 운동(hourglass waist workout)
- 짐볼 골반 회전(pelvic tilt on a gym ball)
- 애니멀 플로우(animal flow)

해설

- **케틀벨을 이용한 싱글 숄더 프레스**(shoulder press with a kettlebell): 케틀벨을 어깨 위로 올렸다 내렸다 반복하는 운동. 삼각근의 단련을 주목적으로 하

고, 삼두박근, 상체의 다른 지지 근육들도 부가적으로 단련할 수 있다. 요령은 다음과 같다.

- 발을 벌려 엉덩이 너비로 한 다음 오른손에 케틀벨을 잡고 들어 올려 어깨 위에 올린다(팔꿈치는 굽힌다).
- 코어 근육과 엉덩이 근육에 힘을 주어 안정적인 상태를 유지한다.
- 깊은 숨을 들이쉰 다음 숨을 내쉬면서 팔을 쭉 뻗어 케틀벨을 머리 위로 들어올린다.
- 최고점에서 잠깐 멈춘 다음, 천천히 케틀벨을 내려 어깨 위로 되돌린다.
- 적정 횟수만큼 이 동작을 반복한 다음 다른 손으로 바꿔 동일 과정을 반복한다.
- 케틀벨을 올리고 내릴 때에 팔꿈치를 몸에 가깝게 붙인 상태에서 행한다.
- 손목을 똑바로 펴고 동작을 해서 부상을 피한다.
- 어깨 근육의 사용에 초점을 두고 한다.
- 케틀벨의 무게는 가능한 상황에 맞춰 서서히 늘린다.
  (참고 영상_ https://han.gl/ixOOAD)

- **고무 밴드 이용한 투 암 숄더 프레스**(two arm shoulder press with resistance bands): 고무 밴드를 양발에 걸고 양쪽 손잡이를 어깨에서 머리 위로 올렸다 내렸다 반복하는 운동. 어깨 근육, 삼두박근, 상부 등근육 등의 단련에 좋은 운동이다. 다음처럼 한다.

- 발을 어깨 너비로 벌려 선 자세에서 저항 밴드(고무줄)을 밟고 선다.
- 저항 밴드를 오버핸드 그립으로 잡고 어깨 높이로 당겨 올린다(팔꿈치는 구부려서 바깥쪽을 향하게 한다).
- 코어에 힘을 주면서 손잡이를 밀어 올려 팔이 완전히 펴지게 한다.

- 손잡이를 다시 어깨 높이로 천천히 내린다.
- 적정 횟수만큼 이 동작을 반복한다(대략 8~12회, 3~4세트).
  (참고 영상_ han.gl/fajof)

- **케이블 트렁크 트위스트**(cable trunk twist): 기구의 케이블 손잡이를 잡고 몸을 비틀면서 수평으로 당겼다 놓았다 반복하는 운동. 코어 근육, 특히 복사근(obliques, 경사근)의 단련에 좋다. 절차는 다음과 같다.

- 발을 어깨 너비로 하고 케이블 머신에 수직으로 선다.
- 두 손으로 핸들을 잡고 가슴 중앙 부위까지 당긴다.
- 코어 근육에 힘을 주고 상체를 케이블 머신에서 멀어지도록 천천히 회전한다(팔은 쭉 편 상태로 상체를 회전하여 엉덩이가 전면으로 향하게 한다).
- 끝에서 잠깐 쉰 다음 천천히 원래 시작 지점으로 되돌아간다.
- 적정 횟수만큼 이 동작을 반복한다.
- 반대쪽으로 바꿔 같은 동작을 반복한다.
  (참고 영상_ han.gl/MQPLSK)

- **벤치 프레스**(bench press): 벤치에 누워 역기를 들었다 내렸다 반복하는 운동. 대흉근(가슴), 어깨 근육, 삼두박근의 단련에 좋은 운동이다. 다음과 같이 행한다.

- 양발을 바닥에 잘 고정한 상태에서 벤치에 밀착해 눕는다.
- 어깨 너비보다 약간 넓게 바벨을 잡는다(손바닥은 몸으로부터 멀리 바깥을 향하도

록 한다).
- 바벨을 걸이에서 들어 올려 팔을 뻗은 상태에서 가슴의 상부에 유지한다.
- 바벨을 서서히 낮춰 가슴으로 향하게 한다(팔꿈치를 몸에 가까이 오도록 하고 등은 벤치에 잘 밀착시킨다).
- 바벨이 가슴에 가까워지면 잠깐 멈춘 다음, 다시 원래 시작 지점으로 되돌리기 위해 팔을 쭉 뻗어 밀어 올린다.
- 적정 횟수만큼 위 동작을 반복한다(가벼운 무게인 경우 세트 당 대략 12~15회 정도 이나, 가능하면 전문 트레이너의 조언에 따르는 것이 좋다).
(참고 영상_ han.gl/siHTHw)

- **숄더 프레스**(shoulder press): 벤치에 앉아 바벨이나 덤벨을 위로 올렸다 내렸다 반복하는 운동. 어깨 근육, 특히 전방 삼각근과 중간 삼각근의 단련에 좋은 기구 운동이다. 방법은 다음과 같다.

- 발을 어깨 너비로 하고 코어에 힘을 준 상태에서 벤치에 앉는다.
- 손바닥이 앞을 향하게 하고 팔꿈치를 구부린 채 덤벨이나 바벨을 어깨 앞에서 쥔다.
- 바벨이나 덤벨을 양팔이 완전히 펴질 때까지 위로 밀어 올린다.
- 최고점에서 잠깐 멈춘 다음, 천천히 팔을 내려 시작 지점까지 되돌린다.
- 위 동작을 적정 횟수만큼 반복한다(8~12회, 3~4세트 정도, 세트 사이에 1~2분 정도 휴식).
(참고 영상_ han.gl/JQwOUe)

• **짐볼 플랭크**(gym ball plank): 짐볼에 엎드려 플랭크 자세를 취하는 운동. 코어 근육을 강화하고 균형감, 전신의 건강 상태를 향상시키는 운동이다. 다음과 같은 절차로 한다.

> • 짐볼 위에 하완(주로 팔꿈치)을 올려 플랭크 자세를 취한다.
> • 어깨가 팔꿈치 위에 수직으로 위치하도록 하고 발은 엉덩이 너비 정도 되게 벌린다.
> • 코어 근육과 엉덩이근육에 힘을 주어 머리부터 발꿈치까지 일직선이 되도록 한다.
> • 이 자세에서 20~30초 간 혹은 지탱할 수 있을 때까지 멈춘다.
> • 30초가량 쉰 다음 같은 동작을 2~3회 반복한다.
> • 강도를 높이려면 한 발을 들고 플랭크를 하거나 짐볼을 앞뒤로 굴리면서 플랭크를 한다.
> (참고 영상_ han.gl/cMDyAB)

• **모래시계 운동**(hourglass waist workout): 바디라인을 모래시계처럼 허리가 홀쭉하게 만들어 준다는 뜻에서 붙여진 이름의 운동. 복근과 복사근의 단련에 좋은 운동 프로그램이다. 다음과 같은 일련의 운동을 순차적으로 수행한다.

> • **워밍업**: 조깅 또는 점핑으로 5~10분 정도 몸을 워밍업 한다.
>
> • **바이시클 크런치**(bicycle crunches): 등을 대고 누워 양손을 머리 뒤에 두고 두발을 약간 위로 들어 올려 바닥에서 띄운다. 오른 팔꿈치를 옮겨 왼 무릎에 가져가 닿게 하고 오른발은 쭉 뻗는다. 다음에 왼 팔꿈치를 오른 무릎에 가져가 닿게 하고 왼발은 쭉

뻗는다. 이와 같은 동작을 10~12회 정도 반복한다(앞의 목체질의 설명과 동일하나 편의를 위해 여기 다시 게재했다).

(참고 영상_ han.gl/lvPblo 또는 han.gl/cSnkVB)

- **사이드 플랭크**(side plank): 옆으로 누워 플랭크 자세를 취하는 운동. 팔꿈치가 어깨 바로 아래에 오도록 하고, 다리는 곧게 뻗어 옆으로 눕는다. 그 상태에서 엉덩이를 바닥에서 들어 머리부터 발까지 일직선이 되도록 지탱하고 30초가량 유지한다. 동일 동작을 다른 쪽으로 바꿔 반복한다(앞의 목체질의 설명과 동일하나 편의를 위해 여기 다시 게재했다).

(참고 영상_ han.gl/OXvEiu 또는 han.gl/CeFFsi)

- **러시안 트위스트**(Russian twist): 머리와 다리를 바닥에서 띄운 채 좌우로 몸을 비트는 동작을 반복하는 운동. 무릎을 약간 구부리고 발은 바닥에 밀착한 채 바닥에 앉는다. 뒤로 약간 누우면서 양발을 바닥에서 띄운다. 무게 추나 메디슨 볼(운동용으로 던지고 받는 무겁고 큰 공)을 들고 상체를 한쪽에서 다른쪽으로 비틀면서 무게 추를 바닥에 가볍게 터치한다(12~15회 정도 반복). (앞의 목체질의 설명과 동일하나 편의를 위해 여기 다시 게재했다).

(참고 영상_ han.gl/zflMkd)

- **플러터 킥**(flutter kicks): 누운 상태에서 두 다리를 위아래로 떠는 운동. 요령은 다음과 같다. 팔을 양쪽으로 펼치고 다리는 쭉 뻗은 상태로 등을 대고 눕는다. 양다리를 바닥에서 몇 인치 들어 올린 상태에서 두 다리를 위아래로 30~60초가량 가볍게 흔든다.

(참고 영상_ han.gl/GTARuY)

- **쿨 다운**: 5~10분가량 스트레칭을 하고 끝마친다.

- **짐볼 골반 회전**(pelvic tilt on a gym ball): 짐볼에 앉아 골반을 앞뒤로 굴신하는(tilting) 운동. 하부 허리, 복근 그리고 엉덩이근육의 운동에 좋다. 요령은 다음과 같다.

  - 발바닥을 바닥에 잘 밀착하고 무릎을 90도로 구부린 채 짐볼에 앉는다.
  - 양손을 엉덩이 또는 양측에 둔다.
  - 복근과 엉덩이근육을 수축하면서 천천히 골반을 앞으로 회전한다(이때 하부 허리 부분이 약간 아치 모양으로 휘게 된다).
  - 그 상태에서 수 초간 유지한다.
  - 복근과 엉덩이근육을 이완하면서 천천히 골반을 뒤로 회전한다(하부 허리 부분이 약간 라운드 모양을 띠게 된다).
  - 그 상태로 수 초간 유지한다.
  - 이 동작을 10~15회 반복한다.
    (참고 영상_ han.gl/aaPnND)

- **애니멀 플로우**(animal flow): 동물의 움직임을 흉내 낸 운동. 체중 운동의 일종으로 지상(바닥)에 베이스를 둔 움직임으로 구성되어 있다. 이것은 동물의 움직임에 영감을 받았으며 가동성, 힘 그리고 유연성을 향상시킬 목적으로 고안된 운동이다. 예로써 곰이나 거북이, 게와 같은 동물의 움직임을 본 뜬 운동을 들 수 있다. (참고 영상_ han.gl/cJJuMs)

실제 사례

   아래에 소개하는 수양체질은 균형이 잘 잡힌 전형적인 수양체질의 체형을 보여준다. 직장인이라는 이 여성도 조화로운 바디라인을 보여주고 있다. 일반인이 이렇게 자발적 노력에 의해 멋진 건강미를 구현하고 있다는 사실이 놀랍다.

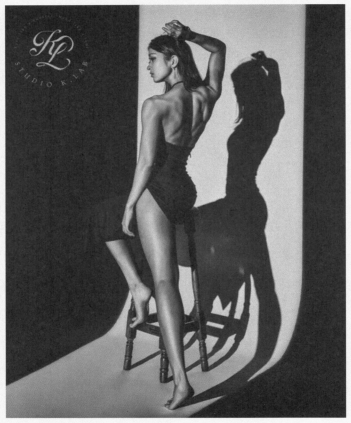

수양체질의 피트니스

다음에 소개하는 사람은 수체질 중 수음체질이다. 이 분도 역시 수체질답게 몸의 전체적인 균형미를 잘 갖추고 있다. 수음체질은 근육 형성에 유리한 단백질인 닭고기나 소고기가 잘 맞는 체질이다. 이러한 단백질을 충분히 섭취하면서 체질에 적합한 운동을 꾸준히 한다면 좋은 근육과 몸매를 형성할 수 있다. 수체질은 일반적으로 마른 체구를 보이는데 반해 이 사람은 상당히 볼륨감 있는 좋은 근육을 형성하는 데 성공하고 있다.

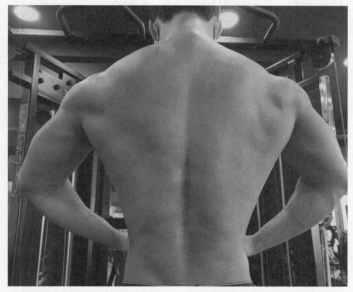

수음체질의 피트니스 1

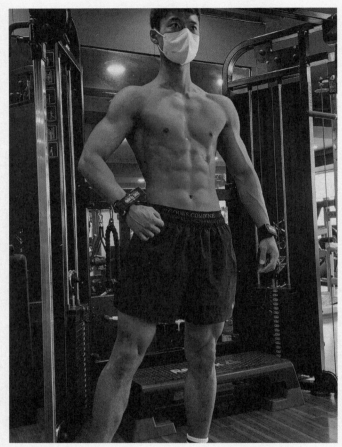

수음체질의 피트니스 2

8체질 총서

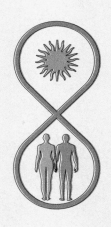

7

주원장이
공개하는
초간편체질식
만들기

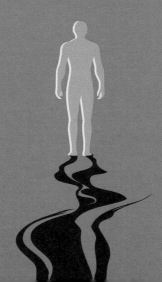

다스름

환자들 중에 체질식의 어려움을 호소하는 사람들이 적지 않다. 세상사는 내 뜻대로만 되는 것이 아닌 것이다. 집에서야 어떻게든 체질에 맞는 식품으로 음식을 만들 수 있겠지만, 밖에 나가면 얘기가 사뭇 달라진다.

어렵사리 내 체질에 맞는 메뉴를 골라도 거기에 딸려 나오는 반찬들이 체질에 맞지 않는 경우가 다반사다. 양념도 대개는 갖은 양념이 죄다 섞여 있어 체질에 맞는 경우를 찾기가 희귀할 지경이다. 골치 아프고 스트레스 받아서 결국 체질식을 포기하게 된다.

그래서 만들었다.

이것은 체질에 맞는 식품들로 구성된 간편 체질식이라 할 수 있다. 그냥 아무 생각 없이 물이나 체질에 적합한 음료에 타서 마시기만 하면 된다. 이제 급할 때나 출출할 때 혹은 다이어트 대용식이 필요할 때 주원장 간편체질식을 만들어 먹어라! 건강과 편리함을 동시에 잡을 수 있을 것이다.

생식과 선식

가끔 생식(生食)을 하는 사람들이 눈에 띈다. 생식이란 곡식이나 채소, 열매 등을 건조하여 분말의 형태로 먹는 것을 말한다. 대개 우유나 요구르트, 과일주스, 물 등 액상의 음료에 타 흔들어 마시는 경우가 많다.

이와 비슷한 건강식으로 선식(禪食)이라는 것이 있다. 이것은 생식과 비슷한 것 같지만 사실은 상당히 다른 면이 있다. 생식은 건조식품을 그대로 간 것인 반면, 선식은 불에 볶아서 간 것을 말한다. 생식과 다른 점은 불로 가열했다는 것밖에 없다. 그런데 이 가열 여부가 영양학적으로 의외의 큰 차이를 야기한다. 식품의 유효성분에 적지 않은 영향을 끼칠 수 있기 때문이다. 특히 열에 약한 영양소나 효소에는 치명상을 입힐 수 있다. 그래서 생식을 옹호하는 사람들은 선식의 영양유실을 크게 문제 삼는 경향이 있다. 나 또한 그런 점은 분명히 있다고 생각한다.

그렇다고 해서 생식이 반드시 선식보다 우월하다고 말할 수는 없다. 일정 부분 영양의 손실이 있음에도 불구하고 선식이 생식에 대해 갖는 장점 또한 있기 때문이다. 그 첫 번째는 소화가 용이하다는 것이다. 불에 볶은 과정을 통해 생것을 익힌 것으로 바꿈으로써 소화를 쉽게 하는 것이다. 그래서 생식보다 배탈 나는 경우가 크게 줄 수 있다.

선식의 또 하나의 장점은 맛을 좋게 한다는 것이다. 생으로 먹을 때 나는 비린내 같은 역한 기가 볶는 과정을 겪으면서 한국인이 특히 좋아하는 구수한 맛으로 변신하는 것이다. 별것 아닌 것 같으나, 이 단순한 차이가 건강식의 상품으로서의 가치를 크게 향상시켜 주는 것이다. "사람들이, 맛없으면 결국 안 먹게 되거든요." 건강식 사업을 하는 업자들이 이구동성으로 하는 말이다.

생식과 선식을 체질적인 관점에서 접근하면 이에 더하여 또 다른 차원의 해석과 응용이 가능해진다.

"생식을 하고 몸이 참 많이 좋아졌어요!"

건강식품 영업을 하는 어느 여자 환자의 말이다. 평생 소화장애와 갖가지 질병으로 고생고생하며 살아왔는데 자신이 종사하고 있는 사업체에서 판매하는 생식을 본인이 직접 먹고서 그런 병들로부터 대부분 자유로워졌다는 것이다. 그래서 그 이적을 전하기 위해 오늘도 불철주야 사람들을 찾아다닌단다. 이 사람의 체질은 토양체질이다.

"생식했더니 살이 많이 빠졌어요!"

역시 토양체질인 어느 여성이 내게 건네는 말이다. 그렇게 빼기 어려운 살을 생식해서 뺐다니 생식은 토양체질에 효험이 있음이 분명하다. 그래서 나는 비만이 많은 토양체질 환자에게 생식을 권하기도 한다.

한번은 내 한의원에 열성적으로 내원하던 토음체질 청년에게도 생식을 권했다.

"생식을 한 번 철저히 해보세요. 채소, 과일, 곡식 등 가능한 모든 음식을 말이에요." 늘상 크고 작은 소화장애와 알레르기로 고생하는 바람에 내게 열심히 치료를 받던 젊은이였다.

"그래요? 알겠습니다. 근데 생식은 어떻게 하는 거죠?"

"그냥 뭐든지 생것으로 먹으면 돼요. 배추도 그냥 날로 먹고, 과일은 당연히 생으로 먹는 거니까 자주 먹고, 밥도 가능하면 그냥 생쌀을 씹어드세요."

"아니, 원장님도! 다른 건 몰라도 어떻게 생쌀을 씹어먹어요~" 내가 농담하는 줄 알고 웃으면서 반박한다.

"(쌀을) 물에 담가 뒀다가 불려서 먹으면 돼요." 나도 웃음이 났지만 애써 참으면서 정색을 하고 이렇게 말했다.

"알겠어요. 한번 해보겠어요." 그는 내 말이라면 거의 다 믿고 따른다.

공무원 시험 준비로 한동안 뜸하던 그가 시험을 끝내고 한두 달가량 지난, 가을바람 소슬한 10월의 어느 날 오랜만에 내 한의원에 다시 들렀다.

"정말 감사드려요. 원장님께 침 치료받고, 체질약 먹고, 말씀하신 대로 생식을 했더니 비염도 나았고 알레르기도 거의 없어지고 정말 많이 좋아졌어요!"

항상 같이 내원해 치료받곤 하던, 거의 10년 이상 사귀어 사실상 아내나 마찬가지인 여자친구와 드디어 결혼한다면서 내게 청첩장을 건네며 하는 말이다.

이런 사례를 통해서 보면 토음체질도 역시 생식이 좋다는 것이 확인된다. 그렇다면 토양·토음체질, 즉 토체질은 다 생식이 좋은 체질이라는 결론이다.

동무 이제마 선생의 『동의수세보원』에 보면 뜻밖에도 재밌는 사실이 눈에 띈다. 그는 사상인의 병증약리(病證藥理)를 논하는 대목에서 이례적으로 소양인 약재에 대해서는 죄다 수치(修治)를 하지마라고 못 박고 있는 것이다. 수치란 약재를 볶거나 술, 초 등으로 처리하여 약의 독성을 제거하거나 그 효능을 변화시키는 한약재 가공법을 말한다. 이 중 가장 흔한 수치법이 약재를 뜨거운 불에 볶는 것인데, 소양인에 대해서는 이런 가공을 전면 금하고 모든 약재를 원래 상태 그대로 사용하라고 하는 것이다. 왜 그랬을까?

소양인은 이제마의 용법으로 말하면 비대신소(脾大腎小), 즉 비가 크고(강하고) 신이 작은(약한) 구조를 갖는다(장과 부를 함께 말하면 비·위가 크고 신·방광이 작은 것이다). 8체질에서, 소양인에 해당되는 체질인 토양체질의 구조는 비·위〉심·소장〉간·담〉폐·대장〉신·방광이고, 역시 소양인에 해당되는 또 다른 체질인 토음체질의 구조는 비·위〉폐·대장〉심·소장〉간·담〉신·방광이다. 토체질은 당연히 소양인과 동일하게 비·위가 크고 신·방광이 작다.

여기에서 비는 현대 의학술어로 췌장(pancreas)을 말하고, 위는 말 그대로 위장(stomach)을 말한다. 현대의학에서 상세히 밝혔듯이 위에서는 위산을 만들어 음식물을 작은 사이즈로 분쇄하는 일을 하고, 췌장에서는 소화효소를 만들어 소화관에 분비하는 일을 한다. 이러한 소화과정에서 일어나는 강산인 위산의 화학적 분해 작용이나, 췌장 효소의 화학적 분해 작용은 모두 화기(火氣)에 의한 연소 작용과 유사하다고 할 수 있다(염산테러로 얼굴에 심한 화상을 입는 사건에서 보듯이 강산인 위산은 강력한 화력을 지닌다. 소화효소도 고기 같은 질긴 단백질을 단번에 녹여버릴 수 있는데, 이도 가공할 화력이라 하지 않을 수 없다).

동무 이제마 선생이 소양인, 즉 토양체질과 토음체질의 약재에 대해서 수치를 하지마라고 주의 준 것은 이러한 토체질의 강한 비·위의 화력을 염두에 둔 것이라 할 수 있다. 이미 비·위의 화가 성한 체질인데 거기에다 더하여 더욱 화력을 배가하는 우를 범하지 마라는 경고인 셈이다. 즉, 토체질은 약을 생으로 먹으라는 것이다. 토체질의 약재사용에 대해서는 생식과 매우 유사한 이론을 펼친 것이다.

토체질은 될 수 있으면 생으로 먹어라! 그것이 약이든 음식이든 상관없다. 단, 조건이 있다. 체질에 맞는 것을 먹어라!

"그럼 생식은 토체질에만 맞고 다른 체질에는 맞지 않은 건가요?"

다는 아니지만 대략 그렇다고 할 수 있다. 확실한 것은 토체질과 정반대 체질인 수체질, 즉 수양이나 수음체질은 비·위를 가장 약하게 타고나는 체질이기 때문에 생식이 좋지 않다는 것이다. 따라서 수체질은 생식보다는 곡식을 볶아서 만든 선식이 좋을 것이다. 그 밖의 체질은 개별적 상황에 따라서 선택할 문제이다.

금양체질은 생식보다는 선식이 더 나을 것 같다는 심증이 가는 인상적인 임상경험이 있다. 환자 중에 금양체질로서 항상 소화불량으로 골골해 하던 매우 마른 체격의 목사님이 있었는데, 곡식을 볶아서 만든 미숫가루를 먹고 아주 좋아졌다는 말을 하는 것을 들은 적이 있기 때문이다.

목양체질은 체질구조상 비·위를 약하게 타고난 체질이기 때문에 생식은 좀 부담이 갈 수 있다. 목음체질과 금음체질은 생식과 선식 중 어느 것이 더 좋은지 확실히 말할 수 없다. 소화에 자신이 있는 사람은 생식을 하는 것이 좋을 것이고, 그렇지 않은 사람이라면 선식을 하는 것이 좋을 것이다.

"그럼 나는 수양체질이니 생식보다는 선식을 해야겠네요!"

그렇다. 그런데 시중에 나와 있는 생식이나 선식 제품은 체질적 관점에서 보면 상당히 문제가 많다. 다소 차이는 있으나 거의 모든 브랜드가 몸에 좋다는 곡식이나 채소, 열매 등을 몽땅 섞어 놔서 각 체질에 좋은 것들과 좋지 않은 것들이 아무렇게나 혼재하기 때문이다. 확률적으로 따지면 대부분이 자신의 체질에 맞는 것보다 맞지 않는 것들이 더 많기 십상이다. 이래서야 어찌 소기하는 효험을 볼 수가 있겠는가?

그럼 어떻게 해야 할까? 대안은 생식이든 선식이든 체질에 맞는 것들을 자신이 골라 직접 만들어 먹는 것이다. 마트나 백화점에 가면 생식이나 선식을 파는 업체가 있는데, 기성품이 아닌 본인이 선택해서 만들 수 있는 코너를 같이 운영하는 곳이 있다. 그런 데를 찾아가 자신의 체질에 맞는 것들로 구성해 '맞춤' 생식 또는 선식을 만들어 먹는 것이 좋다.

혹은 기존 업체에 전혀 의존하지 않고 본인이 공정의 전 과정을 컨트롤해서 만들 수도 있다. 즉 시장이나 농협 같은 데에 직접 가서 건조된 곡물이나 열매, 채소를 골라서 생식이나 선식을 손수 만드는 것이다. 헌데 생식은 그대로 갈아서 먹으면 되는데, 선식은 프라이팬에 볶는 과정이 필요하다. 재료를 가는 것은 집의 믹서를 이용할 수도 있고, 혹은 동네 방앗간에 가서 할 수도 있다. 처음 해보는 사람은 너무 가짓수를 많이 하지 말고 몇 가지만 소량을 해봐서 대략 경험을 한 후 그를 토대로 점차 가짓수를 늘려 가는 것이 좋다. 하다보면 자신만의 최적의 생식 또는 선식을 개발해낼 수 있을 것이다.

끝으로 다이어트를 위해 생식과 선식 중에서 어느 하나를 선택하고자 한다면 일반적으로 생식이 더 좋다고 할 수 있다. 특히 토체질은 생식을 하면 가장 좋은 다이어트 효과를 볼 수 있다. 하지만 수체질과 그 밖의 체질 중에 평소 소화장애가 잦은 사람이라면 차라리 선식을 택하는 것이 바람직할 것이다. 즉 토양·토음체질은 반드시 생식을 할 것이며, 이 둘을 제외한 다른 체질들은 대체로 선식을 하는 것이 좋다. 그 중에도 특히 수양·수음체질은 반드시 선식을 하도록 한다.

다음 표는 음용자가 소화력이 약하다는 전제하에서 작성한 체질 적합도를 나타낸 것이다.

생식이 좋은 체질	선식이 좋은 체질
토양, 토음	수양, 수음, 목양, 목음, 금양, 금음

주원장 간편체질식이란?

약선(藥膳)의 개념을 바탕으로 만든 주원장의 새로운 체질식 패키지이다. 음식으로 병을 치유하고 건강을 도모하는 것을 약선이라고 한다. 8체질의학에서 말하는 체질식은 명실상부한 약선학이라고 할 수 있다.

이 패키지는 주원장 임상 20년의 숱한 경험으로 터득한 각 체질의 최적의 음식들로 구성되어 있다. 체질간편식으로 식사도 해결하고 건강도 꼭 챙길 수 있어 일석이조의 효과를 기할 수 있다. 살찌는 게 늘 걱정인 분들은 다이어트 대용식으로도 이용할 수 있다.

주원장 간편체질식 먹는 방법

1. 간편체질식을 물이나 또는 체질에 맞는 음료수 120~150ml에 넣는다.
2. 간편체질식을 수저로 잘 저어 마신다. 쉐이커(shaker)가 있으면 잘 섞이므로 더 편리하다. 하지만 고소한, 씹는 맛을 좋아하는 사람이라면 대충, 약간만 섞어서 먹는 것도 좋은 방법이다.

간편체질식이 꼭 필요한 분들

• 항상 소화불량으로 시달리는 사람.
• 과체중 또는 비만으로 다이어트가 필요한 사람.
• 시간에 쫓기는 학생, 수험생, 바쁜 직장인.

- 알레르기 체질: 비염, 아토피, 두드러기, 여드름, 피부트러블.
- MSG에 부작용이 심해 외식만 하면 몸이 안 좋아지는 사람.
- 간단한 아침식사 또는 밖에서나 여행갈 때 식사대용(도시락)이 필요한 사람.
- 간식이 필요한 사람.

재료는 다음에 제시하는 각 체질에 좋은 식품들 중 간편식을 만들기에 적합한 것들을 고르면 된다. 주원장이 다년간 연구하여 만든 간편체질식의 최적 재료를 다음과 공개한다. 한번에 30g 정도 섭취하면 적당하다. 물론, 각자 취향에 따라 식품을 더 추가하거나 용량을 늘리거나 줄일 수 있다.

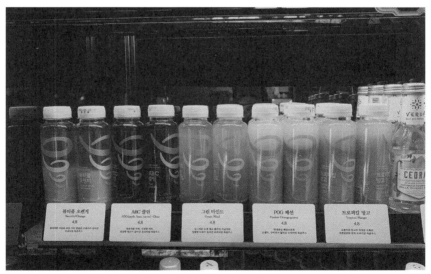

체질간편식은 취향에 따라 체질에 맞는 음료와 같이 먹으면 좋다.

주원장 금체질간편식

재료

- 곡식 분말: 볶은 현미, 볶은 쥐눈이콩, 볶은 기장, 볶은 메밀, 볶은 발아현미, 볶은 귀리, 볶은 완두콩, 볶은 녹두
- 채소 분말: 건조 양배추, 건조 미나리, 건조 브로콜리, 건조 셀러리, 건조 신선초, 건조 새싹보리
- 과일 분말: 건조 바나나, 건조 포도, 건조 블루베리, 건조 딸기
- 기타: 포도당 분말

위 재료 중에 취향에 따라 적당한 재료와 분량을 취하여 총 900g(한번에 30g, 30회 분량의 경우)을 만든다. 예를 들어 현미 200g, 쥐눈이콩 100g, 발아현미 50g, 기장 50g, 녹두 50g, 메밀 50g, 양배추 50g, 브로콜리 50g, 새싹보리 50g, 바나나 50g, 블루베리 50g, 딸기 50g, 포도당 분말 100g, 이렇게 취사선택하여 만든다(개인의 선택에 따라 얼마든지 종류나 양을 늘리거나 줄일 수 있다. 다른 체질도 마찬가지).

주의할 점은 채소나 과일의 선택이다. 이들은 중요한 식품이지만 개인에 따라 어떤 것은 맛을 나쁘게 할 수 있다. 따라서 따로 따로 맛을 봐서 본인이 괜찮은 것을 선택하도록 한다. 전체적으로 맛이 조화를 이룬 비율을 찾는 것이 중요하다. 일반적으로 곡식은 볶으면 고소한 맛이 나므로 곡식의 종류와

비율을 올리고, 채소나 과일의 종류와 비율은 줄이는 것이 좋다. 과일은 또 특성상 시간이 지나면 수분을 흡수하여 굳는 성질이 있으므로 오래 보관이 어려운 점도 고려하여야 한다.

만드는 방법

곡식은 건조된 상태에서 팬에 볶아 분말로 잘 갈아서 사용한다. 위 재료 중 원하는 종류와 분량을 선택해 고루 섞어서 1회 30g(원하는 사람은 더 늘려도 된다)가량을 취하여 물 또는 체질에 맞는 음료에 타서 섭취한다. 함께 타 먹는 음료는 시판 제품보다는 본인이 직접 만든 것을 사용하길 권한다.

함께 타 먹으면 좋은 음료

• 주스: 100% 키위, 딸기, 체리, 포도, 파인애플주스
• 기타: 메밀차, 매실차, 솔잎차, 유자차, 카모마일차, 루이보스티, 현미차 등

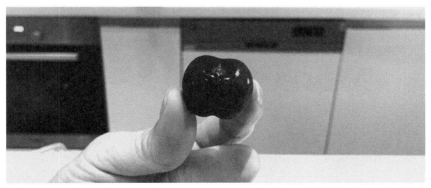

체리_ 금체질에 좋은 과일

주원장 토체질간편식

재료

- 곡식 분말: 볶은 백태, 볶은 검은콩, 메밀, 보리, 청국장, 팥
- 채소 분말: 건조 늙은호박, 건조 당근, 건조 새싹보리
- 과일 분말: 건조 바나나, 건조 딸기
- 기타: 자일리톨 분말

만드는 방법

콩은 비린내가 나지 않을 정도로만 적당히 볶아 사용한다. 하지만 다른 곡식은 볶지 않고 건조된 상태에서 그대로 갈아서 사용한다. 토체질은 일반적으로 가열하지 않은 상태의 음식이 더 좋기 때문이다.

위 재료 중에 취향에 따라 적당한 재료와 분량을 선택하여 총 900g(한번에 30g, 30회 분량의 경우)을 만든다. 잘 섞어서 1회 30g을 취하여(원하는 사람은 더 늘려도 된다.) 물 또는 체질에 맞는 음료에 타서 섭취한다. 함께 타 먹는 음료는 시판 제품보다는 본인이 직접 만든 것을 사용하길 권한다.

함께 타 먹으면 좋은 음료

- 주스: 100% 딸기주스, 수박주스, 배주스, 당근주스
- 기타: 보리차, 루이보스티 등

주원장 목체질간편식

재료

> - 곡식 분말: 볶은 백태, 볶은 율무, 볶은 통밀, 볶은 옥수수, 청국장
> - 채소 분말: 건조 감자, 건조 늙은호박, 건조 당근, 건조 마, 건조 연근
> - 과일 분말: 건조 밤, 건조 사과
> - 기타: 유기농 원당

만드는 방법

　채소를 제외한 곡식을 충분히 볶는다.

　위 재료 중에 취향에 따라 적당한 재료와 분량을 선택하여 총 900g(한번에 30g, 30회 분량의 경우)을 만든다. 잘 섞어서 1회 30g을 취하여(원하는 사람은 더 늘려도 된다.) 물 또는 체질에 맞는 음료에 타서 섭취한다. 함께 타 먹는 음료는 시판 제품보다는 본인이 직접 만든 것을 사용하길 권한다.

함께 타 먹으면 좋은 음료

- 유제품: 우유나 요거트
- 주스: 100% 배주스, 사과주스, 오렌지주스, 감귤주스, 망고주스, 멜론주스, 혹은 당근주스
- 기타: 율무차, 옥수수차 등

주원장 수체질간편식

재료

- 곡식 분말: 볶은 현미, 볶은 발아현미, 볶은 찹쌀, 볶은 찰현미, 볶은 옥수수
- 채소 분말: 건조 감자, 건조 연근, 건조 토마토, 건조 마, 건조 표고버섯
- 기타: 유기농 원당

만드는방법

채소를 제외한 곡식은 충분히 볶는다.

위 재료 중에 취향에 따라 적당한 재료와 분량을 선택하여 총 900g(한번에 30g, 30회 분량의 경우)을 만든다. 잘 섞어서 1회 30g을 취하여(원하는 사람은 더 늘려도 된다.) 물 또는 체질에 맞는 음료에 타서 섭취한다. 함께 타 먹는 음료는 시판 제품보다는 본인이 직접 만든 것을 사용하길 권한다.

함께 타 먹으면 좋은 음료

- 주스: 100% 사과주스, 오렌지주스, 감귤주스, 망고주스, 포도주스, 복숭아 주스
- 기타: 대추차, 옥수수차, 둥굴레차 등

8

주원장이 개발한
체질 건강기능식품

금체질
종합영양제

주원뉴트리_ 밀크씨슬과 비타미네랄

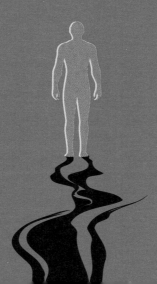

다스름

　주원뉴트리(밀크씨슬과 비타미네랄)는 주원장이 고안한 금체질을 위한 종합 영양제이다. 금체질이 식생활, 특히 외식에 제한이 많아 영양의 불균형이 오기 쉬운 체질이기에 특별히 맨 먼저 금체질 종합영양제를 고안하게 되었다 (재출시 계획 중). 다른 체질에 대한 영양제도 연구가 된 상태이나 아직 제품으로 출시되진 않았다.

　주원뉴트리(밀크씨슬과 비타미네랄)에 대한 영양정보는 다음과 같다(여기에 실린 영양소의 기능은 건강기능식품에 관한 식약처 고시에 의한 것이다).

영양정보

밀크씨슬 (Milk thistle)

• 간 건강에 도움을 줄 수 있음.

간(Liver) 기능 업!

※ 밀크씨슬은 서양엉겅퀴를 말함.

비타민 B1

• 탄수화물과 에너지 대사에 필요.

※ 해설: 비타민 B1은 우리 몸에 필요한 생화학적 에너지(ATP)를 생성하는 에너지 대사 과정에 조효소로 작용한다.

Energy up! 탄수화물 대사!

※ 금체질에 추천하는 비타민 B1 함유 식품들: 해바라기씨, 완두콩, 싹양배추, 양배추

비타민 B2

• 체내 에너지 생성에 필요.

※ 해설: 에너지대사 과정인 TCA회로(Krebs Cycle)와 전자전달계(Electron Transport Chain)의 조효소로 작용한다. 이를 통해 인체가 필요로 하는 생화학적 에너지(ATP)를 생성하는데 도움을 준다.

Energy up!

※ 비타민 B1, B2, 판토텐산, 나이아신, 비오틴 등은 이러한 체내 에너지 생성이나 또는 영양소의 대사에 직간접적으로 관여하여 인체에 많은 도움을 주는 영양소로 알려져 있다.

※ 금체질에 추천하는 비타민 B2 함유식품: 연체동물, 유기농 염소치즈, 고등어, 계란

나이아신 (Niacin)

• 체내 에너지 생성에 필요.

※ 해설: 에너지대사에 필수적인 조효소로 작용한다.

Energy up!

※ 금체질 추천하는 나이아신 함유식품: 황다랑어, 현미, 완두콩

판토텐산 (Pantothenic acid)

• 지방, 탄수화물, 단백질 대사와 에너지 생성에 필요.

※ 해설: 판토텐산은 단백질, 탄수화물 지방으로부터 에너지를 만들어내는 데에 필수적인 보조 효소로 작용한다." 또한 "TCA회로에 참여하여 생화학적 에너지(ATP)를 생성한다.

Energy up! 3대 영양소 대사!

※ 금체질에 추천하는 판토텐산 함유식품: 계란, 해바라기씨

비타민 B6 (Pyridoxine)

• 단백질 및 아미노산 이용에 필요.

• 혈액의 호모시스테인(homocysteine) 수준을 정상으로 유지하는데 필요.

아미노산과 단백질 이용! 혈액순환!

※ 금체질에 추천하는 비타민 B6 함유식품: 칠면조 가슴살, 참치, 얼룩콩, 해바라기씨, 병아리콩

비오틴 (Biotin)

• 지방, 탄수화물, 단백질 대사와 에너지 생성에 필요.

Energy up! 3대 영양소 대사!

※ 금체질에 추천하는 비오틴 함유 식품: 콜리플라워, 정어리, 참치, 칠면조, 스위스 차드잎, 바나나, 연어, 해바라기씨, 계란, 블루베리

비타민 E

• 유해산소로부터 세포를 보호하는데 필요.

※ 해설: 비타민 E는 산소의 산화작용을 막는 기능을 하므로 항산화 성분(Anti-Oxidant)이라고 불린다.

항산화 성분!

※ 항산화 성분(Anti-oxidant)은 자신의 전자를 유해산소(활성산소, Free Radical)에게 제공하여 건강세포(Healthy Cell)의 산화를 막아 줌으로써 세포의 손상(노화)을 예방한다.
※ 금체질에 추천하는 비타민 E 함유식품: 해바라기씨, 시금치, 키위, 브로콜리, 새우

아연 (Zinc)

• 정상적인 면역기능에 필요
• 정상적인 세포분열에 필요.

정상적인 면역기능! 정상적인 세포분열!

※ 해설: 아연은 이 세포분열과 증식에 영향을 주는 효소체계에 필수적인 영양소로 알려져 있다.

※ 금체질에 추천하는 아연 함유식품: 병아리콩, 시금치, 코코아분말

마그네슘 (Magnesium)

• 에너지 이용에 필요

• 신경과 근육 기능 유지에 필요.

Energy! 신경과 근육 기능!

※ 금체질에 추천하는 마그네슘 함유식품: 시금치, 스위트 차드잎, 검은콩, 녹두, 바나나, 브로콜리, 싹양배추

주원뉴트리가 긴요하게 필요한 사람

• 간 기능저하가 우려되는 사람 (밀크씨슬)

• 체내 에너지 저하를 피하고 싶은 사람 (비타민B1, 비타민B2, 나이아신, 판토텐산, 마그네슘)

• 영양소(탄수화물, 지방, 단백질) 대사가 원활하지 않은 사람 (판토텐산)

• 정상적인 면역기능의 저하를 예방하고 싶은 사람 (아연)

• 신경과 근육 기능 저하를 미연에 막고 싶은 사람 (마그네슘)

• 정상적인 세포분열이 필요한 사람 (아연)

따라서,

• 고된 업무에 시달리는 회사원

- 학업에 쫓기는 학생 및 청소년, 수험생, 대학생

- 과중한 업무를 안고 사는 사업자

- 정상적인 면역기능이 필요한 사람, 에너지가 부족한 사람

- 야근이나 밤샘 작업이 많은 사람

위와 같은 상황에 있는 사람들은 주원장의 주원뉴트리(밀크씨슬과 비타미네랄)가 많은 도움이 될 수 있다(주원뉴트리의 구체적인 영양학적 정보와 복용 후 경험담을 원하면 네이버에 주원뉴트리를 검색하거나, 주원뉴트리 사이트 joowonnutri.imweb.me를 참조할 것).

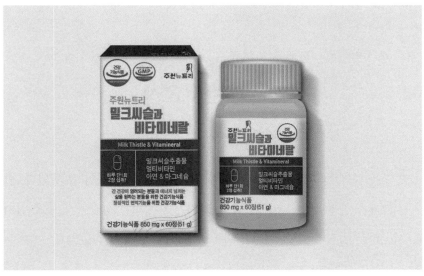

금체질 종합영양제_ 주원뉴트리 (밀크씨슬과 비타미네랄)

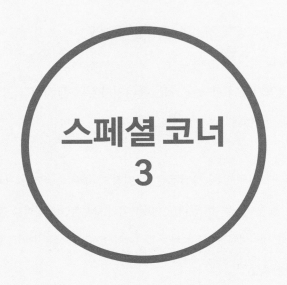

주원장의 일타
8체질 반지요법

환자들 중에 반지를 어디에 껴야 좋으냐고 묻는 사람들이 종종 있다. 반지는 크게 금반지와 은반지가 있다. 금반지는 보(+)하는 성질이 있고, 은반지는 사(-)하는 성질이 있다. 이런 성질을 이용하여 각 체질의 장부대소에 적용하면 어느 반지를 어디에 껴야 하는지가 나온다.

8체질 반지요법

반지요법을 하려면 우선 손가락과 장기들과의 관계를 알아야 한다. 여러 가지 이론이 있지만 결론을 얘기하면 엄지는 간, 검지는 심장, 중지는 비(췌장), 약지는 폐 그리고 새끼손가락은 신장에 배속돼 있다. 따라서 금과 은의 보사 관계와 다섯 손가락의 오장배속을 연결하면 체질별로 반지를 끼기에 좋은 위치는 다음과 같이 나온다.

금양체질(폐〉비〉심〉신〉간)

장기 구조로 볼 때 간과 신을 보하거나 폐와 비를 사하면 된다. 간은 엄지이고, 신은 새끼손가락이므로 금반지는 엄지와 새끼손가락에 끼면 된다. 반면, 폐는 약지이고 비는 중지이므로 은반지는 약지와 중지에 끼면 된다.

그럼 금양체질의 경우 이론적으로 금반지 두 개를 엄지와 새끼에, 그리고 은반지 두 개를 약지와 중지에, 이렇게 4개의 반지를 한손에 끼면 가장 완벽할 것이다. 하지만 그렇게 할 사람은 별로 없을 것 같다. 한 술 더 떠 다른 손에 또 4개의 반지를 추가로 낄 수도 있다. 그럼 총 8개의 반지를 끼게 된다. 하지만 "반지의 제왕"이 아닌 다음에야 이렇게 할 사람이 과연 얼마나 되겠는가!

주원장의 추천은 다음과 같다. 건강의 관점에서 볼 때 가장 좋은 위치는 최강 장기 또는 최약 장기에 해당되는 손가락이다. 그렇다면 금반지의 경우 엄지에, 은반지의 경우는 약지에 끼는 것이 가장 좋을 것이다. 아래 표에 굵은 글자로 표시하였다.

금음체질(폐〉신〉비〉심〉간)

장기 구조에서 간과 심을 보하거나 폐와 신을 사하면 된다. 간은 엄지, 심은 검지이므로 금반지는 엄지나 검지에 끼면 된다. 반면, 폐는 약지, 신은 새끼이므로 은반지는 약지나 새끼에 끼면 된다.

금체질의 적절한 반지 위치를 표로 나타내면 다음과 같다.

	금양(폐〉비〉심〉신〉간)	금음(폐〉신〉비〉심〉간)
금반지	**엄지**, 새끼	**엄지**, 검지
은반지	**약지**, 중지	**약지**, 새끼

목양체질(간〉신〉심〉비〉폐)과 목음체질(간〉심〉비〉신〉폐)

목양과 목음체질은 장기 구조가 금양과 금음체질의 정반대이므로 금반지와 은반지를 끼는 위치도 정반대가 된다. 목체질의 반지 위치는 다음과 같다.

	목양체질(간〉신〉심〉비〉폐)	목음체질(간〉심〉비〉신〉폐)
금반지	**약지**, 중지	**약지**, 새끼
은반지	**엄지**, 새끼	**엄지**, 검지

토양체질(비>심>간>폐>신)

장기 구조에서 신과 폐를 보하거나 비와 심을 사하면 된다. 신은 새끼, 폐는 약지이고, 비는 중지, 심은 검지이므로 금반지는 새끼나 약지에, 그리고 은반지는 중지나 검지에 끼우면 된다.

토음체질(비>폐>심>간>신)

장기 구조에서 신과 간을 보하거나 비와 폐를 사하면 된다. 신은 새끼, 간은 엄지, 그리고 비는 중지, 폐는 약지이므로 금반지는 새끼나 엄지에, 은반지는 중지나 약지에 끼우면 된다.

토체질의 반지 위치를 표로 나타내면 다음과 같다.

	토양(비>심>간>폐>신)	토음(비>폐>심>간>신)
금반지	**새끼**, 약지	**새끼**, 엄지
은반지	**중지**, 검지	**중지**, 약지

수양체질(신>폐>간>심>비)과 수음체질(신>간>심>폐>비)

수양과 수음체질은 장기 구조가 토양과 토음체질과 정반대이므로 금반지와 은반지를 끼우는 위치도 정반대가 된다. 수체질의 반지 위치는 다음과 같다.

	수양(신)폐)간)심)비)	수음(신)간)심)폐)비)
금반지	**중지**, 검지	**중지**, 약지
은반지	**새끼**, 약지	**새끼**, 엄지

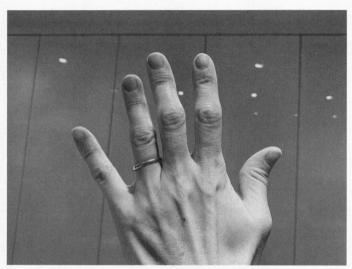

목체질의 약지와 금반지_ 반지는 보통 약지에 끼므로 금이 목체질에 맞다는 암묵적인 상징처럼 보인다.

8체질
슬림 다이어트

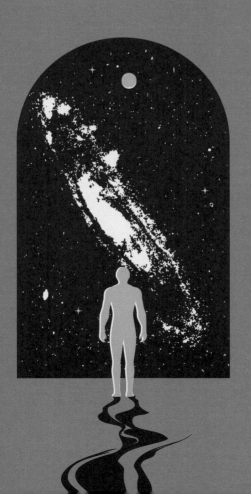

사전작업

　다이어트를 시작하기 전에 먼저 자기체질에 맞지 않거나 또는 반드시 피해야 할 목록에 해당되는 음식은 버린다. 식탁이나 냉장고 등 집안 어디에서도 결코 존재할 수 없도록 모조리 내다버린다.

　사전 정지 작업이 다 됐으면 본격적으로 다이어트에 돌입해보자. 다음은 주원장이 제안하는 체질별 주간 다이어트 식단이다. 한번 실천해 보고 나름대로 자신에 맞는 프로그램으로 발전시키는 것도 좋은 방법이다.

　또 하나 추가할 것은 이 프로그램이 단지 체중 감량에만 적용되는 것은 아니라는 것이다. 이 프로그램을 잘 지키면 체중만 줄어드는 것이 아니라 건강이 매우 좋아질 것이며 평소 지닌 병들이 사라지거나 많이 호전될 것이다.

　다음에 소개되는 다이어트에 관한 내용은 주로 주원장의 저서 『8체질다이어트』에서 수정, 보완하여 전재한 것이다.

다이어트 플랜 짜기

첫째, 감량 목표와 기간을 정한다.

• 적정 체중 알기: 감량 목표를 세우려면 적정 체중이 얼마인지 알아야 한다. 다음은 필자가 임상 경험을 토대로 제안하는 체질별 적정 체질량지수이다.

체질	적정 체질량지수(BMI)
금체질 또는 수체질	18.5~23.3
토체질 또는 목체질	20.1~24.9

체질별 적정 체질량 지수

• 감량 목표 정하기: 적정 체중을 토대로 목표 체중을 정하여 감량 목표를 정한다.

$$체질량지수(BMI) = 체중 \div 신장^2$$

(신장의 단위가 cm가 아니라 m임에 유의)

자신의 체질량지수를 계산하여 위 표의 적정 체질량지수와 비교한 후 감량 목표를 정한다. 직접 본인이 계산할 수도 있지만, 인터넷에 "체질량지수 계산기" 혹은 "BMI 지수 계산기" 이렇게 치면 계산기를 올려놓은 사이트를 통해 쉽게 계산할 수 있다.

• 감량 기간 정하기: 의학적으로 추천되는 최적의 건강다이어트로서 대략 주당 0.5kg 감량이 좋다. 따라서 만약 5kg을 감량하려고 한다면 대략 10주 정

도의 기간을 예상하면 될 것이다.

둘째, 운동 계획을 짠다.

근육운동은 정해진 요일에, 유산소운동은 매일 한다. 그리고 출퇴근은 가능하면 대중교통을 이용해서 한다(따로 운동시간을 내기 어려우면 출퇴근시 한두 정거장을 걷는다).

• **근육운동**: 일주일에 2~3회가 적절하다. 주 3회를 초과하는 근육운동은 근육에 피로를 누적시켜 좋은 근육의 형성을 저해할 수 있으므로 가능한 한 피한다.

• **유산소운동**(조깅 또는 걷기 등): 평일에는 매일 1시간가량 하고(헬스 하는 날에 유산소운동 할 시간이 없으면 헬스만 해도 좋다), 주말에는 등산이나 자전거타기 등 땀을 흠뻑 흘리면서 여러 시간 동안 강도 있게 할 수 있는 운동을 택한다.

※ 예시

월	화	수	목	금	토	일
	헬스			헬스		
조깅	(조깅)	조깅	조깅	(조깅)	자전거	등산

셋째, 주간 또는 월간 다이어트식단을 짠다.

주간계획을 짜서 다이어트 기간 동안 반복한다. 물론 더 길게 2주간 또는 월간계획을 짜서 반복할 수도 있다. 아래에 필자가 예시한 다이어트식단은 1주간 프로그램이다. 아침과 저녁식사는 동일하게 하고, 점심식사만 메뉴를 바꿔가면서 먹는 방식이다.

식단은 각자의 개성에 따라 자유롭게 짤 수 있다. 대체로 식단에 변화를 많이 주지 않는 단순한 패턴이 다이어트에 더 효과적이다. 하지만 동일한 것만 계속 먹다 보면 물리는 폐단이 있으므로 가끔 메뉴를 혁신하여 식단에 새로운 분위기를 창출하는 것이 바람직하다.

9

금체질
슬림 다이어트

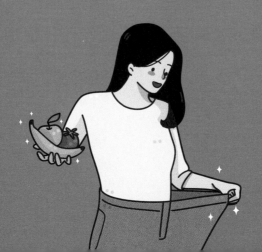

금체질에 좋은 다이어트 식품

통곡물: 현미, 통메밀

통곡물이라 함은 도정을 최소화 하여 씨눈과 껍질이 제거되지 않은 곡식을 말한다. 섬유질이 많이 함유되어 있어 배변에 좋고, 씨눈과 껍질이 제거된 것에 비해 영양분이 풍부하다.

현미의 경우 100% 현미밥 또는 백미에 현미를 섞은 밥으로 먹으면 좋다. 한 끼 식사는 반 공기를 넘지 않도록 하여 가능한 한 탄수화물은 섭취를 적게 하라.

메밀은 껍질이 두꺼워 통메밀밥으로 먹기는 좋지 않다. 통메밀을 갈아서 만든 메밀묵이나 막국수로 먹으면 된다. 막국수는 100% 통메밀로 만든 것을 추천한다. 메밀묵 만드는 법은 다음과 같다.

- 통메밀 가루를 준비한다(메밀 전문 사이트에서 구입).
- 메밀가루와 물을 1:4 정도로 섞어 2시간 정도 상온에 둔 다음 중간 불에 끓인다.
- 같은 방향으로 저으면서 끓이다가 되직하게 굳으면 불을 낮춰 같은 방향으로 계속 젓는다.
- 물방울이 생기면 10분 정도 더 젓다가 뚜껑을 덮어 5분가량 뜸을 들여 굳히면 메밀묵이 완성된다.

채소: 양배추, 오이, 배추, 브로콜리, 가지, 양상추

채소는 금체질에 가장 중요한 음식이다. 식사를 할 때 먼저 채소를 풍부하게 섭취하기 바란다. 채소에 풍부한 식이섬유가 위와 장의 운동에 활력을 주어 소화와 배변을 돕는다. 그리고 포만감을 주며 영양분의 체내 흡수를 지연시키므로 다이어트에 으뜸이다.

과일: 키위, 프룬, 딸기, 청포도, 복숭아, 포도

과일 역시 채소와 더불어 금체질에 중요한 음식이다. 특히 육식과 분식이 해로운 금체질은 외식을 할 만한 곳이 마땅찮아서 가능하면 과일로 식사를 대용하는 것도 좋은 방법이다. 간편하고 영양적인 면으로도 전혀 부족하지 않아서 참 좋다.

원푸드다이어트, 즉 한 가지 음식만 먹는 다이어트로서 포도다이어트가 한 때 유행이었는데 이는 금음체질이나 수양체질에 맞는 방법이다. 금양체질은 청포도가 더 좋다. 하지만 이러한 원푸드다이어트는 영양의 불균형을 초래하며 요요가 매우 심해 좋은 다이어트법이라고 하기 어렵다. 그러나 하루 한 끼 정도는 할만하다.

프룬은 서양 건자두로서 변비가 있는 사람들에게는 적극 추천한다. 키위는 소화에 좋은 과일이므로 소화에 자신이 없는 사람은 키위를 먹는 것도 좋은 방법이다(주의: 저녁에는 과일을 먹지 마라).

단백질: 대부분의 바다생선과 해물, 계란 흰자

바다생선의 예를 들면 삼치, 청어, 전어, 숭어, 멸치, 돔, 연어, 참치, 방어, 전갱이, 복어, 병어, 광어, 도다리, 우럭 등이 있다. 이밖에도 수많은 생선이 있겠지만 여기 소개된 정도만 해도 충분하리라고 생각한다. 이들 중에서 자신이 좋아하는 생선을 선택해서 섭취하면 될 것이다.

문어, 게, 대개, 킹크랩, 가재, 멍개, 조개류, 홍합, 전복, 소라 등 대부분의 해물도 금양과 금음체질 모두에게 다 좋다. 단, 새우와 굴은 금음체질에는 맞지 않으므로 유의해야 한다. 그리고 가끔 음식에 민감한 금양이나 금음체질의 경우 갑각류나 패류에 알레르기를 일으키는 경우가 있다. 그런 사람들은 일단 이들 음식 먹는 것은 보류하길 바란다. 8체질 치료로 알레르기가 치유된 이후에 먹는 것이 좋다.

여기 해물은 스태미너식에 해당되는 것들이 많으므로 더운 여름이나 기력이 쇠한 때에도 이용하면 좋다. 다이어트로 체력이 떨어졌다고 느낄 때 이용하면 금상첨화일 것이다.

금체질 다이어트 요령

• 일반원칙: 식사를 시작할 때 먼저 금체질에 맞는 잎채소를 충분히 섭취한다. 그런 다음 단백질 위주로 된 식단으로 약간 포만감이 올 정도로만 식사한다.

• 변비 방지식품: 변비가 있으면 다이어트에 좋지 않다. 항상 잎채소를 될 수

있는 대로 많이 먹도록 하고, 변비에 좋은 과일이나 식이섬유를 먹는 것도 좋은 방법이다. 금양과 금음체질의 변비에는 공히 프룬을 이용할 수 있다.

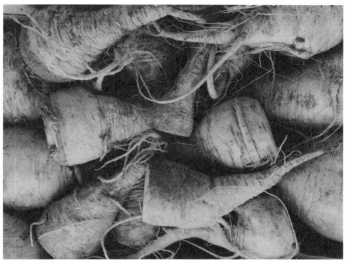

금체질에 좋은 채소 토종 의성배추 뿌리_ 월란 선생은 이것으로 김치를 담아 먹으면 변비에 특효라고 한다.

금양체질 슬림 다이어트 식단

아침식사: 다음 중 하나를 선택한다.

- **채소과일샐러드:** 금양 채소(배추, 양배추, 숙주나물, 시금치, 청경채, 양상추, 오이, 데친 가지, 셀러리, 케일, 브로콜리 등에서 몇 가지 선택)를 충분히 넣고, 금양 과일(바나나, 키위, 복숭아, 청포도, 자두, 블루베리 등에서 몇 가지 선택)을 적당히 넣은 채소과일샐러드 천천히 먹기

- **과일:** 바나나 1~2개, 키위 1~2개, 복숭아 1개, 청포도 1/2송이 중 택일하여 천천히 먹기

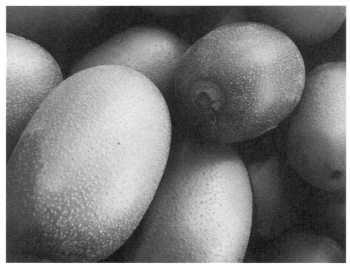

키위_ 금체질 소화 및 변비에 꽤 좋은 과일

점심식사: 먼저 샐러드를 충분히 먹고 난 다음 메인 식사를 한다(식단은 개인 취향에 맞춰 체질에 맞는 음식으로 조정할 수 있다). 소금 사용은 최소로!

	점심
월	• 샐러드: 금양 채소샐러드 충분히 먹기 • 메　인: 생선초밥 7개 천천히 먹기
화	• 샐러드: 금양 채소샐러드 충분히 먹기 • 메　인: 곤드레밥(1/2~1공기) 천천히 먹기
수	• 샐러드: 금양 채소샐러드 충분히 먹기 • 메　인: 메밀밥(1/2~1공기), 가자미구이 1~2마리 천천히 먹기
목	• 샐러드: 금양 채소샐러드 충분히 먹기 • 메　인: 현미밥(1/2~1공기), 맑은 대구탕 천천히 먹기
금	• 샐러드: 금양 채소샐러드 충분히 먹기 • 메　인: 생선초밥 7개 천천히 먹기
토	• 샐러드: 금양 채소샐러드 충분히 먹기 • 메　인: 막국수(메밀 100%), 삼치구이 1마리 천천히 먹기
일	• 샐러드: 금양 채소샐러드 충분히 먹기 • 메　인: 호밀빵(100% 호밀) 천천히 먹기

저녁식사: 다음 중 하나를 택한다.

• 금양 채소샐러드와 생선만 먹는다(밥과 과일은 금지).

• 현미 미숫가루: 볶은 현미를 가루 내어 물에 타 마신다.

요령

• **아침식사:** 채소과일샐러드나 과일 중에서 좋아하는 것을 한 가지 골라 먹는

다. 과일은 아침에만 먹고 점심과 저녁에는 먹지 않으며, 가능하면 껍질째 먹도록 한다(유기농 과일이 좋다).

- **점심식사**: 현미밥에 맵지 않은 김치(물김치, 백김치가 좋다), 나물, 된장찌개, 생선, 해물 등으로 식단을 짠다. 현미는 미리 물에 불려서 밥을 지을 때 넣고, 밥은 오래 꼭꼭 씹어 먹는다.
- 금체질은 밀가루가 맞지 않아 분식을 좋아하는 이들에게 큰 좌절감을 준다. 이를 해소할 수 있는 대체제가 바로 호밀(rye)이다(통밀과 다르다는 점에 주의). 단, 시중의 호밀빵은 대체로 밀가루에다 호밀을 약간 섞은 것이 많다. 이는 말만 호밀빵이지 사실은 밀가루빵인 것이다. 따라서 호밀빵을 먹기를 원하는 사람은 100% 호밀로 만든 것인지를 확인하고 섭취하기 바란다. 인터넷에 "100% 호밀빵"을 검색하면 찾을 수 있다. 호밀은 금음체질, 토양체질, 토음체질에도 좋으므로 이들 체질도 원하면 호밀을 다이어트 식단에 포함할 수 있을 것이다.

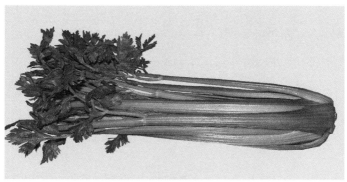

셀러리_ 금체질에 좋은 채소의 하나이다.

금음체질 슬림 다이어트 식단

아침식사: 다음 중 하나를 선택한다.

• **샐러드:** 금음 채소(배추, 양배추, 숙주나물, 시금치, 청경채, 양상추, 오이, 셀러리, 케일, 브로콜리 등에서 몇 가지 선택)를 충분히 넣고, 금음과일(포도, 자두, 키위 등에서 몇 가지 선택)을 적당히 넣은 채소과일샐러드 천천히 먹기

• **과일:** 포도 1/2~1송이 천천히 먹기

점심식사: 먼저 샐러드를 충분히 먹고 난 다음 메인 식사를 한다(식단은 개인 취향에 맞춰 체질에 맞는 음식으로 조정할 수 있다). 소금사용은 최소로!

	점 심
월	• 샐러드: 금음 채소샐러드 충분히 먹기 • 메 인: 생선초밥 7개 천천히 먹기
화	• 샐러드: 금음 채소샐러드 충분히 먹기 • 메 인: 곤드레밥(1/2~1공기) 천천히 먹기
수	• 샐러드: 금음 채소샐러드 충분히 먹기 • 메 인: 메밀밥(1/2~1공기), 가자미구이 1~2마리 천천히 먹기
목	• 샐러드: 금음 채소샐러드 충분히 먹기 • 메 인: 현미밥(1/2~1공기), 맑은 대구탕 천천히 먹기
금	• 샐러드: 금음 채소샐러드 충분히 먹기 • 메 인: 생선초밥 7개 천천히 먹기
토	• 샐러드: 금음 채소샐러드 충분히 먹기 • 메 인: 막국수(메밀 100%), 우럭구이 1마리 천천히 먹기
일	• 샐러드: 금음 채소샐러드 충분히 먹기 • 메 인: 찰현미밥(1/2~1공기), 연포탕 천천히 먹기

저녁식사: 다음중 하나를 택한다.

• 금음 채소와 생선만 먹는다(밥과 과일은 먹지 않는다).

• 찰현미 미숫가루: 볶은 찹쌀현미를 가루 내어 물에 타 마신다.

요령

• **아침식사:** 채소과일샐러드나 과일 중에서 좋아하는 것을 한 가지 골라 먹는 다. 과일은 아침에만 먹고 점심과 저녁에는 먹지 않으며, 가능하면 껍질째 먹도록 한다(유기농 과일이 좋다).

• **점심식사:** 찰현미밥(찹쌀현미를 말함), 맵지 않은 김치(물김치, 백김치가 좋다), 나물, 생선, 해물탕(낙지나 문어 등 연체동물 위주) 등으로 식단을 짠다. 찰현미 는 미리 물에 불려서 밥을 지을 때 넣고, 밥은 꼭꼭 씹어 먹는다.

10

토체질
슬림 다이어트

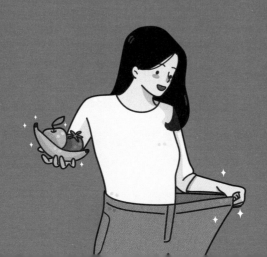

토체질에 좋은 다이어트 식품

    토양체질과 토음체질은 가장 다양한 종류의 식생활이 가능한 체질이다. 다수의 채소가 다 맞고, 생선과 해물도 거의 다 좋다. 그리고 육식도 닭이나 오리, 염소, 양 등 열성인 경우를 제외하면 크게 문제가 없다. 이렇게 다채로운 식생활에 유리한 입지 덕분에 아무거나 잘 먹어서 오히려 비만에 쉽게 노출되는 단점이 있다. 토체질(특히 토양체질)은 체중관리가 가장 중요한 체질이라 해도 과언이 아니다.

통곡물: 통보리(겉보리), 팥

    토양체질과 토음체질의 다이어트 및 건강에 좋은 곡식을 꼽으라면 보리를 추천할 수 있다. 보리는 비·위에 열이 많아 끊임없이 식욕을 부추기는 토체질에 없어서는 안 될 보약과 같은 음식이다. 보리의 찬 성질이 비·위의 열을 식혀줘 식욕을 억제해 주고, 소화효소제를 함유하고 있어 소화를 적절히 도와준다.

    밥에 물에 불린 통보리를 적당히 섞어서 자주 먹으면 당뇨병의 예방에도 최상의 방책이 된다. 통보리밥이 거칠어서 먹기에 불편한 사람은 통보리가루로 만든 국수나 빵을 먹는 것도 한 방법이다.

    팥은 신과 방광의 열을 노폐물과 함께 배출하는데 탁월한 기능을 한다. 이렇게 부기를 가시게 하는 작용을 하므로 부종성 비만이 잘 생기는 토체질에 특히 좋은 음식이다. 팥을 주전자에 넣고 끓여 그 물을 음료수 대용으로 수시로 마셔주면 감량에 많은 도움이 된다. 혹은 팥죽을 끓여 먹거나 팥빙수 (설탕을 빼고 팥과 얼음만을 넣은 순수 팥빙수)로 먹어도 좋다.

채소: 양배추, 오이, 배추, 샐러리, 익힌 마늘, 호박, 브로콜리

토체질의 비만에 가장 좋은 채소를 꼽으라면 단연 오이를 들 수 있다. 비·위의 열을 식혀 식욕을 줄여주고, 이뇨를 도우며, 식이섬유가 풍부하여 영양의 흡수를 지연시켜 주는 효과를 발휘하기 때문이다. 항상 오이를 상비하여 식사 전에 충분히 섭취한다면 다이어트에 좋은 효과를 볼 수 있다. 다른 채소도 같이 식전에 많이 섭취하면 금상첨화.

과일: 참외, 바나나, 배, 멜론, 딸기, 감

토체질의 다이어트에 좋은 음식을 또 하나 꼽으라면 참외를 들 수 있다. 참외는 성질이 오이와 거의 같으므로 오이가 갖는 비만 치료 효과를 많이 공유한다. 배는 이뇨 작용이 좋아 신과 방광이 약한 토체질에 특히 추천되는 과일이다.

바나나도 원푸드다이어트에 적합한 과일로서, 시중에서 장기간 위세를 떨친 과일이다. 영양이 풍부하고 식이섬유소도 많아 단일식품 다이어트로서 단기간에 효과를 보기 좋은 과일임은 분명하다.

감은 토체질에 아주 좋은 과일이다. 생각과 달리 소화에도 상당히 좋다.

환자 중에 항상 소화장애에 시달린 토음체질 청년이 있었는데, 속 불편할 적에 감만 먹으면 금방 속이 편해진다고 했다. 연시를 냉동실에 얼려 먹는 것도 좋다. 소화장애가 있으면 다이어트를 성공적으로 수행하기가 매우 어려워진다. 이런 때 감을 애용하라(주의: 저녁에는 과일을 먹지 마라).

콩류: 대두, 검은콩, 완두콩, 두부

다이어트를 하면 아무래도 음식을 평소와 같이 마음껏 먹을 수 없으므로 자칫 영양결핍이 일어날 수 있다. 특히 인체의 생명활동에 지대한 영향을 끼치는 단백질의 결핍은 건강에 큰 손상을 끼칠 수 있으므로 세심한 주의를 기울여야 한다.

식물성 단백질의 대명사인 콩 역시 토체질은 제한 없이 다 먹을 수 있다. 밥이나 밀가루 같은 탄수화물의 섭취를 대폭 줄이고 콩이나, 앞에 소개한 채소, 과일을 고루 섭취하여 영양을 보완하면 건강한 다이어트를 이룰 수 있다. 밥에 콩과 보리를 넣은 콩보리밥이면 금상첨화!

단백질: 연어, 정어리, 대구, 참치, 굴, 새우, 돼지, 소(육회 추천)

토체질은 생선이나 해물 같은 바다에서 나는 것뿐만 아니라, 돼지고기나 소고기 같은 육상동물의 고기도 좋다(닭고기, 양고기 제외). 탄수화물(주로 쌀이나 밀가루)을 제한하고 육류의 고단백 위주로만 식사하는 이른 바 '황제 다이어트'를 할 때 참고할 만하다. 소고기는 토음체질보다 토양체질에 좋으며 다이어트를 위한 거라면 육회로 먹는 것이 좋다.

한때는 지방이 없는 단백질다이어트로 계란만 먹는 계란다이어트(원푸드 다이어트의 일종)가 유행한 적이 있었다. 어떤 어른에게 딸이 있었는데 계란 다이어트를 했던 모양이다. 그녀는 삶은 계란만 계속 먹어서 살은 좀 빠졌는 데, 건강은 오히려 매우 나빠졌다. 극심한 피로와 소화장애가 있었는데도 그녀는 계속 삼시세끼 계란만 먹었다. 그러던 어느 날 계란을 먹다 그만 급체를 했다. 그리고 어처구니없게도 그 길로 유명을 달리하고 말았다. 꽃다운 나이에! 체력이 바닥난 상태에서 소화가 쉽지 않은 계란을 먹다 비운을 당한 것이다. 내 생각에 그녀는 토체질이 아니었나 싶다.

토체질 다이어트 요령

- **일반 원칙**: 식전에 오이 등 채소를 충분히 섭취한다. 이어 콩(삶은 콩 혹은 생 콩가루)과 과일을 충분히 먹은 다음, 돼지고기나 간을 아주 적게 한 생선 등을 반찬으로 하여 소량의 보리밥 식사를 한다. 음료는 통보리와 팥을 끓인 물을 수시로 충분히 마신다. 매 끼니 다 밥을 챙겨 먹을 필요는 없다. 한두 끼는 채소나 과일, 두부 같은 것으로 대신해도 무방하다.
- **변비 방지식품**: 변비가 있으면 차전자피, 양배추, 참외, 배, 호두를 이용한다.

토양체질 슬림 다이어트 식단

아침식사: 다음 중 한 가지를 선택한다.

• **샐러드:** 토양 채소(배추, 오이, 삶은 호박, 양배추, 청경채, 셀러리, 숙주나물, 브로콜리 등에서 몇 가지 선택)를 충분히 넣고, 토양 과일(바나나, 배, 참외, 멜론, 감 등에서 몇 가지 선택)을 적당히 넣은 채소과일샐러드 천천히 먹기.

• **과일:** 바나나 1~2개, 참외 1~2개, 감 1~2개 중 택일하여 천천히 먹기.

• **청국장:** 청국장환 또는 청국장가루 1회분 천천히 먹기.

• **콩식품:** 대두, 검은콩, 두부, 두유 등에서 택일하여 1끼 분 천천히 먹기.

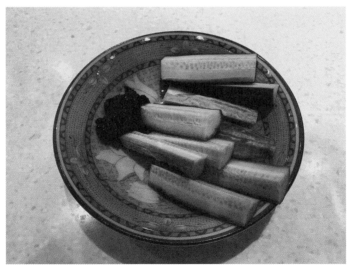

오이와 된장_ 토체질 다이어트에 소박하지만 아주 좋은 궁합이다.

점심식사: 먼저 샐러드(또는 싱거운 물김치나 백김치)를 충분히 먹고 난 다음 메인 식사를 한다(뜨겁지 않은 찬 음식이 좋다-그래서 식은밥을 추천한 것이다. 식단은 개인 취향에 맞춰 체질에 맞는 음식으로 조정할 수 있다). 소금 사용은 최소로!

	점심
월	• 샐러드: 토양 채소샐러드 충분히 먹기 • 메 인: 식은 보리콩밥(1/2공기), 돼지고기수육 100~200g 천천히 먹기
화	• 샐러드: 토양 채소샐러드 충분히 먹기 • 메 인: 생선초밥 7개 천천히 먹기
수	• 샐러드: 토양 채소샐러드 충분히 먹기 • 메 인: 식은 보리콩밥(1/2공기), 된장찌개 천천히 먹기
목	• 샐러드: 토양 채소샐러드 충분히 먹기 • 메 인: 식은 보리콩밥(1/2공기), 육회 100~200g 천천히 먹기
금	• 샐러드: 토양 채소샐러드 충분히 먹기 • 메 인: 식은 보리콩밥(1/2공기), 대구 맑은탕 천천히 먹기
토	• 샐러드: 토양 채소샐러드 충분히 먹기 • 메 인: 식은 보리콩밥(1/2공기), 돼지고기수육 100~200g 천천히 먹기
일	• 샐러드: 토양 채소샐러드 충분히 먹기 • 메 인: 식은 보리콩밥(1/2공기), 생선회 100~200g 천천히 먹기

저녁식사: 다음 중 하나를 택한다.

• 토양 채소와 돼지고기(수육) 또는 생선만 먹는다(밥과 밀가루, 과일은 먹지 않는다).

• 보리생식: 겉보리를 갈아서 물에 타 마신다.

요령

- **아침식사**: 과일은 아침에만 먹고 점심과 저녁에는 먹지 않으며, 가능하면 껍질째 먹도록 한다(유기농 과일이 좋다).

  청국장: 환 또는 가루를 물에 타 먹는다.

  콩식품: 대두나 검은콩은 생으로 갈아서 두유나 물에 타 마시고(생콩이 좋으나 생콩이 역하여 먹기 힘들 경우 삶는다), 두부도 날것으로 먹는다.

- **점심식사**: 샐러드가 번거로우면 물김치나 백김치로 대체해도 좋다. 보리와 콩을 넣은 잡곡밥, 맵지 않은 김치(물김치, 백김치가 좋다), 나물, 된장찌개, 생선, 해물, 돼지고기, 소고기 등으로 식단을 짠다.

- 가능하면 모든 음식을 생(날 것)으로 먹는 것이 좋다(돼지고기 제외).

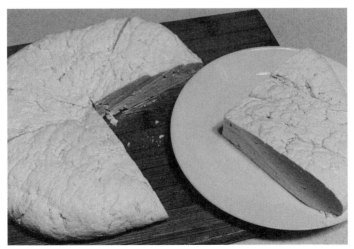

수제 두부_ 콩식품은 토체질 다이어트에 좋다(목체질에도 좋다).

토음체질 슬림 다이어트 식단

아침식사: 다음 중 한 가지를 선택한다.

• 샐러드: 토음 채소(배추, 오이, 호박, 양배추, 청경채, 셀러리, 숙주나물, 브로콜리 등에서 몇 가지 선택)를 충분히 넣고, 토음 과일(바나나, 감, 참외, 블루베리 등에서 몇 가지 선택)을 적당히 넣은 채소과일샐러드 천천히 먹기.

• 과일: 바나나 1~2개, 감 1~2개, 참외 1개 중에서 택일하여 천천히 먹기.

• 청국장: 청국장환 또는 청국장가루 1회분 천천히 먹기.

• 콩식품: 대두, 검은콩, 두부, 두유 등에서 택일하여 1끼 분 천천히 먹기.

점심식사: 먼저 토음샐러드를 충분히 먹고 난 다음 메인 식사를 한다(뜨겁지 않은 찬 음식이 좋다-식은밥을 추천한다. 식단은 개인 취향에 맞춰 체질에 맞는 음식으로 조정할 수 있다). 소금 사용은 최소로!

	점 심
월	• 샐러드: 토음 채소샐러드 충분히 먹기 • 메 인: 보리콩밥(1/2공기), 돼지살코기수육 100~200g 천천히 먹기
화	• 샐러드: 토음 채소샐러드 충분히 먹기 • 메 인: 생선초밥 7개 천천히 먹기
수	• 샐러드: 토음 채소샐러드 충분히 먹기 • 메 인: 식은 보리콩밥(1/2공기), 된장찌개 천천히 먹기
목	• 샐러드: 토음 채소샐러드 충분히 먹기 • 메 인: 식은 보리콩밥(1/2공기), 돼지살코기수육 100~200g 천천히 먹기

	점심
금	• 샐러드: 토음 채소샐러드 충분히 먹기 • 메 인: 생선초밥 7개 천천히 먹기
토	• 샐러드: 토음 채소샐러드 충분히 먹기 • 메 인: 토음산채비빔밥 천천히 먹기
일	• 샐러드: 토음 채소샐러드 충분히 먹기 • 메 인: 식은 보리콩밥(1/2공기), 생선회 100~200g 천천히 먹기

저녁식사: 다음 중 하나를 택한다.

• 토음 채소와 돼지고기(수육) 또는 생선만 먹는다(밥과 밀가루, 과일은 먹지 않는다).

• 보리생식: 겉보리를 갈아서 물에 타 마신다.

요령

• **아침식사:** 과일은 아침에만 먹고 점심과 저녁에는 먹지 않으며, 가능하면 껍질째 먹도록 한다(유기농 과일이 좋다).

   청국장: 환 또는 가루를 물에 타 먹는다.

   콩식품: 메주콩은 생으로 갈아서 두유나 물에 타 마고, 두부도 날것으로 먹는다.

• **점심식사:** 보리와 콩을 넣은 잡곡밥, 맵지 않은 김치(물김치, 백김치가 좋다), 나물, 된장찌개, 생선, 해물, 돼지고기 등으로 식단을 짠다.

• 가능하면 모든 음식을 생(날 것)으로 먹는 것도 좋다(돼지고기 제외).

11

목체질
슬림 다이어트

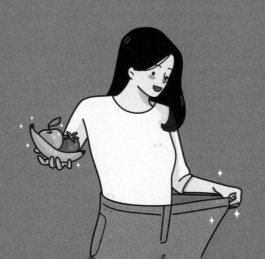

목체질에 좋은 다이어트 식품

목양체질과 목음체질은 사상의학으로 흔히 말하는 태음인이다. 사상의학에서는 대개 살이 찌고 땀이 많으며 식탐이 강하면 태음인으로 보는 경향이 많다. 물론 그런 면이 없는 것은 아니나, 그런 유형의 사람은 토체질에도 많고, 금체질에도 적지 않다. 따라서 기존의 태음인의 개념으로 목체질을 보면 안 된다.

목체질은 운동을 좀 하면 근육이 잘 발달된다. 그래서 생각보단 비만인 사람이 아주 많지는 않다. 다만 목체질 중에 운동 싫어하고 먹기 좋아하며, 자주 음주를 하는 사람들의 경우 배가 잘 나오고, 그런 생활이 누적되면 비만이 되기 쉽다. 목체질 비만은 운동을 충분히 하고 과식을 피하면, 또 쉽게 체중이 빠지기도 한다.

곡물: 율무, 통밀

목체질은 밥에 불린 통밀(도정하지 않은 밀알. 흔히 호밀과 혼동하는 사람이 있는데 둘은 완전히 다른 곡식이다)이나 율무를 넣어 먹는 것이 좋다. 율무는 이뇨작용을 돕고 또 당뇨에도 좋은 식품이다. 그리고 통밀은 통밀밥뿐만 아니라 통밀빵이나 통밀국수로도 먹을 수 있다.

채소: 당근, 고구마, 호박, 마늘, 무, 연근, 도라지

목체질에 가장 좋은 채소를 꼽으라면 단연 당근을 들 수 있다. 식이섬유도 풍부하고 베타카로틴(비타민A의 전구물질) 등 영양도 많아서 다이어트에 뺄 수 없는 중요한 채소이다. 요즘 각광 받고 있는 고구마도 추천할 만하다. 특히 식이섬유가 많아 소화에도 좋고 변비에는 특효이다. 호박도 다이어트 식품으로 많이 애용된다. 마늘은 폐에도 좋고 대장에도 좋은 식품이다. 따라서 기침이 있거나 변비가 있을 적에 효과가 좋다. 항암 효과도 탁월하다.

해조류: 미역, 다시마, 김

해조류는 식이섬유가 풍부하여 다이어트에 좋고, 또 변비에도 탁월한 효능이 있다. 일전에 다시마환이 변비치료제로 선풍적인 인기를 모은 적이 있는데, 이는 여기 목체질과 수체질에 해당되는 얘기다. 미역과 다시마는 살찐 목체질이 반드시 챙겨야 할 필수 식품이다.

과일: 사과, 배, 수박, 오렌지

목체질의 다이어트 식품으로 사과와 배는 적극 추천할 수 있는 과일이다. 특히 사과의 경우는 영양가도 많고 식이섬유도 풍부하여 의심의 여지없는 부동의 다이어트 식품이다.

배는 수분이 많고 시원한 맛이 일품이어서 국민이 가장 사랑하는 과일 중 하나이다. 예상 외로 식이섬유의 함량이 과일 중에서 최고이며, 이뇨 작용이 뛰어나 소변이 시원치 않은 사람에게도 좋다. 게다가 기침이 심한 감기나, 평소에 폐가 약한 사람에게 좋은 효과를 갖는 등 다재다능한 과일이다(주의: 저녁에는 과일을 먹지 말 것).

단백질: 육류, 두류, 두부, 비지

사람들은 다이어트를 한다고 하면 피상적으로 고기 섭취를 줄이는 것을 최우선으로 생각하는 경향이 많다. 하지만 실제로는 곡류나 과일을 먹지 않고 고기만 먹는 경우 살은 찌지 않는다. 오히려 살이 빠진다.

인체에는 탄수화물인 포도당만을 에너지원으로 사용하는 부위가 있는데 뇌를 비롯한 신경조직과 산소를 전달해주는 적혈구 등이 그것이다. 이 신경조직과 적혈구는 인체 대사활동에 있어 한 순간도 쉴 수 없는 중차대한 조직이므로, 따라서 이들을 위해 어떤 경우에도 탄수화물의 섭취는 필수적이다.

만약 탄수화물을 섭취하지 않고 고기만 먹게 되면, 인체는 이들 조직을 위한 필수 포도당을 확보하기 위해 결국 몸을 구성하는 단백질을 가지고서 포도당을 만드는 고육지책을 쓰지 않을 수 없는데 이를 포도당신생(gluconeogenesis)이라고 한다. 이러한 포도당신생합성의 과정에 의해 근육과 같은 조직의 단백질이 포도당으로 전환돼 근육이 감소하여 전체적으로 살이 빠지는 효과를 가져 온다. 그러니까 이것은 문자 그대로 '제살 깎아먹기' 같은 것이다.

이런 생리적인 기전을 이용한 다이어트가 소위 '황제다이어트'이다. 하지만, 탄수화물을 전혀 섭취하지 않는 것은 인체에 큰 위험을 초래할 수 있다. 포도당신생합성과정에서 생성된 과다한 케톤이 케토산혈증(keto-acidosis)을 일으킬 수 있기 때문이다. 넘치는 케톤이 신장으로 빠져나가 신장에 손상을 일으킬 수 있고, 혈액의 산도가 너무 상승하여 뇌에 혼수(coma)를 일으킬 수 있는 것이다.

하지만 우리는 이러한 인체의 생리기제에 체질의 원리를 결합하여 다이어트를 보다 안전하고 효율적으로 할 수도 있다. 즉, 인체에 필요한 최소한의 탄수화물만 섭취하고 나머지는 단백질의 섭취로 대체하는 것이다. 이때 단백질은 체질에 맞는 것만 선별하여 섭취한다.

목체질에겐 돼지고기와 소고기의 단백질이 좋다. 하지만 생선이나 해물 계열의 단백질은 좋지 않다. 목체질은 사자나 호랑이와 같은 육상동물을 주식으로 하는 육식체질인 셈이다. 따라서 다른 체질에 비해 탄수화물의 비율을 극단적으로 최소화 할 수 있는 여건을 기본으로 갖추고 있다. 황제다이어트가 가장 잘 맞는 체질은 바로 목체질인 것이다.

콩이나 두부, 비지 같은 콩제품도 훌륭한 단백질 급원이므로 역시 단백질을 주로 한 다이어트에 잘 활용하면 좋은 효과를 볼 수 있다.

목체질 다이어트 요령

• 일반 원칙: 먼저 당근이나 고구마, 호박, 사과, 배, 미역, 다시마 등을 충분히 섭취한다. 그 다음 밥이나 밀가루와 같은 탄수화물은 되도록 적게 섭취하

고, 소고기나 돼지고기를 적량 천천히, 약간의 포만감이 들 정도로만 섭취한다.

- **변비 방지식품**: 고구마나 다시마환을 이용하여 항상 변이 잘 통하도록 한다.
- **기타**: 목체질은 땀을 내는 것이 건강과 다이어트에 매우 좋다. 사우나나 더운 목욕으로 항상 땀을 배출하라!

목양체질 슬림 다이어트 식단

아침식사: 다음 중 한 가지를 선택한다.

- **샐러드:** 목양 채소(무, 고구마, 당근, 호박, 피망, 파프리카 등)를 충분히 넣고, 목양 과일(배, 수박, 사과, 토마토, 멜런 등)을 적당히 넣은 채소과일샐러드 천천히 먹기.
- **고구마:** 군고구마 또는 찐 고구마를 1~2개 천천히 먹기.
- **청국장:** 청국장환 또는 청국장가루 1회분 천천히 먹기.
- **과일:** 사과 1~2개, 배 1/2개, 토마토 1~2개 중에서 택일하여 천천히 먹기.
- **콩식품:** 메주콩, 두부, 두유 등에서 택일하여 천천히 먹기. 검은콩보다 메주콩이 낫다.

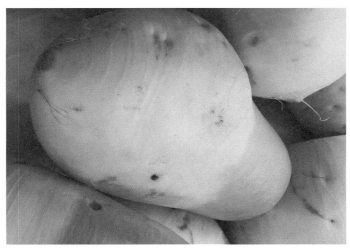

무_ 목체질 다이어트에 좋은 채소(수체질에도 좋다).

점심식사: 먼저 샐러드를 충분히 먹고 난 다음 메인 식사를 한다(식단은 개인 취향에 맞춰 체질에 맞는 음식으로 조정할 수 있다). 콩밀밥은 콩과 통밀을 충분히 넣은 쌀밥을 말한다. 소금 사용은 최소로!

	점심
월	• 샐러드: 목양 채소샐러드 충분히 먹기 • 메　인: 콩밀밥(1/2공기), 된장찌개 천천히 먹기
화	• 샐러드: 목양 채소샐러드 충분히 먹기 • 메　인: 통밀빵, 소고기 100~200g 천천히 먹기
수	• 샐러드: 목양 채소샐러드 충분히 먹기 • 메　인: 콩밀밥(1/2공기), 청국장찌개 천천히먹기
목	• 샐러드: 목양 채소샐러드 충분히 먹기 • 메　인: 콩밀밥(1/2공기), 돼지고기 100~200g 천천히 먹기
금	• 샐러드: 목양 채소샐러드 충분히 먹기 • 메　인: 콩밀밥(1/2공기), 순두부찌개 천천히먹기
토	• 샐러드: 목양 채소샐러드 충분히 먹기 • 메　인: 통밀빵, 소고기 100~200g 천천히 먹기
일	• 샐러드: 목양 채소샐러드 충분히 먹기 • 메　인: 우리밀칼국수 천천히 먹기

저녁식사: 다음 중 하나를 택한다.

• 목양 채소와 돼지고기 또는 소고기, 두부, 두유, 청국장만 먹는다(밥과 밀가루, 과일은 먹지 않는다).

• 메주콩 미숫가루: 볶은 메주콩을 갈아서 물에 타 마신다.

요령

• **아침식사**: 과일은 아침에만 먹고 점심과 저녁에는 먹지 않으며, 가능하면 껍질째 먹도록 한다(유기농 과일이 좋다).

· 고구마: 고구마를 먹을 때는 무청 물김치를 곁들여 먹는 것이 좋다.

· 청국장: 환 또는 가루를 물에 타 먹는다.

· 콩식품: 메주콩은 굽거나 삶아 먹고, 두유, 두부는 데워서 먹는다.

• **점심식사**: 콩밥, 무김치, 근채, 된장찌개, 해조류(김, 미역, 다시마), 소고기, 돼지고기 등으로 식단을 짠다. 무김치나 찌개 등에는 고추를 넣어 얼큰하게 조리하는 것이 좋다.

• 커피를 좋아하는 사람은 식후에 블랙커피를 마신다.

목음체질 슬림 다이어트 식단

아침식사: 다음 중 한 가지를 선택한다.

• 샐러드: 목음 채소(무, 고구마, 당근, 호박, 피망, 파프리카 등)를 충분히 넣고, 목음 과일(사과, 배, 멜론, 감귤 등)을 넣은 샐러드 천천히 먹기.

• 고구마: 군고구마 또는 찐 고구마를 1~2개 천천히 먹기.

• 청국장: 청국장환 또는 청국장가루 1끼분 천천히 먹기.

• 과일: 사과 1~2개, 배 1/2개 중에서 택일하여 천천히 먹기.

• 콩식품: 메주콩, 두부, 두유 등에서 택일하여 천천히 먹기. 검은콩보다 메주콩이 낫다.

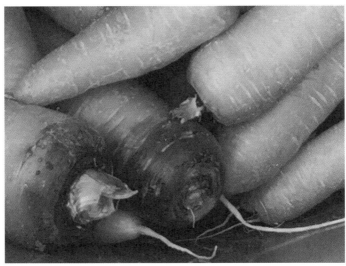

당근_ 목체질 다이어트에 좋은 채소의 하나이다.

점심식사: 먼저 샐러드를 충분히 먹고 난 다음 메인 식사를 한다(식단은 개인 취향에 맞춰 체질에 맞는 음식으로 조정할 수 있다). 콩밀밥은 콩과 통밀을 넣은 쌀밥을 말한다. 소금 사용은 최소로!

	점 심
월	• 샐러드: 목음 채소샐러드 충분히 먹기 • 메　인: 콩밀밥(1/2공기), 된장찌개 천천히 먹기
화	• 샐러드: 목음 채소샐러드 충분히 먹기 • 메　인: 콩밀밥(1/2공기), 소고기 100~200g 천천히 먹기
수	• 샐러드: 목음 채소샐러드 충분히 먹기 • 메　인: 콩밀밥(1/2공기), 청국장찌개 천천히 먹기
목	• 샐러드: 목음 채소샐러드 충분히 먹기 • 메　인: 콩밀밥(1/2공기), 소고기무국 천천히 먹기
금	• 샐러드: 목음 채소샐러드 충분히 먹기 • 메　인: 콩밀밥(1/2공기), 된장찌개 천천히 먹기
토	• 샐러드: 목음 채소샐러드 충분히 먹기 • 메　인: 콩밀밥(1/2공기), 소고기 100~200g 천천히 먹기
일	• 샐러드: 목음 채소샐러드 충분히 먹기 • 메　인: 콩밀밥(1/2공기), 청국장찌개 천천히 먹기

저녁식사: 다음 중 하나를 택한다.

• 목음 채소와 두부나 두유, 청국장, 소고기만 먹는다(밥과 밀가루, 과일은 먹지 않는다).

• 메주콩 미숫가루: 볶은 메주콩을 갈아 물에 타 마신다.

요령

- **아침식사**: 과일은 아침에만 먹고 점심과 저녁에는 먹지 않으며, 가능하면 껍질째 먹도록 한다(유기농 과일이 좋다).

  · 고구마: 고구마를 먹을 때는 무청 물김치를 곁들여 먹는 것이 좋다.

  · 청국장: 환 또는 가루를 물에 타 먹는다.

  · 콩식품: 메주콩은 삶아 먹고, 두유와 두부는 데워서 먹는다.

- **점심식사**: 콩밥, 무김치, 근채, 된장찌개, 해조류(김, 미역, 다시마), 돼지고기 등으로 식단을 짠다. 무김치나 찌개 등은 맵지 않고 담백하게 조리하는 것이 좋다.

- 커피를 좋아하는 사람은 식후에 블랙커피를 마신다.

12

수체질
슬림 다이어트

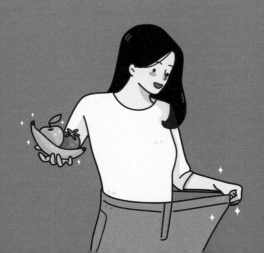

수체질에 좋은 다이어트 식품

　수양체질과 수음체질은 비만이 별로 없는 체질이다. 비·위가 가장 약한 체질이라서 원체 식사량 자체가 많지 않기 때문이다. 이 체질들은 대개 조금만 과식해도 바로 탈이 난다. 물론 과식하여 탈이 나는 체질은 수체질 이외에도 많다. 예를 들면 금양이나 금음체질도 과식하면 속이 거북하거나 탈이 잘 나고, 비·위가 좋은 토양이나, 심지어 식탐이 가장 많다는 목양, 목음체질의 경우도 과식하면 속이 불편한 것을 느낄 수는 있다.

　하지만 수체들은 과식할 엄두조차 못내는 경우도 많다. 먹다가 어느 시점이 되면 찼다는 신호가 자동으로 와서 더 이상 먹을래야 먹을 수가 없기 때문이다. 내 한의원에 왔던 수양체질 부인은 한 끼 식사에 1/4공기 정도밖에 안 먹는다고 했다.

　예외적으로 많이 먹는 수체질이 가끔 있다. 심지어는 폭식증을 앓는 수체질(특히 수양체질)도 있을 정도다. 이상한 것은 그렇게 많이 먹는데도 폭식증을 앓는 수체질은 대체로 마른 편이라는 것이다.

　그렇다 해도 수체질이라고 해서 살찐 사람이 없는 것은 아니다. 고도비만은 별로 없지만 과체중 정도에 해당되는 수체질(특히 수양체질)은 종종 있다. 이들은 심한 비만이 아닌데도 몸이 너무 무겁다며 매우 불편해한다.

　일반적으로 수체질에게는 터프한 다이어트를 제안할 필요가 별로 없다. 말한 것처럼 이들은 대개 알아서 소식을 하고 있기 때문이다. 간혹 발견되는 수체질의 비만 치료를 위해서 아래에 다이어트에 좋은 식품들을 소개한다.

곡류: 현미, 찰현미

현미는 수체질에 좋은 곡식이다. 천천히 꼭꼭 씹어서 먹도록 한다. 수양체질 중에 변비 때문에 고생하는 사람들이 종종 있는데 현미를 꾸준히 먹으면 통변이 쉬워진다. 반대로 수음체질은 설사를 잘 하는 체질인데, 역시 현미를 먹으면 위장이 튼튼해져서 설사하는 일이 많이 준다. 간혹 현미가 소화가 잘 안 된다는 사람이 있는데, 이런 경우는 찰현미(도정 안 한 찹쌀)를 권한다.

채소: 토마토, 고추, 생강, 마늘, 무, 도라지, 연근, 우엉

다이어트에 많이 애용되는 토마토는 수체질에도 좋다. 토마토를 열심히 먹어라!

고추가 신진대사를 촉진하여 다이어트에 좋다고 해서 음식을 아주 맵게 먹는 경향이 있는데, 이는 수체질(특히 수음체질)에 좋은 방법이다. (고추는 목양체질에도 나쁘지 않다. 하지만 토체질이나 금체질은 매운 고추를 많이 먹는 다이어트를 하면 건강에 크게 해롭다. 자칫 위에 염증이나 궤양을 일으킬 수 있고, 심하면 위암을 유발할 수도 있다.)

수양체질 중에 매운 고추를 먹으면 속이 쓰리다는 사람이 가끔 있는데, 그런 사람은 너무 맵지 않은 고추를 먹는 것이 좋다. 반면 수음체질은 상당히 매운 음식에도 잘 견디며, 매운 음식이 아주 좋다. 맵고 톡 쏘는 맛의 생강도 수체질에 좋으므로 역시 다이어트에 이용할 수 있다. 수체질은 냄새에 민감한 사람이 많은데, 역한 냄새를 제거할 때도 이 생강이 좋다. 기침이나 가래를 동반한 감기에도 좋으며, 구역감을 해소할 때도 역시 좋다.

수체질에는 채소 중에 대개 뿌리채소가 좋다. 무, 도라지, 연근, 우엉 등을 적절하게 조리해서 식이섬유소와 각종 영양소를 고루 섭취하도록 한다. 수체질에 잎채소는 그다지 맞지 않다(특히 배추나 양배추는 해롭다).

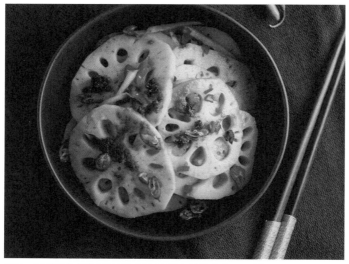

연근_ 수체질 다이어트에 좋은 채소의 하나(목체질에도 좋다.)

해조류: 미역, 다시마, 김

해조류는 수체질에 뺄 수 없는 좋은 식품이다. 미역은 헤모글로빈의 성분이 되는 요오드가 풍부하여 산후조리의 대표식품으로 사랑받고 있는데, 수체질에게는 또 비·위의 소화기능을 북돋는 데에도 탁월하다. 그밖에 김도 소화에 좋고, 다시마 역시 소화와 변비(다시마환)에 아주 좋으므로 수체질의 다이어트에 명품이라 할 만하다.

육류: 닭, 오리

일반적으로 체질과 무관하게 육식 중에서 다이어트에 가장 많이 추천되는 고기가 바로 닭고기이다. 이 닭고기는 단연 수체질의 고기라고 할 수 있다. 비·위를 북돋는 힘이 좋아서 예로부터 수체질의 최고의 음식이자 보약으로 이용되었다(흔히 여름철에 먹는 삼계탕은 대표적인 수체질의 보양식이다).

닭의 여러 부위 중에서도 지방이 없고 단백질이 풍부한 닭가슴살이 다이어트에 가장 많이 추천되지만, 사실 어느 부위라도 상관없다.

오리 역시도 수체질의 다이어트에 이용할 수 있다. 단, 오리는 기름이 많으므로 기름을 잘 빼서 먹는 것이 좋다.

과일: 사과, 오렌지, 귤, 포도

사과와 포도는 단골로 추천되는 다이어트 식품이다. 사과나 포도는 유기농으로 선택하여 껍질째 먹는 것이 좋다. 특히 포도는 원푸드 다이어트로 각

광받는 과일이다.

오렌지나 귤은 다른 체질에서는 그다지 추천하지 않는 다이어트 식품이다. 신맛이 강하여 위를 자극함으로써 식욕을 촉진시킬 수 있기 때문이다. 식욕이 강화되면 다이어트 전선에 빨간불이 켜진다. 하지만 수체질에는 문제가 없다. 워낙 비·위가 약하게 타고난 체질이므로 오히려 체질의 장부불균형을 바로잡아줌으로써 신진대사를 촉진시켜 건강한 다이어트로 이끈다. (주의: 저녁에는 과일을 먹지 말 것.)

수체질 다이어트 요령

- **일반 원칙**: 토마토, 무, 연근, 도라지, 우엉 등의 채소와 미역, 다시마 등 해조류를 충분히 섭취한 다음, 현미 혹은 찰현미로 지은 밥을 조금 먹는다. 고기는 닭가슴살이 가장 좋으며, 기름기를 쫙 뺀 오리고기도 역시 좋다. 고추나 생강 등을 적절히 가미하여 신진대사를 촉진하는 식사를 하라.
- **기타**: 수체질은 다이어트에 그리 어려움이 없는 체질이다(오히려 살이 잘 찌지 않고 마르는 것이 더 걱정인 경우가 많다). 한 가지 수체질이 꼭 잊지 말아야 할 것이 있다. 모든 음식은 차지 않게, 즉 될 수 있는 대로 따뜻하게 섭취하라는 것이다. 이것은 수체질이 지켜야 할 가장 중요한 식사법 중의 하나이다. 수체질은 체질에 맞는 음식이라도 차게 먹으면 소화기계에 문제가 발생할 수 있으므로 세심한 주의를 요한다.

수양체질 슬림 다이어트 식단

아침식사: 다음 중 한 가지를 선택한다.

• 샐러드: 수양 채소(무, 피망, 파프리카, 도라지 등)를 충분히 넣고, 수양 과일(사과, 오렌지, 토마토, 포도, 감귤 등)을 적당히 넣은 채소과일샐러드 천천히 먹기.

• 과일: 사과 1/2~1개, 토마토 1~2개, 포도 1/2~1송이 중에서 택일하여 천천히 먹기.

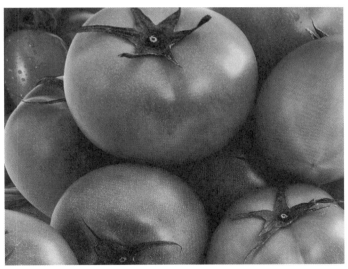

토마토_ 수체질 다이어트에 좋은 채소이다.

점심식사: 먼저 샐러드를 충분히 먹고 난 다음 메인 식사를 한다(식단은 개인 취향에 맞춰 체질에 맞는 음식으로 조정할 수 있다). 소금 사용은 최소로!

	점 심
월	• 샐러드: 수양 채소샐러드 충분히 먹기 • 메 인: 현미밥(1/2공기), 소고기 구이 100~200g 천천히 먹기
화	• 샐러드: 수양 채소샐러드 충분히 먹기 • 메 인: 찰현미밥(1/2공기), 버섯찌개 천천히 먹기
수	• 샐러드: 수양 채소샐러드 충분히 먹기 • 메 인: 현미밥(1/2공기), 닭고기감자볶음 천천히 먹기
목	• 샐러드: 수양 채소샐러드 충분히 먹기 • 메 인: 찰현미밥(1/2공기), 조기구이 1~2마리 천천히 먹기
금	• 샐러드: 수양 채소샐러드 충분히 먹기 • 메 인: 현미밥(1/2공기), 소고기 구이 100~200g 천천히 먹기
토	• 샐러드: 수양 채소샐러드 충분히 먹기 • 메 인: 찰현미밥(1/2공기), 닭고기미역국 천천히 먹기
일	• 샐러드: 수양 채소샐러드 충분히 먹기 • 메 인: 현미밥(1/2공기), 소고기무국 천천히 먹기

저녁식사: 다음 중 하나를 택한다.

• 수양 채소와 닭고기 또는 소고기만 먹는다(밥과 과일은 먹지 않는다).

• 찰현미 미숫가루: 볶은 찹쌀현미를 갈아 물에 타 마신다.

요령

• **아침식사:** 과일은 아침에만 먹고 점심과 저녁에는 먹지 않으며, 가능하면

껍질째 먹도록 한다(유기농 과일이 좋다).

- **점심식사**: 현미밥(소화가 잘 안 되는 사람은 찰현미밥), 무김치, 해조류(김, 미역, 다시마), 닭고기, 소고기, 버섯 등으로 식단을 짠다. 무김치나 찌개 등에는 고추를 약간 넣어 얼큰하게 조리하는 것이 좋다.

수음체질 슬림 다이어트 식단

아침식사: 다음 중 한 가지를 선택한다.

• **샐러드:** 수음 채소(무, 피망, 파프리카, 도라지 등)를 충분히 넣고, 수음 과일(사과, 오렌지, 감귤, 토마토 등)을 넣은 채소과일샐러드 천천히 먹기.

• **과일:** 사과 1/2~1개, 토마토 1~2개, 오렌지 1/2~1개 중에서 택일하여 천천히 먹기.

점심식사: 먼저 샐러드를 충분히 먹고 난 다음 메인 식사를 한다(식단은 개인 취향에 맞춰 체질에 맞는 음식으로 조정할 수 있다). 소금사용은 최소로!

	점 심
월	• 샐러드: 수음 채소샐러드 충분히 먹기 • 메 인: 찰현미밥(1/2공기), 소고기 구이 100~200g 천천히 먹기
화	• 샐러드: 수음 채소샐러드 충분히 먹기 • 메 인: 찰현미밥(1/2공기), 소고기버섯찌개 천천히 먹기
수	• 샐러드: 수음 채소샐러드 충분히 먹기 • 메 인: 찰현미밥(1/2공기), 닭고기감자볶음 천천히 먹기
목	• 샐러드: 수음 채소샐러드 충분히 먹기 • 메 인: 찰현미밥(1/2공기), 소고기무국 천천히 먹기
금	• 샐러드: 수음 채소샐러드 충분히 먹기 • 메 인: 찰현미밥(1/2공기), 닭찜 100~200g 천천히 먹기
토	• 샐러드: 수음 채소샐러드 충분히 먹기 • 메 인: 찰현미밥(1/2공기), 소고기미역국 천천히 먹기
일	• 샐러드: 수음 채소샐러드 충분히 먹기 • 메 인: 찰현미밥(1/2공기), 닭백숙 천천히 먹기

저녁식사: 다음 중 하나를 택한다.

• 수음 채소와 닭고기 또는 소고기만 먹는다(밥과 밀가루는 먹지 않는다).

• 찰현미 미숫가루: 볶은 찹쌀현미를 갈아 물에 타 마신다.

요령

• **아침식사**: 과일은 아침에만 먹고 점심과 저녁에는 먹지 않으며, 가능하면 껍질째 먹도록 한다(유기농 과일이 좋다).

• **점심식사**: 찰현미밥, 무김치, 해조류(김, 미역, 다시마), 닭고기, 소고기, 버섯 등으로 식단을 짠다. 무김치나 찌개 등에는 고추를 넣어 맵거나 얼큰하게 조리하는 것이 좋다.

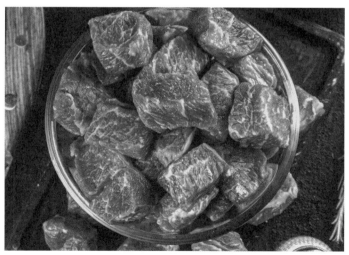

소고기_ 수체질 다이어트에 좋은 음식의 하나(목체질에도 좋다.)

주원장한의원 8체질 다이어트 프로그램

1. 8체질 다이어트 처방

체질에 맞는 약재로 구성된 8체질 다이어트 처방으로 식욕을 줄여주고
대사를 증진시켜 부작용 없는 체중 감량으로 이끈다.

2. 주원장의 8체질 슬림다이어트 식단 제공

다이어트에 좋은 식품으로 구성된 8체질 다이어트 식단으로 체질에 맞
는 필수 영양을 공급하면서 체중 감소를 돕는다.

※ 좀 더 편리한 다이어트 식사 방법으로는 다이어트에 효과적인
주원장의 간편체질식을 식사대용으로 이용할 수 있다.

3. 8체질 홈트레이닝 프로그램 제공

누구나 손쉽게 따라 할 수 있는, 각 체질에 잘 맞는 실내 다이어트 운동
프로그램으로 다이어트 효과를 배가한다.

※ 위와 같이 조화롭게 균형 잡힌 체질 비만 프로그램으로 부작용 없이
건강하게 체중 감량을 이룰 수 있다.

13

유산소운동과 다양한 다이어트 방법

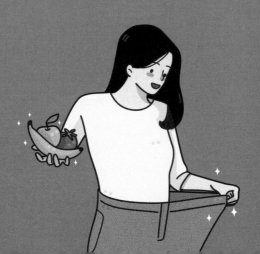

다이어트에 추천하는 최고의 유산소운동

추천운동1: 걷기

보통 빠르기 정도로 1시간 정도 또는 그 이상 걸으면 된다. 좀 더 전문적으로 걷기를 원하면 파워워킹 같은 것을 권한다. 가슴을 쫙 펴고, 눈은 정면을 응시하고, 팔을 직각으로 굽혀 어깨 정도 높이까지 저으면서 보통 정도의 보폭으로 힘차게 걷는다. 단계별 파워워킹 요령은 다음과 같다.

파워워킹 방법

- 똑바로 서서 어깨를 편안하게 뒤로 젖혀 가슴을 편다. 팔은 팔꿈치가 90도 되게 구부리고 손은 가볍게 쥔다.
- 먼저 왼발을 내밀어 걷기를 시작한다. 왼발의 무릎을 펴고 발끝을 당겨 위를 향한 상태에서 발뒤꿈치가 먼저 땅에 닿게 한 다음 발바닥을 지면에 굴리면서 앞으로 나아간다. 이때 체중을 오른발에서 왼발로 옮기기 시작한다. 왼발이 나아가므로 팔은 반대로 오른손을 앞으로 젓는다. 시선은 정면.
- 민활하고 균형 있게 체중을 완전히 왼발로 옮기고 오른발의 발가락으로 지면을 힘 있게 뒤로 밀어내면서 바르게 앞으로 나아간다. 오른팔은 주먹으로 치듯 앞으로 쳐올리고, 왼팔은 팔꿈치로 뒤를 치듯이 활발하게 젓는다. 이때 앞의 손은 어깨 이상으로 나아가지 않게 하고, 뒤의 손은 허리 이하로 내려가지 않게 한다.

• 이제 반대로 오른발을 내딛는다. 요령은 왼발을 내딛는 것과 동일하다. 오른발을 약간만 들어 지면과 크게 떨어지지 않은 상태로 앞으로 내어 왼발 때와 마찬가지로 발뒤꿈치가 먼저 땅에 닿도록 내딛는다. 이하 요령은 왼발을 내딛는 것과 동일하다.

추천운동2: 108배

108배란 설날 세배 하듯이 '큰절을 108회 하는 것'이다. 단, 큰절과 다른 점은 두 손을 모으지 말고 어깨넓이 정도로 벌려서 바닥을 짚는 것이다(원래는 절에서 신도들이 하는 방식대로 하는 것이 원칙이지만, 여기서는 이렇게 약식으로 소개한다). 그리고 꼭 108이라는 숫자에 연연할 필요는 없다. 100배도 좋고, 111배도 좋고, 자신 있으면 200배 그리고 그 이상도 물론 좋다.

108배의 장점은 그 요령이나 장비가 너무도 간단하다는 데 있다. 필요한 건 단지 1평도 안 되는 약간의 공간과 바닥에 깔 매트리스나 부드러운 판뿐이다. 그 매트리스 위에서 부담 없이 큰절을 연거푸 하기만 하면 된다. 처음에는 자세가 좀 어설프겠지만 하다보면 숙련이 되어 저절로 폼이 나온다.

108배는 대략 10~15분 소요되니 시간도 크게 들지 않는다. 몇 번 하지도 않아서 어떤 사람은 온몸에 땀이 날 정도로 운동량이 상당하다. 108배는 겉으로 보면 하체에만 중점을 둔 운동 같지만, 사실은 온몸에 활력을 주는 전신운동이다. 108배는 정력 강화에도 상당한 도움을 준다.

주의할 점: 무릎 관절이 좋지 않은 사람은 108배 운동을 피하는 것이 좋다.

추천운동3: 수영

수영은 금양이나 금음, 수양, 수음체질에 추천되는 운동이다. 특히 무릎 관절 또는 척추 관절이 좋지 않은 사람에게는 가장 추천할 수 있는 운동이다. 물의 부력으로 중력의 영향을 최소로 받을 수 있는 운동이기 때문이다.

추천운동4: 등산

등산은 목양이나 목음체질에 가장 좋고, 토양이나 수음체질에도 좋다. 평소 폐가 좋지 않은 이들 체질에게 적극 권장한다. 금양이나 금음체질에는 그다지 좋지 않지만, 꼭 등산을 하고 싶으면 낮은 산이나 아침 일찍 해가 뜨기 전에 하면 괜찮다.

추천운동5: 조깅

조깅은 걷기와 함께 유산소운동의 단연 대표 운동이라 할 수 있다. 그런데 걷기와 비교하면 단위 시간당 운동량이 훨씬 많음을 느낄 수 있다. 걷기는 보통의 컨디션이라면 거의 무한정 행할 수 있지만, 달리기는 한 시간 이상 하기가 그리 쉽지 않음만 봐도 단위 시간당 운동 강도가 훨씬 센 운동임을 알 수 있다. 따라서 짧은 시간에 많은 운동량을 기하려거든 당연히 걷기보단 조깅을 택하는 것이 좋다.

단, 뛰기 전에 잊지 말아야 할 것이 있다. 바로 워밍업! 사전에 체조나 스트레칭 등 워밍업을 잘 해서 무리한 달리기로 인한 안전사고를 예방하는 것이 필요하다. 특히 평소 운동을 안 하던 사람이나 나이가 들어가는 중장년인 경우는 워밍업이 필수!

추천운동6: 마라톤

주위에 마라톤에 푹 빠진 이들이 적지 않다. 이들은 마라톤 동호회에 가입하여 10km 달리기나 하프마라톤, 풀코스마라톤 등 극한 상황에서 겪는 극심한 역경을 오히려 즐긴다.

마라톤은 금음, 금양, 토음, 수양체질에 적합한 운동이다. 물론 선수가 될 것이 아니고 단지 건강을 위해서라면 모든 체질이 다 마라톤을 할 수는 있다. 폐가 가장 작은 체질인 목양이나 목음체질도 마라톤을 하면 폐활량이 늘어나고 순환기계도 더불어 좋아질 수 있다. 단지 무리하지만 않으면 될 것이다.

크로스컨트리는 산에서 하는 달리기, 즉 산악달리기이므로 등산에 준해서 생각할 수 있다. 하지만 동시에 지구력도 크게 요구되므로 마라톤의 성격도 강하다. 따라서 어느 체질에 좋다고 단정적으로 말하기는 어려우나 전체적으로 달리기에 더 무게가 실리므로 마라톤에 가깝다고 볼 수 있다. 그러므로 마라톤이 잘 맞는 체질들, 즉 금음, 금양, 수양체질에 더 적합할 것으로 생각된다.

추천운동7: 스포츠댄스

에어로빅(Aerobics)이란 원래는 유산소운동이란 뜻을 가진 말이다. 이는 여러 가지 유산소운동 중의 한 가지로서, 아마도 미국에서 고안된 운동 상품의 하나로 추측된다. "즐겁게 음악에 맞춰 '춤추면서', '즐기면서' 한번 운동해보자!" 해서 대략 7·80년대를 전후해서 발명된, 다분히 상업적인 피트니스(Fitness) 프로그램의 하나로 보인다. 에어로빅이란 정확히 말하면 이렇게 '에어로빅 댄스'(유산소운동 춤)인데, 그것을 약해서 그냥 에어로빅이라고 칭하는 것이다.

배꼽춤(벨리댄스) : 에어로빅이 사양길에 접어든 것처럼 보이지만 사실은 아직도 여전히 건재하고 있는 운동이라고 볼 수 있다. 스포츠댄스니 라틴댄스니 벨리댄스(belly dance)니 하는, 스테디한 인기를 구가하고 있는 스포츠춤들이 알고 보면 다 이 에어로빅의 변형태(變形態)라고 할 수 있기 때문이다.

벨리댄스는 흔히 배를 움직이는 춤으로 알기 쉽지만, 사실은 그게 아니다. 벨리댄스는 특이하게 골반만 이용하여 추는 춤인 것이다. 몸통은 수직으로 꼼짝 않고 평정을 유지하면서 엉덩이만 상하·전후좌우로 움직이는 것이다. 조사해보니 뱃살퇴치에는 상당한 효과가 있음이 거듭 확인된다.

벨리댄스가 취향에 맞지 않다면, 살사댄스나 라틴댄스, 혹은 소셜 댄스, 아니면 전통적인 에어로빅댄스나 그 밖의 스포츠댄스를 택하면 된다.

추천운동8: 복근운동

대개 비만 중에서도 가장 나쁜 것은 복부비만, 즉 똥배가 나오는 것이다. 사람들은 대개 다이어트를 하는 경우 전체 체중의 감소에만 관심을 집중하는 경향이 많은데, 사실은 이 복부 지방의 감소에 더 큰 신경을 써야 한다.

복근운동도 복잡한 준비물이나 넓은 장소가 필요치 않는 매우 간단하고 편리한 운동이다. 두 사람이 서로의 발목을 잡고 카운트를 해주면 협동의 효과가 있어 가장 높은 효율을 발휘할 수 있다. 그리고 불가피하게 혼자 해야 할 때는 발끝을 침대나 장롱 등의 가구 밑에 넣어서 고정하고 할 수도 있고, 복근운동 전용으로 만들어진 복근운동기를 이용해서 할 수도 있다.

복근운동을 할 때 팔을 목뒤에 받치고 하는 경우가 많은데, 그럴 경우 목을 지나치게 앞으로 숙이는 바람에 목뼈가 앞으로 휠 수 있으므로 이는 피하는 것이 좋다. 두 손은 양 겨드랑이에 껴서 소위 팔짱 낀 자세로 하는 것이 적당하다.

첫날에는 워밍업을 한다는 기분으로 10~20개부터 가볍게 시작하는 것이 좋다. 천천히 숫자를 세면서 느긋하게 하라. 그러면서 조금씩 횟수를 늘려간다. 10개부터 시작했으면 다음날에는 11개, 그 다음날에는 12개, 그 다음날에는 13개…… 이렇게 증가시키면 된다. 그러다보면 어느새 50개, 100개에 도달하게 되는 것이다.

나는 복근운동을 할 때 무료함을 달래기 위해 대개 복근운동 판을 텔레비전 앞에 놓고 흥미 있는 프로그램을 시청하면서 하곤 했다. 하다 보니 숫자 세는 것도 귀찮아져서 아예 시간을 정해놓고 한 것이다. TV 프로그램에 몰입하다 보면 힘든 줄도 모르고, 시간가는 줄도 모르고 계속 하게 된다. 그런 때는 200개, 300개도 넘을 때가 있다. 그러는 동안 어느새 배에는 멋있는

'왕(王)' 자가 새겨졌다!

복근운동의 장점은 복근의 강화에도 있지만, 내장의 운동을 촉진하여 소화에도 도움을 준다. 복근이 강화되어 축 늘어진 뱃살이 쑥 들어가면 아래로 하강되어 있던 내장들도 상승되어 활력을 찾는다. 평소 장운동이 시원찮아 속이 더부룩 가스가 잘 차는 사람들은 복근운동을 통해 좋은 효과를 볼 수 있다. 또한 복근운동은 허리가 약한 사람에게도 도움을 준다. 뱃살이 나와 늘어진 장은 전체적으로 몸의 무게중심을 전방, 하방으로 끌어내리므로 허리에 과중한 부담을 준다. 복근운동을 통해 배가 들어가면 내장들이 텐션을 회복하므로 무게중심이 다시 제자리를 찾아 허리에 가해지는 하중이 감소한다.

여기에 추가하여 복근운동은 배근의 강화에도 부대적인 효과가 있다. 즉, 복근운동을 하는 와중에 등쪽의 근육도 상당히 강화되는 것이다. 그래서 허리가 평소 약한 사람은 복근운동을 하면 허리통증의 완화에 도움을 받는다. 한 달만 꾸준히 해도 허릿병이 싹 가시는 것을 경험하는 사람이 있다.

추천운동9: 자전거 타기

자전거도 많은 사람이 즐기는 레저·스포츠다. 도시에 조성된 자전거도로를 통해 여기저기 다닐 수도 있고, 또 시간이 충분하면 도시 외곽의 교외에도 하이킹을 갈 수 있다.

자전거는 모든 체질에 다 좋지만, 특히 금체질과 수체질에 좋다. 시원한 바람을 마주하면서 달리는 까닭에 자연스레 자연 공랭식 냉각시스템이 작동하여 피부를 식혀주므로 땀의 배출이 적절히 줄어들어 과도한 발한이 건강에 좋지 않은 이들 체질에 아주 좋다. 아주 빠른 속도로 달리지 않고 적당한 속도를 유지하면서 달린다면 또한 자연스레 마라톤의 효과도 생겨 특히 금체질에 적당한 스포츠가 된다.

토체질이나 목체질도 땀이 잘 나게 복장을 갖추고 파워가 좀 넘치게 자전거를 탄다면 역시 좋은 운동 효과를 기할 수 있다.

추천운동10: 인라인스케이팅

인라인스케이팅 역시 아무 체질에나 다 가능하지만, 수체질에 가장 적합할 것으로 생각된다. 수체질은 균형감각이 좋은 사람이 많으므로 타 체질에 비해 발군의 소질을 보일 수 있다.

추천운동11: 스케이팅

스케이팅은 체조여왕 김연아 덕택에 더 이상 설명이 필요 없는 국민 스포츠가 되었다. 하체 강화에 가장 좋은 운동의 하나라고 하니 하체가 약한 사람은 시도해볼 만하다. 역시 수체질에 좋을 것으로 생각되며, 추운 환경에서 하므로 땀의 분비가 없어 금체질에도 좋을 것이다. 목체질과 토체질에는 냉기에 땀구멍이 막히므로 그다지 맞지 않을 것으로 생각된다.

대중적인 유명 다이어트와 체질

세상에는 정말 셀 수 없이 많은 다이어트 방법이 있다. 그 중에 특히 주목받는 다이어트법을 여기 소개하고 체질적인 해설도 좀 가미했다.

이와 같은 다이어트법이 일면 효과도 있지만 부작용도 적지 않을 수 있다. 이러한 부작용이 일어나는 이유는 단순하다. 사용하는 식품 중에 체질에 맞지 않은 것들이 있기 때문이다. 자기 체질에 맞는 것으로 조정하면 부작용 없는 소기의 목적을 달성할 수 있을 것이다.

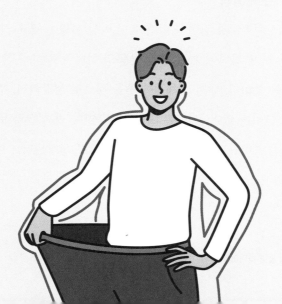

원푸드 다이어트와 체질

한 가지 식품만 집중적으로 먹는 다이어트법을 원푸드 다이어트라고 한다. 이러한 다이어트도 체질에 맞춰 하면 부작용을 줄이고 소기의 목적을 달성할 수 있다. 각 체질에 좋은 원푸드 다이어트는 다음과 같다.

다이어트법	적합한 체질
포도 다이어트	금음, 금양(청포도), 수양체질
바나나 다이어트	금양, 토양, 토음체질
사과 다이어트	수양, 수음, 목양, 목음체질
고구마 다이어트	목양, 목음체질
계란 다이어트	수양, 수음체질
검은콩 다이어트	목양, 목음, 토양, 토음체질
청국장 다이어트	목양, 목음, 토양, 토음체질
황제다이어트(돼지고기)	목양, 목음, 토양, 토음체질
황제다이어트(닭, 오리고기)	수양, 수음체질
황제다이어트(소고기)	목양, 목음, 수양, 수음체질

예를 들어 포도 다이어트는 금음체질이나 수양체질이 하면 부작용을 많이 줄일 수 있고(금양체질은 청포도 다이어트가 좋다), 바나나 다이어트는 금양, 토양, 토음체질이 하는 것이 가장 해가 적다. 사과 다이어트는 수양, 수음, 목양, 목음체질에 적당할 것이며, 고구마 다이어트는 목양, 목음체질에 적절

하고, 검은콩 다이어트 및 청국장 다이어트는 목양, 목음, 토양, 토음체질에 괜찮을 것이다.

단, 위와 같은 극단적인 다이어트를 할 경우 주의할 점은, 부작용이 있을 때 당장 중단하라는 것이다. 예상되는 주된 부작용은 다음과 같다. 어지럼증, 두통, 탈모, 심한 무기력, 소화불량, 변비 또는 설사, 무월경 또는 과소월경 등.

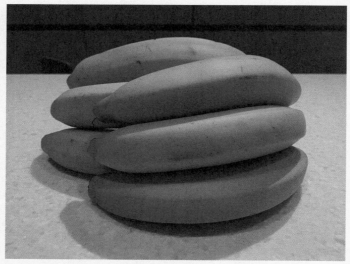

바나나 다이어트란 바나나만 먹는 원푸드 다이어트의 일종이다.

대중적인 유명 다이어트법

여기 소개하는 다이어트 중 매크로바이오틱 다이어트, 팔레오 다이어트, 근본 5 다이어트, 선천 다이어트는 반드시 체중 감량만을 목표로 하는 것이 아니라 건강을 위한 다이어트이다. 즉 건강을 도모하면서 자연스럽게 그 사람의 몸에 맞게 체중이 조절되도록 하는 다이어트인 것이다. 반면, 앳킨스 다이어트, 육식동물 다이어트, 케토제닉 다이어트는 체중 감량 그 자체만을 목표로 하는 다이어트라고 할 수 있다.

건강과 적정 체중 조절을 위한 다이어트

• 매크로바이오틱 다이어트(Macrobiotic diet)

주로 통곡식, 지역의 신선한 채소, 해조류, 두류를 권하는 식사법이다. 이 외에도 계절 과일, 견과류, 씨앗, 흰살 생선 등도 포함된다. 육류와 낙농식품, 기타 동물성식품 그리고 특정 과일과 채소, 통상적인 음료수 등은 금한다.

세부적으로는 수정해야 할 점이 많지만 체질적으로 말하면 대체로 금체질과 토체질에 적합한 편이다.

• 팔레오 다이어트(Paleo Diet)

일명 구석기 다이어트. 구석기 시대의 인류에겐 비만이 없었다는 데서 착안한 것으로 구석기 시대 인류가 행했던 식사법을 따르는 다이어트이다.

다량의 고기, 과일, 야채, 견과류, 허브 차 등을 섭취하며 유제품, 콩, 쌀 및 밀과 같은 곡물, 정제된 설탕, 청량음료 등의 섭취는 제한한다. 여기서 고기는 사료를 먹고 큰 동물의 고기가 아닌 목초를 먹고 자란 동물의 고기를 말한다. 대체로 토체질과 목체질에 적합하다고 할 수 있다.

• **근본 5 다이어트(Foundational 5 diet)**

특정 영양소나 식품을 제한하지 않고 다음과 같은 5가지 요소가 고루 포함된 식단으로 자유롭게 식사하는 다이어트를 말한다.

> Foundation 5 = protein + unsaturated fat + starchy or sugary carbohydrates + non-starchy carbohydrates + flavor factor

(다섯 가지 근본식품 = 단백질 + 불포화지방 + 녹말 또는 당 탄수화물 + 비녹말 탄수화물 + 풍미 요소)

다섯 가지 근본 식품들을 구체적으로 소개하면 다음과 같다.

1) 단백질: 콩, 콩과 식품(legumes), 템페(tempeh), 두부, 밀글루텐(seitan), 퀴노아, 견과류, 씨앗, 견과버터, 방목 소, 달걀, 해산물, 가금류 등.
2) 불포화 지방: 엑스트라 버진 올리브유(extra virgin olive oil), 올리브, 아보카도유, 아보카도, 견과류, 씨앗, 견과버터, 연어, 참치, 고등어, 정어리, 코코넛, 코코넛유.

3) 녹말류 또는 당류 탄수화물 : 감자, 퀴노아, 쌀, 빵, 완두콩, 파스타, 콩, 옥
   수수, 과일 등.

4) 비녹말류 탄수화물(식이섬유) : 푸른 잎채소(루콜라, 케일, 로메인상추, 방울 양
   배추, 청경채 등), 토마토, 오이 등.

5) 풍미 요소 : 소스, 겨자, 허브, 향신료, 조미료 등.

　　당연히, 이러한 원칙에 따른 음식은 체질에 따라 적절한 것으로 선택해야
그 효과를 제대로 볼 수 있다.

• **선천 다이어트**(Innate diet)

　　공장 가공 식품을 먹지 않고 자연 식품 또는 유기농 식품을 먹는 식사법.
핵심 강령은 다음과 같다:

• 생채소와 깨끗한 물 섭취를 중시한다(하지만 식사 때 물 섭취는 금한다).

• 음식은 조금씩 취하여 오래 씹어 먹는다.

• 목초를 먹인 살코기를 천천히 요리하여 섭취한다.

• 외식을 하지 않는다.

• 스테인리스 요리 기구를 쓰고 눌러 붙는 코팅 기구는 쓰지 않는다.

• 튀길 때는 유기농 내열 오일(코코넛오일, 참기름, 아몬드오일, 유기농 생버터 등)
  을 사용한다.

• 한 번에 많이 가끔 먹기보다, 조금씩 자주 먹는다(5끼 추천: 아침식사, 오전 간

식, 점심식사, 오후 간식, 저녁식사).

선천 다이어트법의 음식의 비율은 다음과 같다. 역시 자기 체질에 맞는 음식들로 구성해야 좋은 효과를 거둘 수 있을 것이다.

• 단백질(채소와 목초를 먹인 살코기) 20~30%

• 탄수화물(과일과 대부분의 채소) 40~50%

• 지방(유기농 육류와 생선, 채소, 견과류) 30~40%

오로지 체중 감량을 주목적으로 하는 다이어트

• 앳킨스 다이어트(Atkins diet)

일명 황제 다이어트. 탄수화물을 극단적으로 제한하고 단백질이나 지방과 같은 다른 영양성분은 제한하지 않는 다이어트법. 탄수화물을 제한하면 지방을 에너지원으로 우선적으로 사용하는 우리 몸의 생리적 작용(케토시스, kotosis)을 이용한 다이어트법이다. 토체질과 목체질에 적합한 다이어트라고 할 수 있다.

• 육식동물 다이어트(Carnivore diet)

육류나 생선, 계란만 섭취하고 다른 모든 식품은 제한하는 다이어트법. 앳킨스 다이어트와 유사하다. 역시 토체질과 목체질에 가까운 다이어트.

• 케토제닉 다이어트(Ketogenic diet)

탄수화물을 5~10%로 줄이고 단백질 15~20%, 지방 70~80% 가량 섭취하는 이른 바 "저탄고지" 식사법. 앳킨스 다이어트와 유사. 토체질과 목체질, 수체질에 적합하나 세부 음식은 그 체질에 맞는 것으로 선택할 필요가 있다.

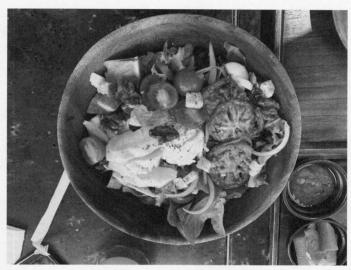

아무리 좋은 다이어트 식단이라도 체질에 맞아야 효과를 볼 수 있다.

최신
8체질식표

2023년 업데이트

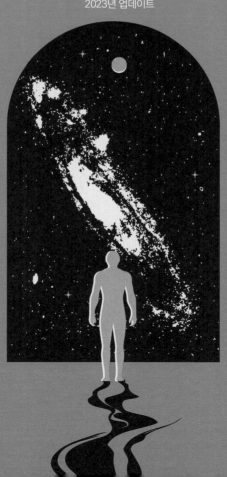

금양체질식

이로운 음식

- 채소: 배추, 미나리, 깻잎, 숙주나물, 참나물, 고사리, 청경채, 취나물, 양상추, 오이, 양배추, 가지, 셀러리, 케일, 브로콜리, 세발나물, 비름나물, 겨자채, 쑥, 콜리플라워, 아스파라거스
- 곡식: 백미, 메밀, 녹두, 현미, 조, 차조, 호밀(rye), 기장, 완두콩
- 육식: 거의 없다.
- 생선과 해물: 가자미, 민어, 청어, 전어, 꽁치, 돔(참돔, 돌돔, 옥돔, 줄돔 등), 연어, 복어, 우럭, 병어, 방어, 참치, 도다리, 삼치, 광어, 숭어, 쥐포, 양미리, 열빙어, 멸치, 뱅어포, 문어, 조개류(바지락, 고막, 키조개, 맛조개, 대합, 가리비, 피조개), 전복, 해파리, 게(꽃게, 대게, 킹크랩), 새우, 바다가재, 해삼, 멍게, 붕어
- 양념: 감식초, 포도당분말, 현미식초, 발사믹식초, 양파, 겨자, 고추냉이(와사비), 천일염, 죽염, 아가베시럽, 케이퍼(caper)
- 식용기름: 현미유, 아마씨유, 카놀라유, 해바라기씨유
- 과일: 키위, 바나나, 딸기, 복숭아, 파인애플, 체리, 앵두, 감, 청포도, 자두, 블루베리, 블랙베리, 망고스틴(mangosteen), 파파야(papaya)
- 기호식품: 코코아(무가당), 다크초콜릿, 모과차, 감잎차, 메밀차, 매실차, 솔잎차, 유자차, 카모마일, 루이보스티, 현미차

해로운 음식

- 채소: 무, 당근, 콩나물, 감자, 고구마, 고추, 고춧잎, 호박, 연근, 우엉, 버섯, 피망, 파프리카, 고들빼기
- 곡식: 모든 밀가루 음식(빵, 냉면, 라면, 칼국수, 수제비, 자장면, 우동, 국수, 스파게티, 피자, 비스킷 등), 옥수수, 수수, 대두(메주콩=백태=흰콩=노란콩), 흑태(검은콩), 두부
- 육식: 돼지고기, 쇠고기, 닭고기, 양고기, 모든 유제품(우유, 치즈, 버터, 요구르트, 저지방우유, 무지방우유, 아이스크림, 케이크), 가공육(햄, 소시지, 핫도그, 햄버거 등)
- 생선과 해물: 메기, 가물치, 잉어, 민물새우, 재첩, 해조류(김, 미역, 다시마, 파래)
- 양념: 마늘, 고추, 설탕, 화학조미료, 사과식초, 후추, 카레, 생강, 칠리소스(chili sauce), 꿀, 물엿, 간장, 마요네즈
- 식용기름: 콩 식용유, 옥수수유, 호박씨유, 마가린
- 과일: 사과, 배, 밤, 멜론, 감귤, 오렌지, 수박, 견과류, 망고, 롱간(龍眼), 살구
- 기호식품: 커피, 녹차, 인삼차, 율무차, 옥수수차, 가공음료수, 이온음료수, 국화차, 홍차, 생강차, 치커리차, 칡차, 결명자차, 둥굴레차

금음체질식

이로운음식

- 채소: 배추, 미나리, 깻잎, 숙주나물, 참나물, 고사리, 청경채, 취나물, 양상추, 오이, 양배추, 가지, 셀러리(celery), 케일(kale), 브로콜리(broccoli), 세발나물, 비름나물, 겨자채, 쑥, 콜리플라워(cauliflower), 아스파라거스
- 곡식: 백미, 메밀, 녹두, 찹쌀, 호밀(rye), 기장, 완두콩
- 육식: 거의 없다.
- 생선과 해물: 가자미, 민어, 돔(참돔, 돌돔, 옥돔, 줄돔 등), 복어, 우럭, 방어, 참치, 도다리, 삼치, 광어, 쥐포, 멸치, 뱅어포, 꽁치, 청어, 전어, 명태류(명태, 동태, 코다리, 황태, 북어, 노가리), 조개류(바지락, 고막, 키조개, 맛조개, 대합, 가리비, 피조개), 전복, 해파리, 게(꽃게, 대게, 킹크랩), 바다가재, 소라, 붕어
- 양념: 겨자, 생강, 양파, 고추냉이(와사비), 천일염, 죽염, 포도당분말, 화이트 발사믹식초, 레드 발사믹식초, 아가베시럽, 레몬, 케이퍼(caper)
- 식용기름: 포도씨유, 아마씨유, 카놀라유, 해바라기씨유
- 과일: 포도, 복숭아, 앵두, 파인애플, 딸기, 자두, 체리, 키위
- 기호식품: 메밀차, 생강차, 모과차, 매실차, 유자차, 카모마일, 루이보스티, 레몬차

해로운 음식

- 채소: 무, 당근, 콩나물, 감자, 고구마, 고추, 고춧잎, 호박, 연근, 우엉, 버섯
  류, 파프리카(paprika), 고들빼기

- 곡식: 모든 밀가루 음식(빵, 냉면, 라면, 칼국수, 수제비, 자장면, 우동, 국수, 스파
  게티, 피자, 비스킷 등), 옥수수, 수수, 대두(메주콩=백태=흰콩=노란콩), 흑태(검은
  콩), 두부, 보리, 찰보리, 팥

- 육식: 돼지고기, 쇠고기, 닭고기, 양고기, 모든 유제품(우유, 치즈, 버터, 요구
  르트, 저지방우유, 무지방우유, 아이스크림, 케이크), 가공육(햄, 소시지, 핫도그, 햄
  버거 등)

- 생선과 해물: 장어, 메기, 가물치, 잉어, 재첩, 민물새우, 새우, 굴, 해조(김,
  미역, 다시마, 파래)

- 양념: 마늘, 설탕, 고추, 칠리소스, 후추, 화이트페퍼, 간장, 꿀, 물엿, 사과
  식초, 마요네즈

- 식용기름: 콩식용유, 호박씨유, 옥수수기름, 마가린

- 과일: 배, 사과, 멜론, 밤, 수박, 견과류, 오렌지, 감귤, 롱간, 살구

- 기호식품: 커피, 녹차, 율무차, 이온음료, 가공음료수, 홍차, 국화차, 인삼
  차, 칡차, 두충차, 결명자차, 박하차, 옥수수차, 둥굴레차

토양체질식

이로운 음식

- 채소: 배추, 오이, 당근, 호박, 참나물, 우엉, 취나물, 양배추, 청경채, 아욱, 콩나물, 비름나물, 치커리, 케일, 셀러리, 숙주나물, 브로콜리, 콜리플라워, 고사리, 미나리, 고구마

- 곡식: 백미, 보리, 두류(흑태, 메주콩, 강낭콩, 완두콩, 서목태, 서리태, 두부), 팥, 면류(칼국수, 수제비, 우동, 국수 등), 찰보리, 녹두, 귀리, 메밀

- 육식: 돼지고기, 쇠고기, 우유, 치즈, 요구르트(요거트)

- 생선과 해물: 가자미, 민어, 복어, 장어, 삼치, 대구, 광어, 도다리, 병어, 방어, 숭어, 양미리, 쥐포, 돔(참돔, 돌돔, 옥돔, 줄돔 등), 아귀, 우럭, 미꾸라지, 뱅어포, 새우, 게(꽃게, 대게, 킹크랩), 바다가재, 조개류(바지락, 홍합, 고막, 키조개, 대합, 가리비 등), 소라, 해파리

- 양념: 감식초, 된장, 전통간장, 일본간장, 천일염, 죽염, 양파, 메이플시럽, 아가베시럽, 케이퍼, 레몬, 마늘, 박하

- 식용기름: 콩식용유, 호박씨유, 올리브유, 아마씨유, 해바라기씨유, 카놀라유

- 과일: 감, 바나나, 배, 참외, 수박, 멜론, 딸기, 파인애플, 견과(호두, 아몬드, 피스타치오, 마카다미아, 캐슈넛, 도토리, 밤), 블랙베리, 블루베리, 리쯔, 롱간, 망고스틴, 파파야

- 기호식품: 보리차, 감잎차, 구기자차, 이온음료, 두충차, 국화차, 백련차, 루이보스티, 자스민차, 치커리차, 복분자주스

해로운 음식

- 채소: 감자, 고추, 상추, 고춧잎, 부추, 피망, 파프리카, 겨자채, 갓, 쑥
- 곡식: 현미, 찹쌀, 누룽지, 참깨, 옥수수, 수수, 검은깨, 일부 밀가루 음식 (빵, 라면, 자장면)
- 육식: 닭고기, 염소고기, 계란, 양고기, 오리고기, 개고기
- 생선과 해물: 해조류(김, 미역, 다시마, 파래), 고등어, 홍어
- 양념: 고추, 후추, 생강, 파, 카레, 겨자, 꿀, 계피, 사과식초, 현미식초, 마요네즈, 물엿, 고추냉이(와사비), 칠리소스, 설탕
- 식용기름: 참기름, 포도씨유, 현미유, 옥수수기름, 마가린
- 과일: 사과, 감귤, 오렌지, 망고, 토마토, 포도, 복숭아, 키위, 땅콩
- 기호식품: 인삼차, 벌꿀차, 대추차, 생강차, 계피차, 탄산음료수, 칡차, 옥수수차, 모과차, 결명자차, 솔잎차, 율무차, 녹차, 홍차, 둥굴레차

토음체질식

이로운 음식

- 채소: 배추, 오이, 호박, 참나물, 우엉, 취나물, 양배추, 청경채, 아욱, 콩나물, 비름나물, 케일, 셀러리, 숙주나물, 브로콜리, 콜리플라워, 고사리, 미나리, 고구마
- 곡식: 백미, 보리, 두류, 팥, 찰보리, 녹두, 귀리, 호밀, 메밀
- 육식: 돼지고기
- 생선과 해물: 가자미, 민어, 복어, 장어, 참치, 방어, 연어, 숭어, 삼치, 병어, 도다리, 대구, 광어, 열빙어, 양미리, 뱅어포, 돔(참돔, 돌돔, 옥돔, 줄돔 등), 아귀, 우럭, 조개류(바지락, 홍합, 고막, 키조개, 대합, 맛조개, 가리비 등), 게(꽃게, 대게, 킹크랩), 새우, 오징어, 문어, 굴, 전복, 바다가재
- 양념: 전통간장, 일본간장, 된장, 천일염, 죽염, 양파, 포도당분말, 아가베시럽, 감식초, 발사믹식초, 케이퍼, 박하
- 식용기름: 콩식용유, 호박씨유, 포도씨유, 아마씨유
- 과일: 감, 배, 참외, 파인애플, 딸기, 바나나, 포도, 수박, 복숭아, 블루베리, 블랙베리, 망고스틴, 땅콩, 리쯔, 파파야, 롱간
- 기호식품: 보리차, 감잎차, 다크초콜릿(dark chocolate), 코코아(무가당), 이온음료, 구기자차, 두충차, 유자차, 백련차, 루이보스티, 복분자주스
- 기호식품: 보리차, 감잎차, 구기자차, 이온음료, 두충차, 국화차, 백련차,

루이보스티, 자스민차, 치커리차, 복분자주스

해로운 음식

- 채소: 감자, 고추, 상추, 고춧잎, 부추, 피망, 파프리카, 겨자채, 갓, 쑥
- 곡식: 현미, 찹쌀, 누룽지, 옥수수, 수수, 참깨, 검은깨, 밀가루 음식
- 육식: 닭고기, 염소고기, 계란 노른자, 양고기, 오리고기, 쇠고기, 가공육 (햄, 소시지, 핫도그, 햄버거 등), 대부분의 유제품(우유, 치즈, 버터, 요구르트, 아이스크림, 저지방우유, 무지방우유, 케이크), 개고기
- 생선과 해물: 해조류(김, 미역, 다시마, 파래), 고등어, 꽁치, 홍어
- 양념: 고추, 후추, 생강, 파, 카레, 겨자, 계피, 현미식초, 사과식초, 꿀, 마늘, 고추냉이(와사비), 칠리소스, 설탕, 물엿, 마요네즈
- 식용기름: 참기름, 현미유, 옥수수기름
- 과일: 사과, 감귤, 오렌지, 망고, 토마토, 멜론, 견과류, 키위
- 기호식품: 인삼차, 대추차, 벌꿀차, 계피차, 생강차, 탄산음료수, 커피, 녹차, 홍차, 결명자차, 옥수수차, 국화차, 율무차, 모과차, 칡차, 솔잎차, 둥굴레차, 카모마일

목양체질식

이로운 음식

- 채소: 무, 감자, 고구마, 당근, 연근, 우엉, 버섯류(송이, 표고, 싸리, 팽이, 느타리, 새송이), 고추, 호박, 고춧잎, 콩나물, 고들빼기, 파프리카, 달래, 냉이, 부추

- 곡식: 밀가루 음식(빵, 칼국수, 수제비, 우동, 국수), 백미, 대두(메주콩=백태=흰콩=노란콩), 기타 두류, 두부, 수수, 옥수수, 참깨

- 육식: 돼지고기, 쇠고기, 닭고기, 양고기, 우유, 치즈, 버터, 요구르트

- 생선과 해물: 민물장어, 미꾸라지, 메기, 해조류(김, 미역, 다시마, 파래), 조기, 굴비

- 양념: 마늘, 설탕, 고추, 생강, 후추, 카레, 칠리소스, 전통간장, 일본간장, 된장, 꿀

- 식용기름: 콩식용유, 호박씨유, 옥수수기름, 올리브유, 참기름, 마가린

- 과일: 배, 수박, 사과, 견과(호두, 아몬드, 피스타치오, 마카다미아, 캐슈넛, 밤), 오렌지, 토마토, 망고, 멜론, 롱간, 살구

- 기호식품: 커피, 이온음료, 국화차, 칡차, 율무차, 결명자차, 인삼차, 옥수수차, 둥굴레차, 녹차, 홍차, 보이차

해로운 음식

- 채소: 배추, 양배추, 오이, 양상추, 깻잎, 청경채, 취나물, 고사리, 참나물,

미나리, 케일, 근대, 셀러리, 브로콜리, 세발나물, 비름나물, 겨자채, 숙주나물, 가지, 콜리플라워

- 곡식: 메밀, 보리, 찰보리, 녹두, 팥, 호밀, 현미
- 육식: 개고기
- 생선과 해물: 가자미, 민어, 고등어, 꽁치, 삼치, 참치, 방어, 병어, 숭어, 연어, 광어, 도다리, 쥐포, 뱅어포, 양미리, 돔, 복어, 우럭, 문어, 성게알젓, 해파리, 게, 새우, 바다가재, 조개류, 굴, 전복, 소라, 멍게, 해삼, 붕어
- 양념: 감식초, 겨자, 고추냉이(와사비), 천일염, 죽염, 포도당분말, 현미식초, 발사믹식초, 마요네즈, 케이퍼, 아가베시럽, 레몬
- 식용기름: 포도씨유, 현미유, 아마씨유, 해바라기씨유, 카놀라유
- 과일: 감, 체리, 청포도, 포도, 바나나, 파인애플, 딸기, 키위, 복숭아, 자두, 앵두, 땅콩, 망고스틴, 파파야, 블랙베리, 블루베리
- 기호식품: 코코아, 초콜릿, 모과차, 감잎차, 탄산음료수, 메밀차, 매실차, 솔잎차, 두충차, 구기자차, 루이보스티, 카모마일

목음체질식

이로운 음식

• 채소: 무, 감자, 고구마, 당근, 연근, 우엉, 버섯류(송이, 표고, 싸리, 팽이, 느타리, 새송이), 고추, 호박, 고춧잎, 콩나물, 고들빼기, 파프리카, 달래, 냉이

• 곡식: 밀가루 음식(빵, 칼국수, 수제비, 우동, 국수), 대두(메주콩=백태=흰콩=노란콩), 기타 두류, 두부, 수수, 옥수수, 참깨, 보리, 찰보리

• 육식: 돼지고기, 쇠고기, 양고기, 우유, 치즈, 버터, 요구르트

• 생선과 해물: 민물장어, 미꾸라지, 메기, 해조류(김, 미역, 다시마, 파래), 조기, 굴비, 굴, 새우

• 양념: 마늘, 설탕, 된장, 고추, 칠리소스, 전통간장, 일본간장, 물엿, 마요네즈

• 식용기름: 콩식용유, 호박씨유, 옥수수기름, 올리브유, 참기름, 마가린

• 과일: 밤, 배, 멜론, 사과, 수박, 오렌지, 감귤, 견과(호두, 아몬드, 피스타치오, 마카다미아, 캐슈너트, 도토리), 롱간, 살구

• 기호식품: 커피, 율무차, 이온음료, 국화차, 칡차, 결명자차, 옥수수차, 녹차, 홍차, 보이차, 둥굴레차

해로운 음식

• 채소: 배추, 상추, 양배추, 오이, 양상추, 깻잎, 청경채, 취나물, 고사리, 참나물, 미나리, 케일, 근대, 셀러리, 브로콜리, 세발나물, 비름나물, 겨자채,

숙주나물, 가지, 콜리플라워

- 곡식: 메밀, 녹두, 호밀

- 육식: 개고기

- 생선과 해물: 가자미, 민어, 고등어, 꽁치, 삼치, 참치, 방어, 병어, 숭어, 연어, 광어, 도다리, 쥐포, 뱅어포, 양미리, 돔, 복어, 우럭, 명태류, 문어, 성게알젓, 해파리, 게(꽃게, 대게, 킹크랩), 바다가재, 조개류, 전복, 소라, 붕어

- 양념: 감식초, 생강, 계피, 겨자, 고추냉이(와사비), 죽염, 아가베시럽, 포도당분말, 발사믹식초, 레몬, 케이퍼

- 식용기름: 포도씨유, 카놀라유, 아마씨유, 해바라기씨유

- 과일: 포도, 청포도, 체리, 감, 복숭아, 앵두, 땅콩, 바나나, 딸기, 파인애플, 키위, 블루베리, 블랙베리, 망고스틴, 파파야, 자두, 토마토, 망고

- 기호식품: 코코아, 초콜릿, 모과차, 탄산음료수, 감잎차, 메밀차, 구기자차, 매실차, 두충차, 루이보스티, 카모마일

수양체질식

이로운 음식

- 채소: 무, 감자, 상추, 고추, 고춧잎, 달래, 냉이, 부추, 생강, 피망, 파프리카, 갓, 겨자채, 가지, 버섯류(송이, 표고, 팽이, 느타리 등), 우엉, 도라지, 쑥
- 곡식: 백미, 현미, 찹쌀, 참깨, 옥수수
- 육식: 닭고기, 소고기, 양고기, 염소고기, 오리고기, 계란, 개고기
- 생선과 해물: 해조류(김, 미역, 다시마, 파래), 조기, 굴비
- 양념: 고추, 후추, 파, 카레, 생강, 계피, 겨자, 꿀, 칠리소스, 고추냉이(와사비), 파프리카, 설탕, 물엿, 쌀엿, 포도당분말, 사과식초, 현미식초, 발사믹식초
- 식용기름: 참기름, 현미유, 옥수수기름, 포도씨유
- 과일: 사과, 오렌지, 토마토, 망고, 감귤, 포도, 복숭아
- 기호식품: 인삼차, 계피차, 생강차, 벌꿀차, 대추차, 옥수수차, 현미차, 홍차, 둥굴레차

해로운 음식

- 채소: 오이, 배추, 콩나물, 미나리, 참나물, 고사리, 케일, 청경채, 호박, 브로콜리, 콜리플라워, 숙주나물
- 곡식: 보리, 팥, 찰보리, 녹두, 밀가루 음식(빵, 칼국수, 수제비, 우동, 국수, 라

면, 자장면)

- 육식: 돼지고기, 돼지가공육(햄, 소시지, 핫도그)

- 생선과 해물: 가자미, 민어, 복어, 장어, 고등어, 참치, 삼치, 연어, 광어, 방어, 병어, 대구, 쥐포, 도다리, 돔, 아귀, 우럭, 게(꽃게, 대게, 킹크랩), 새우, 바다가재, 굴, 전복, 조개류(바지락, 홍합, 고막, 키조개, 대합, 맛조개, 가리비 등), 오징어, 문어, 소라, 해파리

- 양념: 감식초, 간장, 천일염, 죽염, 박하

- 식용기름: 아마씨유, 해바라기씨유, 카놀라유, 호박씨유, 마가린

- 과일: 감, 참외, 수박, 딸기, 바나나, 파인애플, 배, 멜론, 자두, 키위, 앵두, 체리, 견과류, 파파야, 롱간, 블루베리, 블랙베리

- 기호식품: 보리차, 구기자차, 이온음료, 감잎차, 커피, 국화차, 코코아, 초콜릿, 복분자차, 두충차, 솔잎차, 칡차, 모과차, 카모마일, 루이보스티

수음체질식

이로운 음식

- 채소: 무, 감자, 상추, 고추, 고춧잎, 달래, 냉이, 부추, 생강, 피망, 파프리카, 갓, 겨자채, 가지, 버섯류(송이, 표고, 팽이, 느타리 등), 도라지, 쑥
- 곡식: 백미, 현미, 찹쌀, 참깨, 옥수수
- 육식: 닭고기, 소고기, 양고기, 염소고기, 오리고기, 계란, 우유, 치즈, 버터, 요구르트, 개고기
- 생선과 해물: 해조류(김, 미역, 다시마, 파래), 미꾸라지, 조기, 굴비
- 양념: 고추, 후추, 파, 카레, 생강, 계피, 꿀, 마늘, 칠리소스, 겨자, 고추냉이(와사비), 파프리카, 고량강, 설탕, 쌀엿, 물엿, 사과식초, 현미식초, 마요네즈
- 식용기름: 참기름, 현미유, 옥수수기름, 마가린
- 과일: 사과, 감귤, 오렌지, 토마토, 망고, 밤
- 기호식품: 인삼차, 계피차, 생강차, 대추차, 벌꿀차, 옥수수차, 현미차, 둥굴레차, 카모마일

해로운 음식

- 채소: 오이, 배추, 콩나물, 미나리, 참나물, 고사리, 케일, 청경채, 호박, 브로콜리, 콜리플라워, 숙주나물
- 곡식: 보리, 팥, 찰보리, 녹두, 밀가루 음식(빵, 칼국수, 수제비, 우동, 국수, 라

면, 자장면)

- 육식: 돼지고기, 돼지가공육(햄, 소시지, 핫도그)

- 생선과 해물: 가자미, 민어, 복어, 장어, 고등어, 삼치, 도다리, 돔, 병어, 연어, 방어, 쥐포, 참치, 광어, 대구, 열빙어, 아귀, 우럭, 오징어, 문어, 조개류(바지락, 홍합, 고막, 키조개, 대합, 맛조개, 가리비 등), 게(꽃게, 대게, 킹크랩), 새우, 바다가재, 굴, 전복, 소라, 해파리

- 양념: 감식초, 천일염, 죽염, 간장, 박하

- 식용기름: 포도씨유, 호박씨유, 아마씨유, 해바라기씨유, 카놀라유

- 과일: 감, 참외, 바나나, 딸기, 포도, 청포도, 키위, 파인애플, 복숭아, 자두, 앵두, 체리, 수박, 배, 견과류, 파파야, 블루베리, 블랙베리

- 기호식품: 보리차, 초콜릿, 코코아, 이온음료, 감잎차, 솔잎차, 두충차, 구기자차, 모과차, 칡차, 녹차

핵심 영양소를 빠짐없이 챙겨주는

8체질 영양학

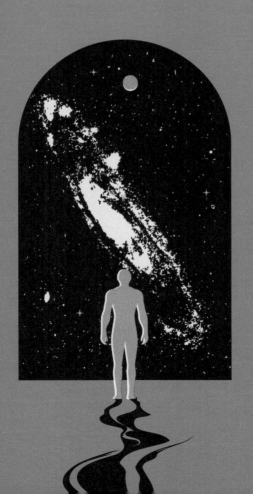

다스름

영양제나 건강식품도 체질마다 맞는 것이 있고 맞지 않는 것이 있다. 건강을 위해 비용을 지불하고 복용하는 것인데 체질에 맞지 않아 오히려 부작용을 얻는다면 분한 일이 아닐 수 없다. 그럴 바엔 차라리 음식으로 해결하자! 원하는 영양소가 풍부하게 함유된 식품을 섭취하면 돈 들이지 않고 최적의 건강을 쟁취할 수 있다!

영양학적인 정보는 다음을 참고하였다.

- 최미혜 외, 『21세기 영양학원리』(경기도 파주: 교문사, 2006)
- 미셸 맥가이어(Michelle McGuire)·캐씨 비어맨(Kathy A. Beerman) 공저, 이상선 외 역, 『영양과학』(경기도 파주: 지구문화사, 2008)
- 나가카와 유우조 저, 정인영 역, 『병을 치료하는 영양성분 가이드북』(서울: 아카데미북, 2003)
- 모수미 외, 『식사요법』(경기도 파주: 교문사, 2002)
- 농촌진흥청, 『식품성분표』 제6개정판

다음에 소개하는 정보는 주원장의 저서 『8체질식』에서 수정하여 전재한 것이다.

식이섬유소

#비만, 당뇨, 고혈압, 변비에 좋다

변비 탈출에 식이섬유소가 풍부한 식품

- 금양체질: 금양체질 채소(브로콜리, 양배추, 기타 잎채소), 바나나, 딸기, 파인
  애플, 자두, 복숭아, 귀리, 현미, 호밀, 녹두
- 금음체질: 금음체질 채소(브로콜리, 양배추, 기타 잎채소), 딸기, 파인애플, 자
  두, 복숭아, 귀리, 호밀, 녹두
- 토양체질: 토양체질 채소(브로콜리, 양배추 등), 바나나, 딸기, 파인애플, 배,
  밤, 호두, 머스크멜론, 보리, 귀리, 두류(대두, 강낭콩, 완두콩, 비지 등), 질경이

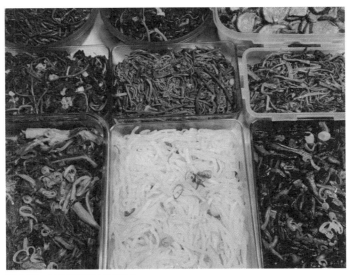

채소에는 식이섬유가 풍부하다.

종자, 통밀, 호밀, 팥, 녹두

- 토음체질: 토음체질 채소(브로콜리, 양배추 등), 바나나, 딸기, 파인애플, 배, 보리, 귀리, 두류(대두, 강낭콩, 완두콩, 비지 등), 질경이종자, 호밀, 팥, 녹두
- 목양체질: 목양체질 채소(주로 뿌리채소), 배, 사과, 밤, 호두, 머스크멜론, 두류(대두, 강낭콩, 완두콩, 비지 등), 통밀, 옥수수, 고구마, 토란, 마, 참깨, 버섯류(표고버섯, 송이버섯 등), 김, 미역, 다시마, 파래
- 목음체질: 목음체질 채소(주로 뿌리채소), 배, 사과, 밤, 호두, 머스크멜론, 두류(대두, 강낭콩, 완두콩, 비지 등), 현미, 통밀, 옥수수, 고구마, 토란, 마, 버섯류(표고버섯, 송이버섯 등), 김, 미역, 다시마, 파래
- 수양체질: 수양체질 채소(주로 뿌리채소), 감귤, 사과, 복숭아, 현미, 옥수수, 참깨, 버섯류(표고버섯, 송이버섯 등), 김, 미역, 다시마, 파래
- 수음체질: 수음체질 채소(주로 뿌리채소), 감귤, 사과, 현미, 옥수수, 참깨, 살구, 버섯류(표고버섯, 송이버섯 등), 김, 미역, 다시마, 파래

혈당지수 낮은 식품

#당뇨에 좋다

당뇨예방에 혈당지수가 낮은 식품

• 금양체질: 호밀빵(100% 호밀), 현미, 귀리빵, 바나나, 파인애플

• 금음체질: 호밀빵(100% 호밀), 현미, 귀리빵, 파인애플

• 토양체질: 콩, 배, 보리빵, 귀리빵, 바나나, 파인애플

• 토음체질: 콩, 호밀빵, 보리빵, 귀리빵, 배, 바나나, 파인애플

• 목양체질: 콩, 통밀빵, 밀기울플레이크, 우유, 저지방요구르트, 사과, 오렌지, 배

• 목음체질: 콩, 우유, 저지방요구르트, 사과, 오렌지, 배

• 수양체질: 사과, 오렌지, 현미, 찰현미

• 수음체질: 우유, 저지방요구르트, 사과, 오렌지, 현미, 찰현미

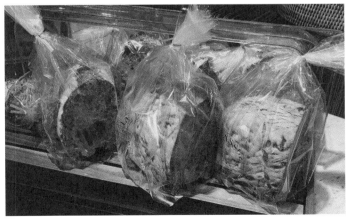

통곡물빵은 혈당지수가 낮다.

살 찌우기 좋은 식품

체중 감소에 살찌는 식품

- 금양체질: 생선 또는 새우튀김(튀김 기름은 현미유나 카놀라유 사용), 흰쌀밥, 잎채소튀김(깻잎 등), 파인애플, 딸기, 바나나, 생선구이 또는 생선회, 초콜릿, 코코아, 아가베시럽, 포도당분말, 현미유, 카놀라유

- 금음체질: 생선튀김(튀김 기름은 현미유나 카놀라유 사용), 흰쌀밥, 잎채소튀김(깻잎 등), 파인애플, 딸기, 생선구이 또는 생선회, 초콜릿, 아가베시럽, 포도당분말, 포도씨유, 카놀라유

- 토양체질: 삼겹살, 베이컨, 돈가스, 갈비, 등심, 차돌백이, 소내장, 돼지내장, 새우튀김(튀김 기름은 대두유나 올리브유 사용), 아이스크림, 도너츠, 크림빵, 크림과자, 크림케익, 과자, 스낵, 파이, 분식, 흰쌀밥, 딸기, 바나나, 파인애플, 견과류, 채소튀김(당근, 깻잎 등), 메이플시럽, 초콜릿, 코코아, 대두유, 올리브유

- 토음체질: 삼겹살, 베이컨, 돈가스, 돼지내장, 새우튀김(튀김 기름은 포도씨유나 올리브유 사용), 과자, 스낵, 파이, 흰쌀밥, 딸기, 바나나, 파인애플, 채소튀김(당근, 깻잎 등), 초콜릿, 코코아, 포도씨유, 올리브유, 포도당분말

- 목양체질: 삼겹살, 베이컨, 돈가스, 갈비, 등심, 차돌백이, 소내장, 돼지내장, 지방이 풍부한 우유·치즈, 도너츠, 크림빵, 크림과자, 크림케익, 단맛이 나는 과자·스낵·파이·시리얼, 분식, 흰쌀밥, 망고, 아보카도, 코코넛, 견과

류, 채소튀김(감자, 당근 등), 옥수수(찜, 버터구이), 마가린, 대두유, 옥수수기름, 아보카도유, 메이플시럽, 물엿, 꿀

- 목음체질: 갈비, 등심, 차돌백이, 소내장, 지방이 풍부한 우유·치즈, 도너츠, 크림빵, 크림과자, 크림케익, 단맛이 나는 과자·스낵·파이·시리얼, 분식, 아보카도, 코코넛, 견과류, 채소튀김(감자, 당근 등), 옥수수(찜, 버터구이), 마가린, 대두유, 옥수수기름, 아보카도유, 메이플시럽, 물엿

- 수양체질: 닭튀김(튀김 기름은 옥수수기름, 현미유 사용), 닭내장, 단맛이 나는 과자·스낵·파이·시리얼, 망고, 마요네즈, 채소튀김(감자 등), 옥수수(찜, 버터구이), 옥수수기름, 참기름, 물엿, 꿀, 흰쌀밥

- 수음체질: 닭튀김(튀김 기름은 옥수수기름, 현미유 사용), 닭내장, 지방이 풍부한 우유·치즈·요구르트, 단맛이 나는 과자·스낵·파이·시리얼, 망고, 아보카도, 마요네즈, 마가린, 채소튀김(감자 등), 옥수수(찜, 버터구이), 옥수수기름, 참기름, 아보카도유, 물엿, 꿀, 흰쌀밥

철분

#빈혈 예방, 활력 충전에 좋다

빈혈에 철분이 풍부한 식품

- 금양체질: 조개, 고막, 멍게, 굴, 청어, 멸치, 참치, 쥐포, 미나리, 시금치, 깻잎, 쑥, 현미, 딸기, 초콜릿

- 금음체질: 조개, 고막, 뱅어, 청어, 멸치, 참치, 미나리, 시금치, 깻잎, 쑥, 현미, 딸기, 초콜릿

- 토양체질: 조개, 고막, 미꾸라지, 굴, 명태, 청어, 참치, 쥐포, 돼지고기, 돼지간, 햄, 소시지, 쇠고기, 소간, 호박나물, 미나리, 시금치, 깻잎, 보리쌀, 콩, 두부, 밀가루, 딸기, 참외, 초콜릿

- 토음체질: 조개, 고막, 굴, 명태, 뱅어, 콩, 두부, 청어, 참치, 오징어, 돼지고기, 돼지간, 호박나물, 미나리, 시금치, 깻잎, 보리쌀, 딸기, 참외, 초콜릿

- 목양체질: 미꾸라지, 콩, 두부, 쇠고기, 소간, 돼지고기, 돼지간, 햄, 소시지, 호박나물, 무청, 다시마, 파래, 미역, 김, 명태, 도라지, 콘플레이크, 밀가루, 참깨, 사과, 감자

- 목음체질: 미꾸라지, 굴, 콩, 두부, 쇠고기, 소간, 돼지고기, 돼지간, 햄, 소시지, 호박나물, 무청, 근대, 다시마, 파래, 미역, 김, 명태, 도라지, 콘플레이크, 밀가루, 참깨, 사과, 감자

- 수양체질: 닭간, 계란 노른자, 닭고기, 쑥, 무청, 상추, 근대, 다시마, 파래,

미역, 김, 콘플레이크, 현미, 찰현미, 귤, 참깨, 사과, 감자

• 수음체질: 닭간, 미꾸라지, 소간, 쇠고기, 계란 노른자, 닭고기, 쑥, 무청, 상추, 근대, 다시마, 파래, 미역, 김, 콘플레이크, 밀가루, 현미, 찰현미, 귤, 참깨, 사과, 감자

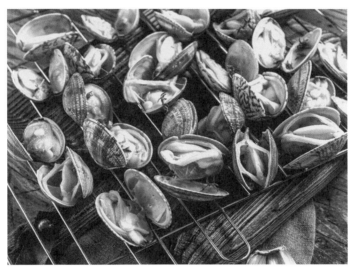

조개에는 철분이 풍부하다.

아연

#면역력 향상, 핵산합성에 좋다

면역증진에 아연이 풍부한 식품

- 금양체질: 굴, 가재, 게, 새우, 귀리, 현미, 메밀국수, 비름나물, 시금치, 바나나
- 금음체질: 게, 귀리, 메밀국수, 비름나물, 시금치
- 토양체질: 굴, 돼지간, 쇠고기, 가재, 소간, 게, 돼지고기, 장어, 콩, 새우, 두부, 분식, 강낭콩, 귀리, 보리쌀, 백미, 분식, 비름나물, 시금치, 바나나, 우유, 캐슈너트
- 토음체질: 굴, 돼지간, 가재, 게, 돼지고기, 장어, 콩, 새우, 두부, 강낭콩, 귀리, 보리쌀, 백미, 비름나물, 시금치, 아스파라거스, 바나나
- 목양체질: 돼지간, 쇠고기, 오징어, 소간, 돼지고기, 장어, 콩, 두부, 강낭콩, 백미, 분식, 양송이, 아스파라거스, 토마토, 사과, 요구르트, 치즈, 우유, 캐슈너트
- 목음체질: 굴, 쇠고기, 오징어, 소간, 장어, 콩, 새우, 두부, 강낭콩, 현미, 분식, 양송이, 아스파라거스, 사과, 요구르트, 치즈, 우유, 캐슈너트
- 수양체질: 닭고기, 계란 노른자, 현미, 파슬리, 양송이, 토마토, 사과
- 수음체질: 쇠고기, 소간, 닭고기, 계란 노른자, 현미, 파슬리, 양송이, 토마토, 사과, 요구르트, 치즈, 우유

요오드

#대사조절(갑상선 기능)에 좋다

대사조절에 요오드가 풍부한 식품

- 금양체질: 채소(시금치 등), 바다생선(특히 청어), 갑각류(특히 게, 새우), 홍합, 귀리, 현미

- 금음체질: 채소(시금치 등), 바다생선(특히 청어), 갑각류(특히 게), 홍합, 귀리, 백미

- 토양체질: 채소(시금치 등), 바다생선(특히 대구, 청어), 갑각류(특히 게, 새우), 홍합, 콩, 우유, 분식, 귀리, 백미, 보리

- 토음체질: 채소(시금치 등), 바다생선(특히 대구, 청어), 갑각류(특히 게, 새우), 홍합, 콩, 귀리, 백미, 보리, 땅콩

- 목양체질: 미역, 김, 다시마, 파래, 채소, 메기, 해산물, 콩, 우유, 치즈, 요구르트, 분식, 백미, 오렌지

- 목음체질: 미역, 김, 다시마, 파래, 채소, 메기, 해산물, 콩, 우유, 치즈, 요구르트, 분식, 현미, 오렌지

- 수양체질: 미역, 김, 다시마, 파래, 채소, 해산물, 현미, 계란 노른자, 오렌지

- 수음체질: 미역, 김, 다시마, 파래, 채소, 해산물, 우유, 치즈, 요구르트, 현미, 계란 노른자, 오렌지

콜레스테롤

#스테로이드호르몬과 세포막성분, 담즙성분, 비타민D 생성

각 체질에 좋은 콜레스테롤 함유 식품

- 금양체질: 생선류(건정어리, 가자미, 청어, 연어, 꽁치, 참치), 작은새우, 게살, 뱅어포, 큰새우, 굴, 연어알젓, 청어알젓
- 금음체질: 생선류(건정어리, 가자미, 청어, 연어, 꽁치, 참치), 게살, 뱅어포, 연어알젓, 청어알젓
- 토양체질: 우유, 생선류(건정어리, 가자미, 청어, 꽁치, 참치, 대구), 작은새우, 게살, 돼지고기, 돼지고기간, 돼지내장, 쇠고기, 쇠고기간, 소내장, 소뼈, 소시지, 베이컨, 뱅어포, 큰새우, 굴, 청어알젓, 대구알
- 토음체질: 생선류(건정어리, 가자미, 청어, 청어알젓, 연어, 연어알젓, 참치, 대구), 작은새우, 게살, 돼지고기, 돼지고기간, 돼지내장, 소시지, 베이컨, 뱅어포, 큰새우, 굴, 오징어, 대구알
- 목양체질: 우유, 요구르트, 치즈, 버터, 생선류(조기, 굴비, 명태), 크림, 돼지고기, 돼지고기간, 돼지내장, 쇠고기, 쇠고기간, 소내장, 소뼈, 소시지, 베이컨
- 목음체질: 우유, 요구르트, 치즈, 버터, 생선류(조기, 굴비, 명태), 작은새우, 큰새우, 굴, 크림, 돼지고기, 돼지고기간, 돼지내장, 쇠고기, 쇠고기간, 소내장, 소뼈, 소시지, 베이컨
- 수양체질: 계란, 계란 노른자, 닭고기, 닭간, 닭내장

• 수음체질: 우유, 요구르트, 치즈, 버터, 쇠고기, 쇠고기간, 소내장, 소뼈, 닭고기, 닭간, 닭내장, 뱅어포, 계란, 계란 노른자

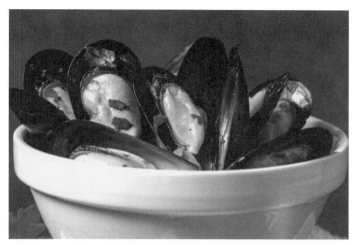

홍합_ 요오드가 풍부하다.

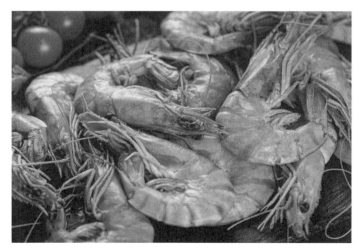

새우_ 콜레스테롤이 풍부하다.

칼슘

#뼈 건강, 지혈, 신경 기능

골다공증 예방에 칼슘이 풍부한 식품

- 금양체질: 잔멸치, 멸치, 뱅어포, 새우, 게, 쥐포, 꽁치, 정어리, 조개류(특히 가무락조개, 개조개, 꼬막, 대합), 굴, 굴젓, 전복젓갈, 가재, 해삼, 케일, 돌나물, 브로콜리, 비름나물, 메밀, 들깨, 들깻잎, 쑥

- 금음체질: 잔멸치, 멸치, 뱅어포, 게, 꽁치, 정어리, 조개류(특히 가무락조개, 개조개, 꼬막, 대합), 전복젓갈, 가재, 케일, 돌나물, 브로콜리, 비름나물, 메밀, 들깨, 들깻잎, 쑥

- 토양체질: 뱅어포, 새우, 게, 쥐포, 정어리, 명태류, 굴, 굴젓, 조개류(특히 가무락조개, 개조개, 꼬막, 대합), 전복젓갈, 가재, 검정콩, 케일, 돌나물, 브로콜리, 비름나물, 우유, 연유, 분유, 밀가루, 대두, 두부, 순두부, 밀가루, 호두, 들깨, 들깻잎, 아몬드

- 토음체질: 새우, 게, 뱅어포, 정어리, 명태류, 굴, 굴젓, 조개류(특히 가무락조개, 개조개, 꼬막, 대합), 전복젓갈, 가재, 오징어, 케일, 돌나물, 브로콜리, 비름나물, 근대, 검정콩, 대두, 두부, 순두부, 들깨, 들깻잎

- 목양체질: 검정콩, 대두, 순두부, 두부, 밀가루, 호두, 검은깨, 참깨, 아몬드, 명태류, 김, 미역, 다시마, 파래, 토란, 토란대, 고춧잎, 달래, 냉이, 무청, 우유, 연유, 분유, 치즈, 요구르트, 미꾸라지

- 목음체질: 검정콩, 대두, 순두부, 두부, 밀가루, 호두, 검은깨, 참깨, 아몬드, 명태류, 김, 미역, 다시마, 파래, 굴, 토란, 토란대, 고춧잎, 달래, 냉이, 무청, 우유, 연유, 분유, 치즈, 요구르트, 미꾸라지
- 수양체질: 계란 노른자, 다시마, 김, 미역, 파래, 고춧잎, 달래, 냉이, 무청, 쑥, 검은깨, 참깨
- 수음체질: 계란 노른자, 다시마, 김, 미역, 파래, 고춧잎, 달래, 냉이, 무청, 쑥, 치즈, 우유, 연유, 분유, 요구르트, 검은깨, 참깨, 미꾸라지

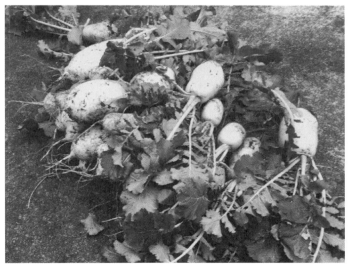

무청_ 칼슘이 풍부한 식품의 하나

비타민 급원 식품들

비타민 급원 식품이란 비타민을 풍부하게 함유하고 있는 식품을 말한다. 이러한 식품을 평소에 충분히 섭취한다면 비타민 결핍과 같은 영양 불균형을 예방할 수 있다.

비타민C

#활력 증진, 노화 방지, 면역 증진

면역 증강에 비타민C가 풍부한 식품

- 금양체질: 콜리플라워, 브로콜리, 케일, 양배추, 시금치, 키위, 딸기, 감
- 금음체질: 브로콜리, 케일, 양배추, 시금치, 키위, 레몬, 딸기, 감
- 토양체질: 콜리플라워, 브로콜리, 케일, 양배추, 시금치, 콩, 콩나물, 딸기, 감
- 토음체질: 콜리플라워, 브로콜리, 케일, 양배추, 시금치, 콩, 콩나물, 딸기
- 목양체질: 풋고추, 피망, 파프리카, 고춧잎, 열무김치, 콩, 콩나물, 토마토, 오렌지, 감자(껍질 포함)
- 목음체질: 풋고추, 피망, 파프리카, 고춧잎, 열무김치, 콩, 콩나물, 오렌지, 감자(껍질 포함)
- 수양체질: 풋고추, 피망, 파프리카, 고춧잎, 갓김치, 열무김치, 토마토, 오렌지, 귤, 감자(껍질 포함)
- 수음체질: 풋고추, 피망, 파프리카, 고춧잎, 갓김치, 열무김치, 토마토, 오렌지, 귤, 레몬, 감자(껍질 포함)

티아민(비타민B1)

#활력 증진

활력 증진에 티아민(비타민B1)이 풍부한 식품

- 금양체질: 현미, 참돔, 방어, 연어, 가자미, 메밀, 아마씨, 해바라기씨, 귀리
- 금음체질: 참돔, 방어, 연어, 가자미, 메밀, 작두콩, 아마씨, 해바라기씨, 귀리
- 토양체질: 돼지고기, 두류(특히 빨갛거나 흰 강낭콩, 완두콩), 통밀, 장어, 참돔, 방어, 연어, 가자미, 돼지내장, 소내장, 견과류(땅콩, 잣 제외), 호박씨, 올리브씨, 아마씨, 해바라기씨, 귀리
- 토음체질: 돼지고기, 두류(특히 빨갛거나 흰 강낭콩, 완두콩), 장어, 참돔, 방어, 연어, 가자미, 돼지내장, 호박씨, 올리브씨, 아마씨, 귀리
- 목양체질: 돼지고기, 두류(특히 빨갛거나 흰 강낭콩, 완두콩), 장어, 통밀, 돼지내장, 소내장, 견과류(땅콩, 잣 제외), 호박씨, 올리브씨, 감자
- 목음체질: 돼지고기, 두류(특히 빨갛거나 흰 강낭콩, 완두콩), 장어, 현미, 통밀, 돼지내장, 소내장, 견과류(땅콩, 잣 제외), 호박씨, 올리브씨, 감자
- 수양체질: 현미, 참깨, 검은깨, 포도씨, 감자
- 수음체질: 현미, 소내장, 참깨, 검은깨, 올리브씨, 감자

리보플라빈(비타민B2)

#활력 증진, 지방 분해, 두뇌 회전

활력 증진에 리보플라빈(비타민B2)이 풍부한 식품

- 금양체질: 방어, 가자미, 정어리, 채소(시금치, 브로콜리, 잎채소), 초콜릿
- 금음체질: 방어, 가자미, 정어리, 채소(시금치, 브로콜리, 잎채소), 초콜릿
- 토양체질: 우유, 돼지고기, 쇠고기, 돼지간, 소간, 장어, 미꾸라지, 방어, 가자미, 정어리, 채소(시금치, 브로콜리, 잎채소 등), 통밀, 보리빵, 초콜릿
- 토음체질: 돼지고기, 돼지간, 장어, 방어, 가자미, 정어리, 채소(시금치, 브로콜리, 아스파라거스, 잎채소), 초콜릿, 보리빵
- 목양체질: 우유, 요구르트, 치즈, 돼지고기, 쇠고기, 돼지간, 소간, 장어, 미꾸라지, 버섯, 아스파라거스, 통밀, 아보카도
- 목음체질: 우유, 요구르트, 치즈, 돼지고기, 쇠고기, 돼지간, 소간, 장어, 미꾸라지, 버섯, 아스파라거스, 통밀, 아보카
- 수양체질: 닭고기(특히 닭다리), 닭간, 달걀, 버섯,
- 수음체질: 우유, 요구르트, 치즈, 닭고기(특히 닭다리), 닭간, 달걀, 쇠고기, 소간, 미꾸라지, 버섯, 아보카도

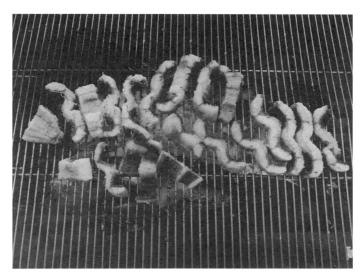

장어구이_ 장어에는 리보플라빈이 풍부하다.

나이아신(비타민B3)

#활력 증진, 신경전달물질 생성, 피부 수분 유지, 콜레스테롤 감소

활력 증진에 나이아신(비타민B3)이 풍부한 식품

- 금양체질: 가다랑어, 농어, 방어, 삼치, 참치, 녹두, 메밀, 현미, 다크초콜릿
- 금음체질: 가다랑어, 농어, 방어, 삼치, 참치, 녹두, 메밀, 쌀, 다크초콜릿
- 토양체질: 가다랑어, 명란젓, 농어, 방어, 삼치, 참치, 소간, 쇠고기, 돼지고기, 완두콩, 녹두, 쌀, 밀기울, 통밀, 우유, 아몬드, 초콜
- 토음체질: 가다랑어, 명란젓, 농어, 방어, 삼치, 참치, 돼지고기, 아스파라거스, 땅콩, 완두콩, 녹두, 쌀, 다크초콜릿
- 목양체질: 명란젓, 버섯, 아스파라거스, 소간, 쇠고기, 돼지고기, 완두콩, 밀기울, 통밀, 아보카도, 수수, 쌀, 우유, 아몬드, 감자(껍질 포함)
- 목음체질: 명란젓, 버섯, 아스파라거스, 소간, 소, 돼지, 완두콩, 밀기울, 통밀, 아보카도, 수수, 현미, 우유, 아몬드, 감자(껍질 포함)
- 수양체질: 버섯, 닭가슴살, 닭간, 칠면조(예상), 찹쌀, 현미, 계란 노른자, 감자(껍질 포함)
- 수음체질: 버섯, 닭가슴살, 닭간, 칠면조(예상), 소간, 쇠고기, 아보카도, 찹쌀, 현미, 우유, 계란 노른자, 감자(껍질 포함)

피리독신(비타민B6)

#활력 증진, 조혈, 단백질대사 관여, 세로토닌 분비에 기여

활력 증진에 피리독신(비타민B6)이 풍부한 식품

• 금양체질: 가다랑어, 연어, 멸치, 다랑어, 꽁치 등 생선, 현미, 귀리, 바나나, 해바라기씨, 시금치, 브로콜리

• 금음체질: 가다랑어, 연어, 멸치, 다랑어, 꽁치 등 생선, 귀리, 해바라기씨, 시금치, 브로콜리, 포도

• 토양체질: 가다랑어, 연어, 다랑어 등 생선, 쇠고기, 소간, 돼지고기, 돼지 간, 통밀, 강낭콩, 대두, 귀리, 밤, 바나나, 해바라기씨, 당근, 고구마, 시금치, 브로콜리, 분유, 우유

• 토음체질: 가다랑어, 연어, 다랑어 등 생선, 돼지고기, 돼지간, 강낭콩, 대두, 귀리, 바나나, 고구마, 시금치, 브로콜리, 포도

• 목양체질: 쇠고기, 소간, 닭가슴살, 닭간, 강낭콩, 대두, 밤, 통밀, 당근, 감자, 고구마, 분유, 우유

• 목음체질: 쇠고기, 소간, 닭가슴살, 닭간, 강낭콩, 현미, 대두, 밤, 통밀, 당근, 감자, 고구마, 분유, 우유

• 수양체질: 닭가슴살, 닭간, 현미, 감자, 포도

• 수음체질: 쇠고기, 소간, 닭가슴살, 닭간, 현미, 감자, 분유, 우유

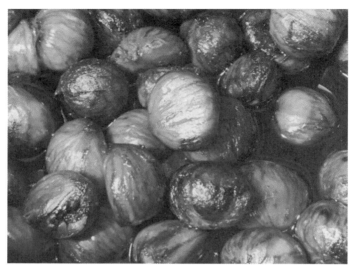

밤_ 피리독신이 풍부한 과일

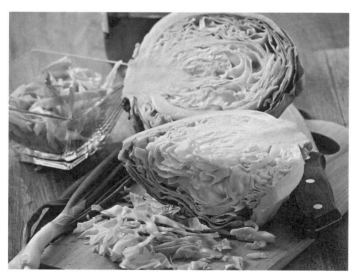

양배추_ 엽산이 풍부한 채소

엽산

#DNA 합성, 임신에 좋다

임신에 엽산이 풍부한 식품

- 금양체질: 시금치, 배추, 케일, 양배추, 콜리플라워, 브로콜리, 쑥, 기타 체질에 맞는 녹황색 잎채소, 녹두, 바나나, 딸기
- 금음체질: 시금치, 배추, 상추, 케일, 양배추, 브로콜리, 쑥, 기타 체질에 맞는 녹황색 잎채소, 녹두, 딸기
- 토양체질: 시금치, 배추, 케일, 양배추, 콜리플라워, 브로콜리, 기타 체질에 맞는 녹황색 잎채소, 녹두, 소간, 소내장, 강낭콩, 완두콩, 콩나물, 멜론, 바나나, 딸기, 우유, 밀배아, 통밀, 보리빵
- 토음체질: 시금치, 배추, 케일, 양배추, 브로콜리, 기타 체질에 맞는 녹황색 잎채소, 아스파라거스, 녹두, 강낭콩, 완두콩, 콩나물, 바나나, 딸기, 보리빵
- 목양체질: 소간, 소내장, 강낭콩, 완두콩, 콩나물, 아스파라거스, 멜론, 오렌지, 밀배아, 통밀, 요구르트, 우유
- 목음체질: 소간, 소내장, 강낭콩, 완두콩, 콩나물, 아스파라거스(예상), 멜론, 오렌지, 밀배아, 통밀, 요구르트, 우유
- 수양체질: 녹황색 잎채소(상추, 부추, 고춧잎, 갓, 겨자채, 아욱, 쑥 등), 닭간, 계란 노른자, 오렌지
- 수음체질: 녹황색 잎채소(상추, 부추, 고춧잎, 갓, 겨자채, 아욱, 쑥 등), 닭간, 소간, 소내장, 계란 노른자, 오렌지, 요구르트, 우유

비타민B12

엽산대사에 비타민B12가 풍부한 식품

- 금양체질: 조개류, 새고막, 굴, 가다랑어, 꽁치, 정어리, 청어
- 금음체질: 조개류, 새고막, 가다랑어, 꽁치, 정어리
- 토양체질: 조개류, 새고막, 굴, 소간, 가다랑어, 정어리, 소내장, 쇠고기, 우유
- 토음체질: 조개류, 새고막, 굴, 가다랑어, 정어리
- 목양체질: 소간, 소내장, 쇠고기, 우유, 요구르트, 버터, 치즈
- 목음체질: 소간, 소내장, 쇠고기, 우유, 요구르트, 버터, 치즈
- 수양체질: 닭간, 닭내장, 계란 노른자
- 수음체질: 소간, 닭간, 소내장, 닭내장, 계란 노른자, 쇠고기, 우유, 요구르트, 버터, 치즈

비타민A

#눈에 좋다

눈 건강에 비타민A가 풍부한 식품

- 금양체질: 생선간유, 참치, 시금치, 감
- 금음체질: 생선간유, 참치, 시금치, 감
- 토양체질: 돼지간, 소간, 생선간유, 장어, 대구, 참치, 당근, 늙은호박, 시금치, 감
- 토음체질: 돼지간, 생선간유, 장어, 대구, 참치, 늙은호박, 시금치, 감
- 목양체질: 돼지간, 소간, 장어, 부추, 꼴뚜기, 김, 미역, 당근, 늙은호박, 옥수수, 망고, 토마토, 오렌지, 치즈
- 목음체질: 돼지간, 소간, 장어, 꼴뚜기, 김, 미역, 당근, 늙은호박, 옥수수, 감귤, 오렌지, 치즈
- 수양체질: 닭간, 부추, 김, 미역, 계란 노른자, 옥수수, 망고, 토마토, 감귤, 오렌지
- 수음체질: 닭간, 소간, 부추, 김, 미역, 계란 노른자, 옥수수, 망고, 토마토, 살구, 감귤, 오렌지, 치즈

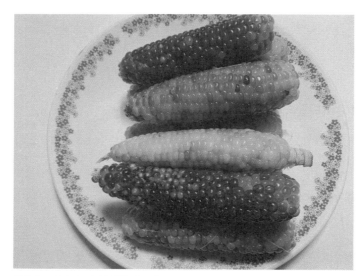

옥수수_ 비타민A가 풍부한 식품의 하나이다.

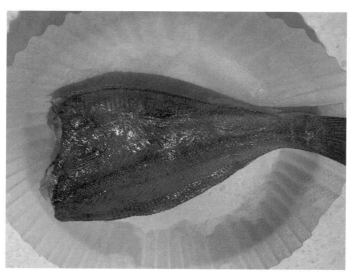

가자미 구이_ 가자미는 비타민D가 풍부한 식품의 하나

비타민D

#뼈에 좋다

뼈 건강에 비타민D가 풍부한 식품

- 금양체질: 정어리, 연어, 청어, 다랑어, 꽁치 등 기름기 많은 생선, 생선간유, 참가자미
- 금음체질: 정어리, 연어, 청어, 다랑어, 꽁치 등 기름기 많은 생선, 생선간유, 참가자미
- 토양체질: 정어리, 연어, 다랑어, 장어, 참가자미 등 생선, 생선간유, 삼겹살
- 토음체질: 정어리, 연어, 다랑어, 장어, 참가자미 등 생선, 생선간유, 삼겹살, 건포도
- 목양체질: 비타민D 강화우유, 콘플레이크, 치즈, 마가린, 장어, 삼겹살
- 목음체질: 비타민D 강화우유, 콘플레이크, 치즈, 마가린, 장어, 삼겹살
- 수양체질: 계란 노른자, 건포도, 콘플레이크
- 수음체질: 계란 노른자, 콘플레이크, 치즈

비타민E

#노화 방지, 불임 예방

노화 방지에 비타민E가 풍부한 식품

- 금양체질: 새끼 방어, 해바라기씨유, 아마씨, 양배추, 양상추, 시금치, 케일, 바나나
- 금음체질: 새끼 방어, 해바라기씨유, 아마씨, 양배추, 양상추, 시금치, 케일
- 토양체질: 장어, 새끼 방어, 해바리기씨유, 올리브유, 대두유, 아몬드, 호도, 아마씨, 배, 양배추, 시금치, 케일, 당근, 바나나, 밀배아, 통밀, 맥아
- 토음체질: 장어, 새끼 방어, 올리브유, 땅콩, 땅콩기름, 대두유, 아마씨, 아스파라거스, 배, 양배추, 시금치, 케일, 바나나, 맥아
- 목양체질: 장어, 밀배아, 통밀, 옥수수유, 올리브유, 대두유, 아몬드, 땅콩, 땅콩기름, 아몬드, 호도, 망고, 아보카도, 아스파라거스, 배, 사과, 당근
- 목음체질: 장어, 밀배아, 통밀, 옥수수유, 올리브유, 대두유, 아몬드, 호도, 아보카도, 아스파라거스, 배, 사과, 당근
- 수양체질: 옥수수유, 망고, 사과, 계란 노른자
- 수음체질: 옥수수유, 올리브유, 사과, 살구, 계란 노른자

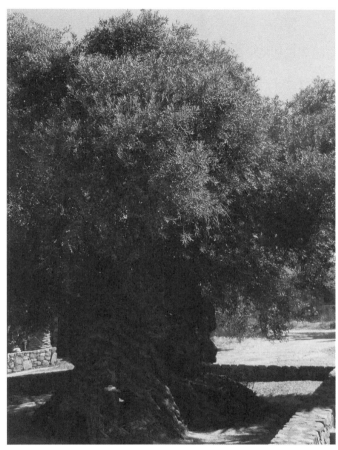

그리스 크레타 섬 아노 부베 마을에서 직접 촬영한 3천 년 묵은 올리브 나무_
올리브유는 비타민E가 풍부한 식품이다.

비타민K

#지혈에 좋다

출혈방지에 비타민K가 풍부한 식품

• 금양체질: 시금치, 콜리플라워, 양배추, 브로콜리, 양상추, 케일, 귀리, 해바라기씨유, 딸기

• 금음체질: 시금치, 양배추, 브로콜리, 양상추, 케일, 귀리, 해바라기씨유, 딸기

• 토양체질: 청국장, 시금치, 렌즈콩, 콜리플라워, 양배추, 브로콜리, 케일, 귀리, 소간, 돼지간, 대두유, 해바라기씨유, 밀기울, 통밀가루, 완두콩, 딸기

• 토음체질: 청국장, 시금치, 렌즈콩, 콜리플라워, 양배추, 브로콜리, 케일, 귀리, 돼지간, 대두유, 해바라기씨유, 완두콩, 딸기

• 목양체질: 청국장, 무청, 렌즈콩, 밀기울, 통밀가루, 소간, 돼지간, 대두유, 옥수수유, 완두콩, 감자, 버터

• 목음체질: 청국장, 무청, 렌즈콩, 밀기울, 통밀가루, 소간, 돼지간, 대두유, 옥수수유, 완두콩, 감자, 버터

• 수양체질: 무청, 닭고기, 닭간, 계란 노른자, 옥수수유, 감자

• 수음체질: 무청, 소간, 닭고기, 닭간, 계란 노른자, 옥수수유, 버터

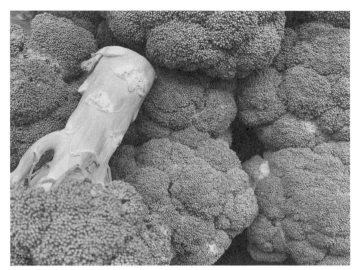

브로콜리_ 비타민K가 많은 식품

8체질 총서

ⓒ 주석원, 2023

1판 1쇄 발행__2023년 06월 20일
1판 2쇄 발행__2024년 07월 15일

지은이__주석원
펴낸이__김미미
펴낸곳__세림출판
　　　　등록__제2007-000014호

공급처__(주)글로벌콘텐츠출판그룹
　　　　대표_홍정표 이사_김미미 편집_임세원 강민욱 홍명지 남혜인 권군오 기획·마케팅__이종훈 홍민지
　　　　주소__서울특별시 강동구 풍성로 87-6
　　　　전화__02) 488-3280 팩스__02) 488-3281
　　　　홈페이지__http://www.gcbook.co.kr
　　　　이메일__edit@gcbook.co.kr

값 22,000원
ISBN 979-11-6984-026-2 03510